# 现代精神疾病
# 与心理卫生

主编 杨彦萍 邹海燕 叶沐镕 等

河南大学出版社
HENAN UNIVERSITY PRESS
·郑州·

图书在版编目（CIP）数据

现代精神疾病与心理卫生 / 杨彦萍等主编 . -- 郑州：河南大学出版社, 2019.12
ISBN 978-7-5649-4088-1

Ⅰ. ①现… Ⅱ. ①杨… Ⅲ. ①精神病 – 诊疗②心理健康 Ⅳ. ① R749 ② R395.6

中国版本图书馆 CIP 数据核字 (2019) 第 300796 号

**责任编辑**：孙增科
**责任校对**：聂会佳
**封面设计**：卓弘文化

| | |
|---|---|
| 出版发行： | 河南大学出版社 |
| 地　　址： | 郑州市郑东新区商务外环中华大厦 2401 号 |
| 邮　　编： | 450046 |
| 电　　话： | 0371-86059750（高等教育与职业教育出版分社） |
| | 0371-86059701（营销部） |
| 网　　址： | hupress.henu.edu.cn |
| 印　　刷： | 北京虎彩文化传播有限公司 |
| 版　　次： | 2019 年 12 月第 1 版 |
| 印　　次： | 2019 年 12 月第 1 次印刷 |
| 开　　本： | 880 mm × 1230 mm　1/16 |
| 印　　张： | 12.5 |
| 字　　数： | 405 千字 |
| 定　　价： | 75.00 元 |

（本书如有质量问题，请与河南大学出版社营销部联系调换）

# 编 委 会

**主　编**　杨彦萍　邹海燕　叶沐镕　丽扎·满苏尔

**副主编**　孔临萍　闫喜栋　秦文翠　张志娟　李　凡

**编　委**　（按姓氏笔画排序）

　　　　　孔临萍　　　太原市精神病医院

　　　　　叶沐镕　　　中山市中医院

　　　　　闫喜栋　　　太原市精神病医院

　　　　　李　凡　　　中国人民解放军联勤保障部队第九八〇医院

　　　　　杨彦萍　　　太原市精神病医院

　　　　　丽扎·满苏尔　　新疆医科大学第一附属医院

　　　　　邹海燕　　　深圳市盐田区人民医院

　　　　　张志娟　　　河南中医药大学第一附属医院

　　　　　秦文翠　　　河南中医药大学第一附属医院

# 前　言

精神病学是临床医学的一个分支，以研究各种精神病的病因、发病机制、发展规律、临床症状、治疗和预防为目的。现代心理卫生不仅涉及精神病的防治，也涉及全社会的身心健康，更涉及从生命之始就培育健康的身心和完善的人格。近年来人们生活水平不断提高，心理矛盾也同时出现，精神疾病的患病率呈上升趋势，这种情况对患者本身及整个社会都有很大的影响。而当今精神病学专业的人才十分缺乏，为进一步提高人们心理健康水平和精神病患者的生活质量，也为了给精神病学专业人才培养提供参考，我们特组织编写了此书。

本书内容包括现代精神疾病概述、心理学基础、精神疾病的症状、器质性精神障碍、情感性精神障碍、神经症和应激性障碍、精神活性物质所致精神障碍、精神分析治疗、心理应激及其相关疾病、心身健康与心身疾病、心理治疗、心理卫生、自理的心理学问题、中医学心理病症与治疗等。

全书以实用性为原则，以循证医学的方法和观点为基础，内容新颖、全面，理论与实践结合紧密，科学性和可操作性强，希望本书的出版能够进一步提高广大临床医务工作者的诊疗和实践水平，同时也在精神卫生知识普及和心理疾病预防等方面起到一定作用。

本书由于编者较多，在编写过程中文笔不尽一致，且难免存在疏漏之处，望广大读者给予批评指正。

编　者
2019 年 12 月

# 目 录

| 第一章 | 现代精神疾病概述 | 1 |
|---|---|---|
| 　第一节 | 概述 | 1 |
| 　第二节 | 精神病学与现代医学的关系 | 4 |
| 　第三节 | 精神障碍病因、分类与临床检查 | 4 |
| 　第四节 | 我国精神病学发展面临的形势与任务 | 10 |
| 第二章 | 心理学基础 | 15 |
| 　第一节 | 心理学的概述 | 15 |
| 　第二节 | 心理学的研究对象与任务 | 16 |
| 第三章 | 精神疾病的症状 | 21 |
| 　第一节 | 概述 | 21 |
| 　第二节 | 感知障碍 | 26 |
| 　第三节 | 意识障碍 | 30 |
| 第四章 | 器质性精神障碍 | 34 |
| 　第一节 | 总述 | 34 |
| 　第二节 | 谵妄 | 44 |
| 　第三节 | 肝豆状核变性症 | 47 |
| 　第四节 | 急性脑炎所致精神障碍 | 48 |
| 　第五节 | 颅脑外伤所致精神障碍 | 50 |
| 第五章 | 情感性精神障碍 | 55 |
| 　第一节 | 概述 | 55 |
| 　第二节 | 临床诊断基础 | 58 |
| 　第三节 | 鉴别诊断 | 64 |
| 　第四节 | 治疗 | 66 |
| 　第五节 | 几种常见的情感障碍性疾病 | 76 |
| 第六章 | 神经症和应激性障碍 | 82 |
| 　第一节 | 恐惧性焦虑障碍 | 82 |
| 　第二节 | 强迫性障碍 | 83 |
| 　第三节 | 躯体形式障碍 | 84 |
| 第七章 | 精神活性物质所致精神障碍 | 87 |
| 　第一节 | 概述 | 87 |
| 　第二节 | 阿片类物质 | 89 |
| 　第三节 | 酒精 | 92 |
| 　第四节 | 镇静催眠、抗焦虑药 | 95 |

# 第八章　精神分析治疗 ········ 96
## 第一节　精神分析治疗 ········ 96
## 第二节　行为治疗 ········ 98

# 第九章　心理应激及其相关疾病 ········ 102
## 第一节　一般概念 ········ 102
## 第二节　应激反应及其形式 ········ 103
## 第三节　心理应激与健康 ········ 105
## 第四节　心理应激的预防与应对 ········ 105
## 第五节　急性应激障碍 ········ 108

# 第十章　心身健康与心身疾病 ········ 110
## 第一节　心身医学的重要性 ········ 110
## 第二节　心身医学的形成和发展 ········ 111
## 第三节　心身医学与心身疾病 ········ 112
## 第四节　常见心身疾病 ········ 116

# 第十一章　心理治疗 ········ 134
## 第一节　一般性心理治疗 ········ 134
## 第二节　暗示和催眠疗法 ········ 134
## 第三节　生物反馈疗法 ········ 135

# 第十二章　心理卫生 ········ 138
## 第一节　概述 ········ 138
## 第二节　不同年龄阶段的心理卫生 ········ 140
## 第三节　人际关系与心理卫生 ········ 147
## 第四节　睡眠与心理卫生 ········ 149

# 第十三章　自理的心理学问题 ········ 152
## 第一节　自理的一般概念 ········ 152
## 第二节　自理的实施内容 ········ 153
## 第三节　自理的心理学问题 ········ 155

# 第十四章　中医学心理病症与治疗 ········ 158
## 第一节　医学心理学的产生与发展 ········ 158
## 第二节　心系病证 ········ 160
## 第三节　脑系病证 ········ 176

# 参考文献 ········ 195

# 第一章 现代精神疾病概述

## 第一节 概述

### 一、基本概念

**（一）精神与心理**

精神（psyche）即心理，两者同义。大脑是人类一切精神活动的器官，精神活动是大脑这种高度分化物质的功能，人的精神是客观世界在人脑中的反映，人的精神活动不能脱离大脑而存在。社会性的生产劳动在人类发展中起了重要和主要的作用，因此，人的精神活动亦不能脱离社会实践而发展。

**（二）精神活动及精神现象**

精神活动及精神现象（psychic phenomena）由认知、情感和意志三部分组成，其内容包括感觉、知觉、注意、记忆、思维、情感、意志、行为、个性特征和意识倾向等方面。人的精神活动是在适应和改造客观环境的实践中，通过不同层次的心理活动过程和大脑接受、储存、利用信息的功能，对环境和自身进行认识、预测、调节和控制，使个体与环境间的相互作用过程保持平衡。人类的精神活动按心理现象的特征可分为心理活动过程和个性（人格）两种表现形式。所谓个性，是指某个体自身各个心理活动过程特征的总和。这些特征具有相对稳定性，如个体的需要、兴趣、观念、气质、能力、性格等心理倾向，相对于心理活动过程而言要稳定得多。

**（三）精神疾病与精神障碍**

精神疾病（mental illness）是指在体内外各种生物、心理、社会环境因素的影响下，大脑功能活动发生紊乱，导致认识、情感、意志和行为等精神活动不同程度障碍的疾病，如重性精神病、神经症、精神发育迟滞、人格障碍等。在现代精神病学的研究与发展过程中，越来越多的学者采用"精神障碍"一词来取代精神疾病的概念。所谓精神障碍（mental disorder），是指任何先天或后天的心理障碍，其含义广泛，是一个不严密的术语，包括一系列轻重不一的精神症状与行为异常。这些症状在大多数情况下会给个体带来痛苦，使其社会功能受损，如自理生活能力，人际沟通与交往能力，工作、学习或操持家务能力，以及遵守社会行为规范能力的损害等。精神障碍的形成与发展是生物、心理、社会因素共同作用的结果，有先天或自幼便持续存在的，如精神发育迟滞；但大多数是后天出现的，即在原来心理状态正常的群体中，在有或无诱因作用的情况下发病的重性精神病性发作（psychotic episode）或症状较轻的神经症性发作（neurotic episode）。关于精神障碍的诊断，主要依赖于症状群的特征与病程。就目前而言，常见的精神障碍并没有可作为诊断依据的器质性病理基础，未能发现特异性病因。因此，准确把握精神病理现象（即临床表现）的规律与特征，是诊治各类精神障碍的关键。对精神障碍的治疗，应根据不同的精神障碍和不同的病程阶段，在生物-心理-社会医学模式的指导下，采用各种药物治疗、心理治疗、工作治疗、社会家庭康复治疗和护理等综合性措施。

**（四）精神病学**

按古希腊语的解析，Psyche 即精神、灵魂之意，-latria 为治疗之意，故精神病学被定义为"治疗灵魂疾病"的医学，是古代医学的一部分。现代精神病学（psychiatry）的概念是以研究各种精神疾病（或精神障碍）的病因、发病机制、临床病象、疾病的发展规律，以及以治疗和预防为目的的一门科学。它是临床医学的一个分支。随着医学科学的发展和日益增长的社会需求，现代精神病学的研究范畴亦日渐扩大，专业的划分更加深入和专业化，目前精神病学有临床精神病学（其中包括普通成人精神病学、儿童精神病学、老年精神病学）、司法精神病学、联络—会诊精神病学、精神病流行学、社会精神病学、社区精神病学、职业精神病学、跨文化精神病学等。进入20世纪70年代，国际和国内广泛采用精神卫生（mental health）和精神医学（psychological medicine）的术语，其含义较传统的精神病学更广泛，它不仅包括研究各类精神疾病（或精神障碍）的病因、发病机制、临床病象、治疗与预防，同时还包含研究与探讨心理社会因素对人体健康和疾病的作用与影响，以减少和预防各种心理或行为问题的发生，以及精神卫生健康教育等内容。可见，广义的精神卫生或精神医学的内容包括传统的精神病学和心理卫生两方面。

## 二、精神病学简史

精神病学的发展走过了漫长而曲折的道路，其发展速度与水平受各个不同历史阶段的学科水平、意识形态、哲学观点的影响与制约。因此，回顾历史，以史为鉴，对于理解精神病学发展的现状、展望与筹划今后的发展至关重要。简言之，世界精神病学的发展史可分为四个阶段，即远古阶段、中世纪阶段、近代史阶段和现代史阶段。

### （一）远古阶段

远古阶段的精神病学发展，主要表现在古代朴素的唯物主义思想对精神病的认识上。公元前460-公元前377年，希腊医学家希波克拉底（Hippocrates）首先认识到精神疾病是大脑活动破坏的结果，认为脑是思维的器官，精神异常是一种病，是可以治疗的。进而提出了精神病的体液病理学说，认为人体内有血液、黏液、黄胆汁和黑胆汁四种基本体液，此四种体液的正常混合保持了人体的健康，如若其中的某一种过多、过少或相互关系失常，人就会生病。如人体内黑胆汁过多，进入脑内，干扰和破坏脑的活动，人就会患抑郁症。同时，希波克拉底还对精神疾病进行了分类，首先划分出癫、躁狂、抑郁、产褥精神病、酒精中毒性谵妄和痴呆等，并分别做了描述，由于希波克拉底的贡献，故被后人称颂为科学的医学奠基人和精神病学之父。此外，此时期还有不少学者如公元前3世纪的阿雷提阿斯（Areteas），公元前128-公元前56年的阿斯克勒披亚底斯（Asclepiades），以及后来的奥雷里安纳斯（Aurelianus）等均分别对精神病的分类、病因假设以及以音乐、改变生活环境、工作娱乐和简单的物理、药物、心理等措施治疗精神疾病方面做出过重大贡献，为精神病学的发展奠定了基础。

### （二）中世纪阶段

从公元476年至17世纪资产阶级兴起的漫长历史阶段，医学为神学和宗教所垄断，处在黑暗时期，对精神病的看法大大后退，精神病患者被视为魔鬼附体，以拷打、烙烧以及驱鬼等惨无人道的手段对待，无数精神病患者受到残酷的迫害与摧残。更有甚者，对此类恶行持批评态度、伸张正义的学者也被视为危险分子而遭杀害。此历史阶段，精神病学的发展停滞不前。

### （三）近代史阶段

18世纪法国大革命的胜利对精神病学发展的深远影响是近代史阶段精神病学发展的主要特征。此时期，由于工业革命高潮的到来，科学快速进步，迷信受到巨大打击，致使医学逐渐摆脱了中世纪唯心主义及神学的束缚，精神病学的发展发生了质的飞跃，精神病真正被认为是需要治疗的疾病，精神病患者被认为是社会的成员。此时期最具代表性的是法国精神病学家比奈尔（Pinel，1754～1826），是法国第一位被任命的"疯人院"院长，他对精神病医院进行了历史性的改革，将"疯人院"变为真正意义的医院，解除了患者的铁链和枷锁，将患者从终身囚禁中解放出来，使医生对患者精神症状的研究成为可能，进而发现了错觉和幻觉的区别，对"环性精神病"等精神障碍进行了描述，对麻痹性痴呆进行了临床和病理解剖学研究，使法国的精神病学有了显著进展。应该指出，在18和19世纪的德国，仍然存在两个观点对立的学派，即所谓"精神学派"和"躯体学派"。受康德和黑格尔哲学思想的影响，精神学派认为精神病是精神和灵魂本身的病，是罪恶和居心不良所致，主张由哲学家进行道德教育，不应由医生治疗。而躯体学派认为，精神病是躯体原因所致，应从躯体变化去寻找病因、积累资料和经验以利于疾病的治疗，这种观点体现了唯物主义的科学精神，对当时精神病学的发展有一定的积极意义。

### （四）现代史阶段

自19世纪中叶至20世纪40年代，自然科学包括基础医学如生理学、解剖学和病理学的发展，以及大量临床资料的积累，推动了精神病学的发展，最突出的进展是德国Griesinger在1845年提出的"精神病是脑病变所致"的观点。尔后，在19世纪末至20世纪初期，德国学者克雷丕林（Kraepelin，1856～1926）提出了临床疾病分类原则，即认为精神疾病可根据客观生物学规律分成数类，每一类精神疾病均应有其独特的病因，特征性的精神症状和体征，典型的病程和病理解剖改变，以及与疾病本质相关的预后和转归。据此理论，克雷丕林首次将精神分裂症（现称为精神分裂症）视为独立疾病单元，并认为青春痴呆、慢性系统性妄想症、紧张症和精神分裂症是同一疾病的亚型。认为躁狂症和抑郁症临床表现虽然相反，但本质上是同一疾病的不同表现，而首先由他命名为躁狂抑郁性精神病。进入20世纪初至40年代，还有许多精神病学家对精神疾病的命名、分类、病因、发病机制进行过心理学、生理学、遗传学、大脑解剖学等多学科的研究与探索。如布鲁勒提出以精神分裂取代克雷丕林的精神分裂症的命名，以及精神分裂症的"4A"症状（即联想障碍，association disturbances；矛盾观念，ambivalence；情感淡漠，apathy；内向性，autism）；弗洛伊德（Sigmund Freud）的精神分析学说；阿道夫·麦尔（Adolf Meyer）的精神生物学说以及巴甫洛夫的条件反射学说，等等，都对精神病学的发展做出了卓越的、不可磨灭的贡献。

20世纪50年代开始，特别是进入21世纪以来，当代精神病学取得了突飞猛进的发展。众多基础学科如遗传学、神经生理、神经生化、精神药理、神经免疫的迅速发展，分子生物学理论与应用上的长足进步，电生理学、脑影像学、心理测查等新技术在精神疾病的诊治和研究中的广泛应用，特别是社会学、社会心理学乃至人类学的理论在精神疾病以及心理行为问题的病因、治疗、预防与康复等诸多领域研究中越来越受到重视，彰显了人类对疾病（特别是精神病）本质的认识发生了根本性的变化。现今，人们不仅能深入到分子水平，如神经细胞膜、受体、酶和氨基酸的分子水平去探索精神疾病的病因和发病机制，而且还十分重视心理社会应激因素对精神疾病和各种心理和行为问题的致病作用。以生物、心理和社会三维的整体观念、结合现代高水平的基础医学理论和日新月异的高科技技术去研究疾病本质和重视患者的权益是当代"生物－心理－社会"医学模式的理论核心。这种疾病观念质的飞跃是标志当代精神病学迅速发展的里程碑，21世纪的精神医学正以惊人的速度和史无前例的辉煌成果与时俱进。

### （五）精神病学与中医中药学

中医关于精神病学的论述最早可追溯到《内经》，约为公元前3世纪－公元前2世纪，除记录正常精神活动外，还记录了精神疾病临床症状方面，如阳厥（发热谵妄）、妄见妄闻（幻觉）、怪异言行等。在治疗方面，提出了辨证论治原则，迄今仍是指导中医治疗精神疾病的基本原则，并提出了针灸治疗精神病的穴位和方法以及民间的方剂。610年巢元方著的《诸病源候论》是我国第一部论述精神疾病病因症候学的专著，根据病因和症状分别列出30余种精神病的综合征，包括癫狂、鬼邪候等。唐代孙思邈的《千金方》对癫狂症候的描述更加丰富和细致。王焘所著的《外台秘药》认为气血失调为发狂的病理。这三部巨著为我国有关精神病的诊断和治疗进行了总结，迄今仍为学习中医的重要参考书。此后，中医中药治疗精神疾病的方法不断发展，并且在精神疾病的病因和病机方面提出了很多新的见解，如"痰迷心窍"学说，"心血不足"论，"血迷心包"论，以脏象为基础的综合辩证论等，不仅为临床归纳提供范例，而且为精神疾病药物治疗方剂的出现提供了依据。清代陈世铎所著的《石室秘录》将精神病划分为狂病、癫病、花癫和呆病四类，并根据分类给予方药治疗，是一部精神病论述的巨著。清代王清任创癫狂梦醒汤等方剂，提倡用活血化瘀的方法治疗精神疾病，此方法目前仍为精神病学界应用。

1840年鸦片战争以后，祖国中医药学处于奄奄一息的状态，所幸新中国成立后，祖国中医药学又得到发展。特别是中西医结合方针以及西学中方针的提出，我国精神病学医务工作者应用中草药与针灸通过辨证施治治疗精神疾病，在广泛医疗实践的基础上，开展科研工作，不断积累经验，将祖国中医药学的遗产发扬光大。

## 第二节　精神病学与现代医学的关系

在现代医学中，精神病学和临床医学与基础医学的关系十分密切，这是由人体内中枢神经系统与其他生理系统密不可分的生物学基础所决定的。大脑作为中枢神经系统的高级部分，对来自体内外环境的各种应激发挥着协调、筛选和整合的主导作用，大脑的功能活动与其他生理系统的功能活动彼此联系，相互制约，共组平衡，以维系人体功能的正常运转。正常情况下，人体内分泌功能的生理变化会导致中枢神经系统，尤其是脑功能的明显变化，反之亦然。病理情况下，这些变化会十分剧烈而持久。临床上，各种躯体疾病如心血管疾病、内分泌功能紊乱、营养代谢性等疾病均会影响脑功能而出现精神症状或诱发各种精神疾病。反之，脑功能紊乱同样会产生一系列内脏自主神经功能、代谢功能和内分泌功能明显且持续的失调。不少精神疾病患者，如抑郁症患者发病期间可出现月经紊乱、闭经、食欲缺乏、体重减轻、便秘、失眠和自主神经功能紊乱等症状。尤其应注意的是，神经系统疾病与精神疾病常互为因果，同一疾病过程中既可有神经系统疾病的症状和体征，又可有精神症状，两者并存。上述两类患者患病时，都会就诊于综合医院各临床科室或精神病科。可见，精神病学与其他临床学科特别是神经病学的关系何等密切。鉴于此，综合医院临床各科的医护人员，要高度警觉各种躯体疾病，包括神经系统疾病患者出现精神症状或精神疾病的可能性，在诊治各类躯体疾病时，掌握识别和处置精神疾病的基本知识和技能。同样，精神科医生亦应学会常见躯体疾病的诊疗技术。对于严重或复杂的躯体疾病与精神疾病共病问题，通过发展联络-会诊精神病学（liaison-consultation psychiatry）加强临床医学各科与精神科之间的会诊来解决。

当今人类已充分认识到精神病是脑的疾病，是生物、心理和社会因素综合作用的结果。遗憾的是，迄今为止，绝大多数精神疾病的病因和发病机制尚未阐明。自然科学，特别是基础医学的发展，是精神病学发展的关键所在，精神病学的发展有赖于应用先进的基础医学理论和技术逐步揭开正常脑功能和脑功能紊乱的奥秘。近30年来，围绕着精神疾病病因学的问题，世界范围内开展了众多基础科学研究，如分子生物学、神经内分泌学、分子遗传学、神经生化学、精神药理学以及心理学的理论研究，以及相关新技术开发和应用，如影像技术、放射免疫技术、微量测定技术等。这些理论和技术都纷纷应用于精神病学的研究中，建立了相应的基础医学研究分支，积累了大量与精神疾病病因及发病机制有关的宝贵资料，为最终揭示精神疾病病因及推动精神病学的发展奠定了广泛而深入的自然科学基础。另一方面，基础医学也在精神病学的研究中得以发展和完善。此外，精神病学与基础医学的关系还表现在：人们对情绪及心理活动如何影响躯体功能和心身健康、心理社会刺激与疾病间的关系等问题越来越关注；运用医学心理学、行为科学和心身医学等基础学科的原理解释精神障碍的病因、发病机制、临床表现，指导精神疾病的诊断和防治工作的趋势日益明显。这些均表明精神病学与基础医学是相辅相成、互相促进、密不可分的关系。

## 第三节　精神障碍病因、分类与临床检查

### 一、病因

**（一）概述**

长期以来，精神障碍的病因学研究受生物医学模式的影响，各国学者多限于微生物学、病理解剖学、生物化学、生物物理学、遗传学等方面的研究，换言之，多以单一的生物学角度来理解人类的疾病，而忽略了社会环境、心理因素对疾病发生的影响。

在19世纪末至20世纪初，许多学者也从单一的纯生物学方面寻找精神分裂症的发病原因，虽然曾经做了许多工作，但一直没有肯定的生物学改变的新发现。近些年来，医学模式的改变影响着病因学解

释模式的改变。研究发现，精神刺激和躯体反应密切相关，疾病发生常伴随不愉快情绪、无助感、无望感等心理反应，情绪也可导致躯体功能障碍。同时，疾病发生与环境因素也有密切关系。可见，疾病是生理、心理与环境体系中有关因素相互作用的结果。

### （二）病因的一般特点

精神障碍的病因，虽然很复杂，有的还未完全清楚，但是可以分类，以便研究与学习。

1. 内在因素　系指患者体内存在的因素，多与遗传有关。如素质（人的先天解剖特点，尤其是神经系统及感觉器官的特点，是精神活动的生理基础）就受遗传的影响。虽然素质不决定患某种病，但具有患某种病的倾向性。还有其他不明的内在因素，有的精神障碍，如精神分裂症，就可能有某些内在因素起着作用。

2. 外在因素　系指来自生活环境中的致病因素，如外伤、细菌感染、强烈的精神创伤等。但是，每一种病的产生，内外因素往往不易区别，如同样强烈的精神刺激，对不同的人则反应不同，有的人可因精神刺激而精神异常，有的人则不发生精神异常，甚至情绪反应的强度及持续时间也不同。所以，必须是内在、外在因素共同起作用时才能发病。

### （三）精神障碍的致病因素

直接引起精神障碍的因素，包括内在因素与外在因素，常见者有以下几个方面。

1. 精神刺激（心理社会应激）　精神刺激为外在的致病因素，对精神障碍的发生起着重要作用。人们生活在社会或家庭中，每日每时都在接触不同的人和事，每个人都力求适应这复杂的环境，如果不能适应，即成为精神刺激。对一般人来说都是强烈的精神刺激因素，如突然发生的战争、地震、火山爆发等，亲人骤然死亡、突然得到身患绝症的消息等，可能直接引起精神失常。长期精神紧张也可引起精神异常，如长期家庭不和睦，家庭纠纷长时间解决不了，既不能离散，又不能和睦相处，造成长时间的心理矛盾。

由于现代工业化程度的提高，城市人口更加密集、水源污染、废气、噪声、人际关系紧张（如互相拆台、诽谤、嫉妒等）等因素使人们长期生活在紧张的环境之中，精神刺激因素较前增加，社会因素所致的精神障碍也较前增加。其中包括处理好婚姻、家庭关系，科学管理生产、人事，也就是使社会结构更加合理化，就能起到减少精神刺激（社会心理应激）的作用，从而减少某些精神障碍的发生。但是，无论社会结构怎样合理，也不可能事事都称心如意。所以，注意主观因素，不断调整自己的精神状态以适应社会的要求，也是预防某些精神障碍的重要措施；如不断提高自己的文化知识水平，有能力解决经常遇到的困难、挫折，克服自己在个性中的缺点，包括能力、兴趣、脾气及性格等方面的不足，才有抵御精神刺激的能力。

2. 躯体因素　能够引起精神障碍的躯体因素是多方面的，如脑的损伤以及脑以外的各系统或各器官的损害都有可能导致精神障碍。常见的躯体因素有以下几个方面。

（1）感染

1）脑部感染可由细菌及病毒感染所致。如脑膜炎双球菌引起脑膜炎可致精神障碍；病毒性乙型脑炎可导致昏迷及急性期恢复后遗留有智能障碍，尤其是散发性脑炎，精神症状更为多见。

2）脑外感染指的是脑以外各器官的感染，其中有各种传染病，如传染性肝炎、伤寒等，以及其他感染性疾病。肺结核、心脏病长期不愈也可出现精神障碍。

（2）中毒：导致精神异常的中毒因素，按原因可分为职业性中毒、生活性中毒及医源性中毒；按中毒来源又可分为内源性及外源性两大类。了解其分类有助于诊断，了解中毒的毒物种类有助于采取适当措施给予急救与治疗。

1）外源性中毒

①职业性中毒：包括工业化学物质中毒，如铅、锰、砷、汞等，以及农业化学中毒，如有机磷（DDV、对硫磷、1059、甲拌磷等）。

②生活性中毒：一氧化碳中毒（煤气中毒）、液化石油气中毒等，自食或误服DDV、砒霜等。

③医源性中毒：巴比妥类药物、吗啡、异烟肼等。

2）内源性毒物：由于各种疾病过程中产生的各种内源性毒素，如肾功能衰竭时体内产生的不可挥发的酸性毒物、糖尿病时体内产生的酸性代谢产物，这些物质均可作用于大脑，引起昏迷及产生精神障碍。

（3）代谢障碍：由于先天的原因，体内缺乏某种酶，即可产生代谢障碍发生精神障碍，如苯丙酮酸尿症，南于先天性苯丙氨酸羟化酶的缺陷，致使食物中的苯丙氨酸不能被氧化成酪氨酸，而在体内积聚，引起对脑神经细胞的毒性作用，导致精神障碍。

（4）营养障碍及水与电解质失衡：营养障碍可由于食物中缺乏足够营养成分引起，也可因疾病进食过少或进食后不能吸收，或消耗过多所致。如偏食、长期进食不足、痔疮致慢性失血等。食物搭配的不合理又常引起维生素缺乏，其中维生素 $B_1$、烟酸缺乏都可引起精神障碍。长期饮酒使维生素 $B_1$ 消耗过多也可引起维生素 $B_1$ 缺乏，出现精神障碍。

由于各种原因进水不足（如长时间在高温下作业、出汗过多、水摄入量不足等），或便稀、呕吐，引起水及电解质丢失过多等均可引起精神障碍。

（5）颅内肿物：颅内肿物、脑膜瘤、星形细胞瘤等，除有神经系统体征外，精神症状很常见，有的以精神障碍为主要临床表现。

（6）脑血管疾病：慢性脑血管病，如动脉硬化，使脑供血不足，可引起动脉硬化性精神障碍。高血压也可引起精神异常。

（7）脑外各器官疾病，如肝硬化、心功能不全、肺源性心脏病等均能导致精神障碍。

3. 遗传因素与素质　遗传与某些精神障碍的发生有密切关系，素质与遗传又密切关系，而先天素质的欠缺则可能使个体具有发生某种疾病的倾向性。因此，即使有些疾病有明显的外界侵入因素（如脑部感染），或有明确的颅脑病变（如外伤，肿瘤），也不一定每个患者都有精神障碍，有了精神障碍，其精神症状也不尽一致，这些现象都与患病个体之间的遗传差异有关。

素质与精神障碍的关系

素质，指的是一个人的先天解剖生理学特征，主要包括感觉器官、神经系统及运动系统的生理特点，素质与遗传有密切关系。素质的形成，除先天因素，可通过后天的环境因素的作用而逐渐形成一个人的素质。一般是在遗传基础上，经过幼年期环境与躯体作用，逐渐形成个体特性，如由于后天发展与生活经验所塑造的行为反应模式，到青春期即基本定型。

素质包括两个方面，一是神经型，如个体神经系统不同生理学特征的表现。有的人神经类型强而均衡，有的则呈弱而不均衡型；有的人神经类型灵活性强，而有的人灵活性很差；有的人的神经类型偏于思维型，有的则偏于艺术型，大多数为中间型。素质的另一个内容是性格，性格是个体素质的心理学特征的表现。每个人的性格就像每个人的面孔一样不尽相同。有的人性格开朗、活泼大方、善交际、好辞令；而有的人则沉默寡言、羞怯孤僻。前者被某些学者称为外向性格，后者则称为内向性格。

从素质所包括的两个内容来看，素质与精神障碍的发生有着密切关系。如神经类型为强型、均衡型者，在现实生活中，无论有多少艰难与坎坷，他们都能顽强地对待，顽强地生活与工作；而弱型与不均衡型者遇到困难即退缩不前，忧愁无策，则易患神经症等精神障碍。偏于思维型的神经类型的人终日冥思苦想则易患强迫症，而偏于艺术型的人则易感情用事、触景生情，易患癔症。在精神病学中观察到精神分裂症患者多为弱型；躁郁症患者多为强而不均衡型。性格与精神障碍的发生关系甚为密切。临床上见到精神分裂症患者有 1/2 以上为内向性格；躁狂症患者多为外向性格。另外，癔症、强迫性神经症等病也都有其特有的性格特点。这些由于素质的不健康与稳定性差，对应激的耐受性较弱而具有的潜在罹病趋势，称为易感素质。

4. 社会环境与精神障碍　社会环境因素或心理社会应激对某些精神障碍的发生有着密切关系。

人，是社会的人，每个人都在一定的社会背景中生活、工作与学习。不同的文化、不同的社会习俗，对每个人都可能成为社会心理刺激因素。人在出生后就必须在社会上存在，不时地与社会接触，而社会的结构又极为复杂。因此，每个人就必须不断地调整自己的言行以适应社会。每个人的神经类型强度与性格特征各异，适应社会的方式与能力差异极大。个人与社会或环境间的不适应，即形成所谓心理社会应激，通俗地称为精神刺激或精神创伤。社会环境中，最重要的是社会生活、人际关系和言语活动，这是人们精神生活的主要内容,也是精神刺激的主要来源。每个人生活的家庭情况不同,例如,有的家庭四世同堂和睦相处;而有的夫妇子女核心性家庭却发生父母离婚、子女被遗弃的悲剧。有的人前进道路平坦,工作事业理想,对妻子儿女满意;而有的人自认为怀才不遇、家庭不睦等等。在这些复杂的社会关系、社会环境中,就会有少数人由于个体素质不健康、不稳定而罹患某些精神障碍。一般说来凡是引起人们的损失感、威胁感和不安全感的社会应激最易导致精神障碍的发生。人们发现:第二次世界大战以后,人们由于生物性和理化应激所致疾病的死亡率降居次要地位;而随着高度工业化的发展、城市居住的拥挤,环境、噪声的污染,人际关系的紧张等使人们长期生活在紧张状态之中的社会应激使神经症和心身疾病的发病增多。社会应激发生的强度、急缓、时间长短,对能否致病均有密切关系。一般说来急骤发生的、强大的精神创伤易突发反应性精神障碍,缓慢、持久的精神刺激则易导致慢性心因性反应或神经症性障碍的发生。

5. 其他因素

(1)年龄:年龄对人的心理影响很大,儿童心理、青少年心理、成年以及老年心理各不相同。同时,各年龄的生理差别也很大,因此各年龄的精神障碍就大不相同。如儿童期常见因某种原因导致的精神发育迟滞、行为障碍等;青年期是精神分裂症的好发时期;脑器质性退行性变多发生于老年期。

(2)性别:由于内分泌的区别,女性在月经期可见特有的精神异常。男性饮酒嗜好者较多,酒精中毒性精神障碍多见于男性。

## 二、分类

### (一)精神障碍的分类学简史

我国在2000多年前,就把精神障碍分为癫症及狂症两大类。祖国医学把无明显兴奋和躁动,而以少语、少动、呆滞和忧郁为主要症状的精神障碍称为癫症;有明显兴奋、多动、多语症状的精神障碍称为狂症。

在西方国家,公元前300多年,希波克拉底首先把精神障碍的概念引入医学范畴,克雷丕林在1896年把精神障碍分为器质性精神障碍与非器质性精神障碍两大类。布鲁勒提出精神分裂症诊断名称,该名称广泛被临床采用,并沿用至今。

在其他临床学科中,多以疾病的病理改变及病因学来作为疾病分类依据,这是最理想的分类方法,如大叶性肺炎以病理解剖改变为依据,肺结核以结核杆菌感染肺部为依据,这就有利于治疗及预防,也有利于交流研究成果。而在精神障碍领域中,目前有多种精神障碍还缺乏客观的检查方法作为诊断的依据。只能以临床症状及疾病转归来分类。

### (二)目前精神障碍分类概况

因为没有客观的生物学指标作为精神障碍诊断的依据,医师的主观随意性有可能极大地影响诊断的可靠性,使诊断的可信性受到挑战。20世纪50~60年代,我国对精神分裂症的诊断范围扩大,影响了国内外的学术交流和对治疗和预后估计的有效性。20世纪80年代以后,全世界的精神科的专家进行广泛的探讨,按临床症状及临床发展过程进行客观描述,制定诊断标准,按公认标准进行诊断,摒弃推测性和主观印象性诊断方法。中国制定了《中国精神障碍分类与诊断标准》(CCMD),于2001年4月出版了第三版(CCMD-3)。另外,在世界卫生组织(WHO)的主持下制定了国际疾病分类(ICD-10)以及美国制定的标准——《美国精神障碍诊断和统计手册》(DSM-Ⅳ)。目前,美国正在拟定精神障碍诊断和统计手册第五版(DSM-V),征求意见稿已经公布,但是尚未正式出版。这3种版本在主要常见病的诊断标准上非常接近,但是又符合制定国的国情和文化特征,而ICD-10则吸收了各国专家的意见,被多数国家的专家所接受。由于客观描述精神障碍或症状的方法,对精神障碍的诊断容易取得一致的意见,诊断的可信性大有提高,有助于学术交流和提高治疗水平;这使精神病学向科学化又靠近了一大步。这一大步的迈进在于精神科的专业人员对精神状况描述的重要性的认识。描述是一切门类科学发展的前提,只有把自己所观察到患者的精神状况进行准确的描述,才能做出正确的诊断。在我国多数医院按此标准执行。

# 三、临床检查

## （一）精神检查

精神检查在精神科是一项重要的诊断手段，也是一门基本技巧和艺术，有经验的医生能对精神检查技巧运用自如，而初入门的医生会感到面对患者不知如何着手去进行交谈。关于精神检查本文叙述如何运用好这门技巧。

### 1. 检查的场合

成功的精神检查首先需要创造适宜的检查环境，舒适和安静是重要的，嘈杂、喧嚷的环境容易分散患者的注意力，门诊场合最好是在一个诊室内，医生与患者一对一地进行交谈。家属是否在场要根据情况，一般先可以征求患者意见，患者沉默或态度暧昧的最好建议家属不在场；如果患者执意要求家属陪伴在旁，也应尊重。

出诊时最好做到与患者个别交谈，众多家属在场会影响患者真实心理活动的暴露。

对住院患者进行精神检查，可以多形式开展，个别交谈为主。目前精神科的医疗工作常以集体方式进行，例如查房时有主治医生、住院医生、进修医生及实习医生参加，这种形式只能发掘一般性的精神症状，难以发现深层次的心理问题，更难以开展心理治疗。经治医生除了这种形式与患者进行接触外，千万不要放弃与患者个别交谈的机会。

集体病例讨论时给患者安排的座位，要注意与医务人员平等，不要特殊；安排的位置要自然，不要给患者有"被审问"的感觉，这种"形势"有时会遭到敏感患者的拒绝，或使之局促不安。

一次精神检查的时间不宜过久，如果发现患者有疲劳感或不耐烦态度，可安排以后再进行检查。特别是刚入院患者，医生急于完成病史，患者则因刚入院对环境不熟悉，又可能心怀各种顾虑，所以心情不耐烦是常有的事，这时如果过分勉强地进行检查，反而会使交谈陷入僵局，医生宜见机行事。

与异性患者较频繁地个别交谈易引起误会，尤其在单独场合不宜涉及性方面的敏感问题。

### 2. 检查的方式和过程

目前精神检查大多采取半定式检查，检查者心中有一个检查内容大纲，根据大纲内容灵活地进行检查。

精神检查大致可分为下列几个过程。

（1）见面寒暄　这是精神检查的开始，面对刚见面的患者，医患双方都会抱着初探的态度，患者观察医生的诚意与风度，如果医生显得焦躁匆忙，或者注意力不集中，患者就会表现敷衍态度，不愿深谈自己的"心思"；医生则主要观察患者是否合作，观察患者的一般情况，同时思考着如何把话题引向深入。开始时可问一些一般问题，目的为制造融洽的气氛，谈话时不要显得太一本正经，可以说得随便些，如遇到患者姓名比较难读，可以问其正确读法或者故意读错，让患者来纠正，接下去就可问："你的姓名这样难读，是谁给你起的？""有什么意思吗？"这样患者就会饶有兴趣地谈起来历来，气氛一下子轻松下来。对住院患者可问："你到医院几天了？生活习惯吗？睡眠好吗？"使患者感到你确实在关心他。或者问问他的学习及工作情况等。

（2）引向深入　这是精神检查的主要过程，经过初叙几句之后，如果患者合作，就可进入本过程。要根据不同对象，自然地提出问题。对住院患者，开始常问："你怎么会到医院来的？"患者可说："我没什么病，家属把我送来的。"进一步可问："你既然没有病，家属为什么要把你送入医院呢？"对于能够主动叙述的患者，一定要让其自然表达，即使言语很啰唆或散漫，也不要任意去打断。要明了，观察是否存在思维过程障碍必须要让患者自然表达才能发现，依靠一问一答的检查无助于症状发现。待其叙述一段之后，可以有方向地进行提问。为了使其暴露妄想，要采取旁敲侧击的方式，例如怀疑有嫉妒妄想的，可以从其恋爱阶段开始谈起，以后说到婚后生活、夫妻感情、矛盾纠葛等—，如其暴露对配偶有婚外恋的疑心，要接着追问发现婚外恋种种迹象和根据，问得愈具体愈好。询问其他妄想也可按照这个思路。

如要询问有无关系妄想，可问："你有时到外面去吗？""在外面有什么感觉？"要询问有无被毒妄想，可问："你身体有过什么不适吗？"如答称："我经常有腹泻。"可再问："为什么经常会有腹泻呢？"有被毒妄想的人会答："有人在饭里放毒"等语，再顺着这个话追问下去。如要问有无幻听，可问："你感到有人吵你吗？""有什么外界声音影响你睡觉吗？"

如要了解毁物、打人原因，可问："你平日心情好吗？""心情不好时采取过些什么行动？"如果患者加以否认，那么可以问得稍直接些，如问："比如心情不好时，有无向人发脾气，或者毁坏东西？"如果他反问："你怎么知道，是否我父母告诉你的？"可答："那倒不是，我想有的人心情不好时可能会发发脾气。"检查时要避免把家属供史内容透露给患者．否则会增加患者与家属的矛盾。

如要了解自杀的原因．不要直接发问，可问："你感到你心情怎样？""心情糟糕时有否想到人生的意义？""感到人活着累时，想不开的时候，有过什么想法和打算？"等等。

在询问以上精神病理症状的过程中，还要注意做到对症状的肯定，不要一听到患者暴露出了许多症状，认为诊断就可"定夺"，因为这里存在许多情况，例如患者注意力不集中时，对提问可随口而答；或者患者对医生的提问内容并不理解，应付作答；或者出于患者的态度不中肯，信口雌黄地回答问题。只有通过症状的肯定，才可以避免错误判断，有时发现经治医生与主治医生所发现精神症状的不一致，这是原因之一。

还有一个问题要注意的，当患者暴露出来某种妄想时，不要进行反驳或解释，也不要加以否定或肯定，医生的谈话重点在于进一步引导。

总之，要做好这个过程的精神检查，关键的技巧在于：胸有成竹，因势利导，顺藤摸瓜，机动灵活。

（3）安慰结语　经过以上过程的精神检查，可能对精神症状已掌握有数，检毕应该对患者讲几句安慰的话，不要一挥就走。可以安慰他，我们会尽量想办法给他治疗；对住院不合作的，可以劝说他所反映有关情况准备进行了解，希望他再安心住下；如果患者赘述，似有许多未尽之言，可以告诉他今日因为时间有限，以后会再找他交谈，等等。

以下是当前临床工作中精神检查的常见不足之处。

1）事先对精神检查内容心中无数，交谈时东问西插，缺乏系统性和针对性。
2）问话不讲究技巧，单刀直入，如直问："你为什么自杀？""为什么在家打人、毁物？"等等。
3）边看病历牌子，边提问，根据病史内容去一一询问患者，宛如核对户口一般，未让患者有主动表述机会。
4）提问呆板，缺乏灵活性。根据精神检查内容去一项项提问，这样的检查结果可能问题是"问到家了"，但对过程中患者已暴露出来的"症状苗子"，却未能紧紧抓住去追根究底，都是一忽而过。

### （二）神经系统检查

为了明确或不疏漏器质性疾病，精神科检查应常规进行神经系统检查，以下介绍"简速检查法"的步骤。

1. 口令"眼向远处看"观察两侧眼裂大小、对称；瞳孔形状、大小及对称；瞳孔对光反应及角膜反射。
2. "向远处看，现在看我手指，再看远，看手指"检查调节辐辏反应。
3. "跟着看我的手指"检查眼球运动，观察有无眼球震颤。
4. "闭上眼睛"检查眼睑震颤，眼睑合拢程度。
5. "向上看、露牙、鼓嘴、伸舌、发啊声"　观察皱眉、鼻唇沟、伸舌及软腭对称状况。
6. "咬紧牙齿"观察颞肌、咀嚼肌。
7. "向前伸手，手指分开"观察手指震颤，上肢肌力；压迫之，进行反弹试验。
8. "手指指鼻子"检查指鼻试验。
9. "上肢完全放松"检查上肢肌张力、腱反射及 Hoffmann 征。
10. "握我手"检查握力。
11. "面朝上躺在床上"检查腹壁反射。
12. "下肢放松"检查肌张力、腱反射及病理征。
13. "脚朝上翘"检查肌力。

14. "足跟放在膝盖上，沿小腿滑下去"检查踝膝胫试验。
15. "站起，双足并拢，闭目站住"检查 Romberg 征。

以上检查姿势：面部 6 个、腹部 1 个、上肢 4 个、下肢 4 个。如果操作熟练，数分钟内可完成。

检查注意事项：

1. 检查角膜反射时一定要把触物接触到角膜，不要碰到睫毛，否则会把瞬目反射误认作角膜反射。
2. 检查腹壁反射时患者腹部要放松，触划方向宜由周围向正中线，两侧对比检查。

以上两项检查，错误操作常见，需加强训练。

## 第四节　我国精神病学发展面临的形势与任务

世界精神病学的发展洪流一直推动着我国精神病学的发展。作为临床医学的一个学科，我国精神病学的发展，自 100 年前至今，经历了从无到有，从小到大，从相对落后到全方位与世界现代精神病学发展前沿接轨的发展历程。20 世纪 80 年代以来，尤其是进入 21 世纪后，公众对精神卫生在国家经济建设、社会发展和心身健康方面重要性的认识已有了显著的提高，精神卫生是我国当前重大的公共卫生问题和社会问题，直接影响着国民的整体素质、社会稳定和我国社会主义现代化建设的快速可持续发展，是当前我国构建社会主义和谐社会的重要内容的理念已渐成共识。2005 年 9 月 21 日，卫计委在《关于开展世界精神卫生日主题宣传活动的通知》中提出："对精神健康的关注是对人的根本关注，国民精神健康和享有精神卫生服务的水平是衡量一个国家社会稳定和文明程度的重要标志之一，也直接影响到社会的和谐与发展。"

2006 年 10 月 11 日在中国共产党第十六届中央委员会第六次全体会议上通过的"中共中央关于构建社会主义和谐社会若干重大问题的决定"中明确指出："注重促进人的心理和谐，加强人文关怀和心理疏导，引导人们正确对待自己、他人和社会，正确对待困难、挫折和荣誉。加强心理健康教育和保健，健全心理咨询网络，塑造自尊自信、理性平和、积极向上的社会心态。"这体现了我国政府已充分认识到心理健康（即精神健康）和精神卫生工作对建设和谐社会的深远影响，并将精神卫生工作提升到构建社会主义和谐社会的战略高度。认识的提高、观念的改变、党和政府的高度关注，有力地推动着精神卫生事业的发展。目前我国精神病学在学科建设，精神卫生服务机构的规模、服务性质与范围，专业技术队伍的数量、质量与学术水平，教学与科研工作以及国内外学术交流等方面都取得了显著的成绩，发展十分迅猛。迄今，我国精神卫生工作已有了较为明确的发展方针，遵循着"政府领导、社会参与、防治结合、重点干预、广泛覆盖、依法管理"的策略，逐渐形成了集医疗、教学、科学研究、防治与康复、对外交流、社区服务和精神卫生的宣传与教育为一体的、较为完整的学术和管理体系，对提高全民心身健康水平，适应社会主义经济建设的需要，促进精神卫生事业的发展发挥着越来越重要的作用。

但是，综观世界精神卫生工作发展的现况以及临床医学和其他学科的发展水平，我国精神病学的发展仍相对滞后，困难和问题繁多，任务十分艰巨。当前，精神障碍已经成为我国的重大公共卫生问题和较为突出的社会问题，具体表现在以下几个方面：

### 一、公众心理行为问题日益凸显

各个年龄段及不同职业人群的心理行为问题突出。留守儿童、单亲儿童、独生子女的心理行为以及青少年的网络成瘾、违法犯罪突显。70% 的老人、16.5% 的大学生、29.3% 的公务员、33% 的高校教师和 52.2% 的中小学教师存在不同程度的心理行为问题。42.1% 的医护人员有一定程度的情绪衰竭现象。18% ~ 28% 的农民工伴有焦虑、抑郁症状。同时，自杀已成为突出的社会问题。我国人群的自杀率为 22.99/10 万，高于 16/10 万的世界平均水平，其中，60 岁以上和 15 ~ 34 岁是我国自杀人群中的两个高峰年龄段，自杀死亡率分别是 68.0/10 万和 26.0/10 万，自杀已成为青少年的第一位死亡原因，每年约有 4.5 万青少年自杀死亡。此外，我国 15 岁以上居民的现饮酒率达 21.0%，35 岁以下的吸毒者占总吸毒人数的 72.2%。与此同时，公众对上述心理卫生问题的相关知识匮乏，对各种心理行为问题的识别率低。

## 二、精神疾病患者数增加但就诊率偏低

从患病率的角度来看，我国各种精神疾病的患病率总体呈不断增高趋势，但不同地区范围差异较大，各类精神疾病的终生患病率为 1.53% ~ 27.52%，精神疾病种类繁多，人数呈不断增高趋势，仅重性精神疾患者数有 1600 万，涉及所有年龄和所有人群，其病程长，残疾率高。儿童行为问题、酒与药物滥用、海洛因等毒品成瘾等相关的精神障碍及自杀发生率有所上升，老年精神障碍患者在人群中的比例逐年增高，大、中学生心理卫生问题的发生率也有上升趋势。严重的问题是，在上述精神卫生问题日渐加剧的情况下，公众对众多精神疾病和心理行为问题的知晓率低，精神疾病和心理行为问题的未治率高，尽管未治率高具有全球普遍性，但在我国更为突出。资料显示，我国精神分裂症的治疗率不到 30%，抑郁症为 5%（北京地区抑郁障碍患者 62.9% 从未就诊），酒依赖为 5%，痴呆为 10%。综合医院中，对精神疾病的识别率普遍较低，调查发现不足 16%，且常诊治不当。

造成精神疾病及心理行为问题知晓率低、未治率高的原因复杂，涉及政府对精神卫生决策不当，卫生资源分配不合理，公众对精神卫生问题的知识匮乏，以及对精神病及患者的偏见与歧视等社会公众问题；还涉及患者自身对疾病的错误认识，如不知有病、耻于就诊、不知如何就诊等，对治病缺乏信心，认为抗精神病药有害等。再就是非精神科专业医生，特别是综合医院临床各科医生不能识别精神疾病，不了解各类精神病的治疗，以及少数精神病专科医生的知识水平、技术能力低下等问题均会导致问题的产生。此外，精神疾病就诊率低下的原因还在于我国公众对精神病学及精神疾病患者还存在种种误解，缺乏科学态度，歧视、排斥精神病患者的现象仍很普遍；精神卫生机构的服务对象仍然以重性精神病为主，主要的服务方式依然是"医院精神病学"，无暇顾及大量的轻性精神障碍（如各类神经症）和儿童、老年精神卫生问题，物质滥用等问题，精神卫生服务整体上未能适应精神疾病疾病谱变化的需求；就全国范围而言，我国社区精神卫生服务网络仍不完善，大多数地区尚未开展此类服务或服务不佳，农村及偏远地区缺医少药问题仍很突出；精神病专业人才匮乏，综合医院临床各科医务人员在医学教育阶段所接受的精神卫生专业训练十分有限，加上我国目前多数大型综合医院仍未设立精神科或心理卫生服务部门，因此，无法提供基本的精神卫生服务；更为突出的问题是，我国精神卫生立法明显滞后，迄今尚未颁布有关精神卫生工作和精神疾病的法律，这对于规范精神卫生服务、保障患者及专业人员的合法权益都非常不利，对我国精神病学的发展影响深远，导致上述问题的产生。

## 三、精神卫生问题导致的社会危害巨大

我国神经精神疾病总负担（以 DALY 衡量）居世界第一位。预计到 2020 年，神经精神疾病总负担将上升到疾病总负担的 1/4。精神疾病患者肇事、肇祸人数日益增多，治疗率低，严重危害社会治安和公共安全。2003 年 ~ 2004 年间，全国 42.9 万名精神疾病患者发生肇事、肇祸行为，其中 84% 从未接受过治疗。其肇事、肇祸行为中凶杀和伤害的比率高，严重影响人民群众的安全感和社会和谐，如 2004 年发生的北大医院幼儿园砍儿童事件等。某些特殊人群的心理行为问题诱发或衍变成违法犯罪行为的事件屡见不鲜，如农民工在城市打工期间面临着环境改变、生活和工作等多重压力，容易产生心理失衡。如果情绪疏导不及时，一旦遇到刺激，诸如上当受骗、感情受挫、经济纠纷或追讨欠薪无果、人际关系处理不当等原因，身心上的不稳定状态就容易转化成行为的失控。

## 四、精神卫生服务体系薄弱

如前所述，我国精神卫生服务网络不完善，服务网点少，至今大部分县级市、县、自治县无精神卫生机构或精神科门诊，精神疾病患者就医困难。精神卫生机构整体布局与配置不合理，专业技术人才匮乏，缺乏持续发展的潜力。相当部分省市社区精神卫生防治基本空白，"以医养防""重治轻防"现象突出。中小学学校心理健康教育专业化水平低、形式化严重。职业人群的心理健康维护工作基本处于空白阶段，心理咨询和心理治疗资源不足，管理混乱。突发公共事件的心理危机干预还处于萌芽阶段，尚

未把心理救灾纳入救灾预警机制。此外，我国精神卫生科普工作亦不容乐观。

## 五、精神卫生管理体系不全

精神卫生的管理涉及卫生部门、公安部门、民政部门等多个部门，与社会稳定密切相关。目前，精神卫生工作缺乏政府主导、层级分明的管理网络体系，很多精神疾病患者处于无人监管的状态中。民办机构未发挥应有作用，无法在市场上形成对公立医院的有益补充。精神疾病患者的基本医疗保障和基本生活保障有待完善，尚未完全纳入社会救助体系中。精神疾病患者的就业率低，人均年收入远低于当地居民，医疗支出普遍较高，平均达患者人均年收入的125.83%～331.08%。

## 六、我国精神卫生立法滞后

全球已有一百多个国家颁布了《精神卫生法》，我国从1985年就开始起草《中华人民共和国精神卫生法》（草案），但至今尚未出台。现有涉及精神卫生内容的法律条文不能充分保障精神疾病患者的权利，且法律条目较分散、不系统。仅有的四个城市（上海、杭州、北京和宁波）的精神卫生地方法规局限性明显，主要表现为涉及精神卫生的不同部门间协调困难、开展精神卫生工作的经费保障乏力、精神卫生服务执业范围难以落实、部分条文内容实施的可操作性差、各条例对心理咨询机构的管理混乱以及部门分配的法律责任不合理。由于精神卫生立法滞后导致精神卫生事业的发展受到明显制约，现有的精神卫生相关政策难以落实。

面对我国精神病学发展中的严峻挑战和艰巨任务，只有坚持"政府领导、社会参与、防治结合、重点干预、广泛覆盖、依法管理"的方针，将精神卫生工作纳入国民经济和社会发展规划，充分发挥政府各部门、社会团体的协同作用，完善宣传教育、法制管理、监督监测及预防、医疗、康复服务相结合的措施，加强科学研究，积极扩大国际交流与合作，才能克服困难，促进精神病学和精神卫生工作的迅速发展。当务之急应该做的工作是：

**（一）加强学科基础建设，促进学科发展**

应充分利用神经生化、精神药理和分子遗传学的理论及相关的高科技技术发展生物精神病学，加速对各种精神障碍病因、发病机制以及开发新的生物学治疗方法的研究；发展社会精神病学，积极探索社会、生态以及文化差异对精神疾病及心理行为的影响；大力加强精神疾病的流行学调查研究，摸清各种常见精神疾病和心理行为的发病率、患病率、疾病总负担以及卫生经济学相关问题等基本情况，为制定精神卫生的发展战略和行政决策提供科学依据；加强心身医学的研究，重视心理因素、社会环境变化以及重大自然灾害和灾难事故等应激因素对健康和疾病的影响，探讨生物学、心理学和社会学在人类健康与疾病之间的相互关系，促进精神医学和临床医学逐步从纯生物医学模式向生物－心理－社会医学模式转变。

应该强调，加强学科建设，促进学科发展的一个重要途径是建立国家级精神卫生专门研究机构，以负责制定我国的精神卫生发展战略，集中优势资源，瞄准当今世界精神医学发展前沿领域，统筹运作与我国社会发展和经济建设相适应的重大精神卫生研究项目，使我国精神医学总体水平尽快进入世界先进行列。

**（二）重视人才的培养与专业队伍的发展**

培养能满足21世纪社会发展需求的高水平精神卫生专业人才和具备"生物－心理－社会"整体医学观念的医学生是发展精神医学长期的战略性任务。目前，我国精神科医生约1.2万人左右，不仅数量不足且质量不高，尤其是中西部和农村地区精神卫生人才严重短缺，严重制约精神卫生事业的发展。因此，加大人才培养力度，特别是在全国范围内加快社区和县一级综合性医院培养合格精神科医师和设置精神科的步伐以扩大精神卫生服务的可及性是当前专业队伍建设的关键。当然，对我国大中城市的专业精神卫生中心，继续建立和完善包括精神科医师、精神科护士、心理治疗师、职业治疗师及社会工作者的高素质精神卫生队伍，同样是专业队伍建设不可忽视的重要工作，对于我国精神医学总体水平的提高、推动精神卫生事业的迅速发展至关重要。

另一方面，医学院校中对医学生的精神病学教育应加大改革的力度。目前医学院校精神科教学的课时仍然不足；教材中各类躯体疾病伴发精神障碍的诊断、治疗与康复内容以及针对各类心理障碍的心理咨询和心理治疗等内容过简；强调遵循各类精神药物使用规范、合理平衡其效益与风险关系的理念不够；缺少联络会诊精神病学的内容等，都对医学生整体医学专业素质的培养极为不利，给其今后的临床工作造成较大困难。因此，通过教学改革，建立精神卫生继续教育体系，开展多层次、多方面精神卫生专业人员的培训是加强精神卫生队伍建设，提高人员素质和服务能力，推动我国精神医学发展的必由之路。

### （三）加强社区精神卫生机构建设，改变服务模式

加强社区精神卫生机构建设，大力发展社区精神卫生服务，改变服务模式，目的是扩大服务范围，增加受益人群。发展社区精神病学，改变目前精神卫生以大中城市精神病院为中心的服务模式，转向以社区和县级综合性医院为中心的精神卫生服务机构模式，建立和完善社区精神卫生服务网络；针对我国农村及边远地区相当部分患者得不到精神卫生专科服务的现实，应在广大的欠发达地区及农村地区培训专业人员，建立专科机构，逐步开展精神卫生工作，形成和建立以基层医院为中心的社区服务网络，覆盖一定范围的人群，使更广大群众享受精神卫生保健服务，这是当今发达国家普遍的做法，亦为世界卫生组织所提倡。国内部分地区实践经验表明，上述做法是投入少、收效高、方便患者、扩大服务范围，利于疾病的早期发现、早期诊断与治疗，可有效降低未治率，提高知晓率，减轻社会负担，减少对精神病和精神患者的偏见与歧视的行之有效的措施，应大力提倡，积极推广，卫生行政部门应给予政策扶持。此外，面对近年来出现的新问题，如儿童精神卫生问题、老年精神卫生问题、药物和酒依赖问题以及一般心理行为等问题，各类精神卫生机构应适应社会需求，及时拓宽服务范围，开拓新的服务领域。

### （四）加强健康教育和科普宣传，推进公众心理健康素质工程，改变公众健康观念

公众对精神疾病及相关精神卫生知识知晓率低，对精神病患者歧视，患者及其亲属对患病的病耻感是导致精神疾病就诊率低和精神卫生资源利用率低的主要原因之一。此种错误观念和上述一系列精神卫生问题的产生有其深刻的历史根源、社会根源、文化根源和思想根源。体现在全社会对精神卫生的本质及其对社会发展的影响认识不足；社会对精神病患者等弱势群体缺少关注；对精神疾病和精神病患者及其亲属存在偏见与歧视；对各类心理卫生问题的误解以及简单粗暴的处置方式；对健康概念的曲解和片面认识。然而，与现今社会发展状况最现实、最密切相关的根源是：社会转型，精神卫生问题日渐严重，服务需求急剧增大；政府、公众对健康的内涵及精神卫生问题的危害缺乏正确认知，应对措施不力；对心理障碍和精神患者给个人、国家和社会造成重大而深远的影响明显忽视；对精神疾病和精神病患者普遍存在偏见与歧视，是一系列心理卫生问题的重要社会思想根源，以至应对措施不力，法律保障不足。总之，认识上的偏差导致决策上的失误；对从速解决精神卫生问题的必要性和迫切性认识上的不统一导致应对策略的不完善、施政迟滞和步调不一；现有精神卫生服务体系、保障体系、法律体系薄弱导致难以应对日益加剧的精神卫生问题。因此，应该充分利用电视、广播、报刊等新闻媒体，通过深入广泛的精神卫生科普宣传，宣传精神卫生知识，宣传从速颁布国家精神卫生法的迫切性与重要性，改变陈旧观念，反对歧视精神病患者，促进社会各界对精神卫生事业的支持与承诺。以提高社会各阶层特别是政府各个相关决策部门对解决当前精神卫生问题的必要性和紧迫性的认识为前提；以科学发展观为指导；以提升全民精神健康水平、全面推进和谐社会建设为目标；以和谐社会评价指标体系为准则；以坚持科学规划、合理布局、稳步推进的原则；以试点先行、点面结合的方式，争取社会各方支持，集成各类优势资源；以合力实施"精神健康提升行动"计划；以加速精神卫生立法进程等综合措施是解决当前我国精神卫生问题的根本途径。

### （五）加速精神卫生立法

制定一部适合我国国情的《精神卫生法》是和谐社会民主法治建设的内在要求，有利于全面保障精神疾病患者的合法权益，有利于建立健全精神疾病患者社会保障体系，有利于促进我国精神卫生事业的发展，有利于彰显社会公平正义。精神卫生立法的目的主要是维护精神疾病患者的合法权益、依法规范精神卫生服务和推动精神卫生事业的发展。随着社会的进步和发展，随着广大人民群众精神健康需求的提高，而我国目前的精神卫生工作缺乏法律保障，政府的相关行为带有一定的随意性，为此迫切地需要

制定并颁布国家精神卫生法。

由于我国国家精神卫生立法滞后，现有的精神卫生相关政策难以落实，导致精神卫生事业的发展受到明显制约。为此，当务之急是应加快精神卫生立法工作，完善精神卫生法律及相关政策，使精神卫生工作有法可依，为精神卫生工作的可持续发展提供政策保障，为精神病患者和精神卫生工作者的合法权益提供法律保护。特别是在保障精神病患者的社会地位、人身基本权利，疾病缓解后顺利回归社会，继续贡献社会、自食其力的意愿得以实现等方面形成社会风气。此外，由于缺乏法律依据，一些精神卫生专业人员的权益也得不到保证，使他们在为患者提供服务、进行诊治过程中常受到不应有的干扰，最终影响对患者及时、正确的诊断与治疗。应该指出，国家精神卫生法以及地方法规的制定与实施，必须有卫生、民政、公安、司法、财政、社会劳动保障及计划等政府部门的主动参与，通过广泛深入的调研、起草、论证，最终由国家最高立法机构审批才能实现。可见，精神卫生立法是一项复杂的综合性系统工程，因此，广大精神卫生工作者必须以顽强的毅力，不屈不挠的精神，争取社会的理解和政府的支持，力促我国第一部精神卫生法早日诞生。

# 第二章　心理学基础

## 第一节　心理学的概述

心理学是研究人的心理现象发生、发展规律的科学。任何一门科学都有自己特定的研究对象，心理学的研究对象是人的心理现象。

心理现象也叫作心理活动，它指的是人对客观事物和现象的反映。譬如人能看到东西，听到声音，记住并回忆自己经历过的事情；人还可以分析情况，认识规律，解决问题；在实践中，人还能依据外界事物与人的关系，产生并体验着好、恶、喜、怒、哀、乐等各种心情并确定活动目的，克服困难，付诸实施……所有这些，都是人的心理现象。可见，心理现象对每个人来说都是非常熟悉的，它是人在学习、工作及日常生活的一切活动中时刻产生的现象。

心理现象是十分丰富、极其复杂的现象，可以概括地分为心理过程和个性心理特征两个方面。

1. 心理过程

心理过程是指个人心理现象的动态过程。它包括认识过程、情感过程和意志过程，反映正常个体心理现象的共同性。

（1）认识过程

认识过程是人最基本的心理过程。它包括人对客观事物的感觉、知觉、记忆、想象、思维等过程。人通过这些不同的心理过程认识客观事物的品质、属性以及它们之间的联系和关系。

（2）情感过程

情感过程是人们在认识客观事物的同时所体验到的自己对客观事物的态度。如对客观事物感到满意、快乐、热爱，或是不满、痛苦、厌恶等，都是人的情感的不同表现。

（3）意志过程

意志过程是人们在有意识地反作用于客观事物的主观活动中，自觉地确定目的，制定计划，选择实施的方法，克服内外困难，决心实现目的的内部心理活动。

2. 个性

心理过程是所有的人都具有的。各种心理过程的发生、发展也有它们共同的规律。但是由于人们的遗传素质不同，所处的环境条件不同，所受教育不同，因而心理过程在每个人身上产生时都带有各自的特点，形成人与人之间精神面貌的差异，比如有的人聪明，有的人迟钝；有的人活泼，有的人沉静；有的人热情，有的人冷漠；有的人踏实勤恳，有的人浮躁急惰；有的人谦虚，有的人狂妄……真所谓"人心不同，各如其面"。这些表现在心理过程中的一个人带有倾向性、较稳定的心理特征，就叫个性。

个性的心理结构包括个性倾向性和个性心理特征两部分。个性倾向性包括人的需要、动机、兴趣和世界观；个性心理特征包括能力、气质、性格三方面。

心理过程与个性既有区别，又不可分割地融合在一起。个性离开认识、情感与意志过程就无法形成，而已形成的个性又制约着心理过程，并在心理过程中表现出来。因此，我们虽然把心理现象分成心理过程与个性两个方面，但它们并不是像生物学的动物与植物，或物理学中的光学与声学那样，属于不同的对象，它们是同一现象的两个不同方面。

心理学是研究人的心理现象发生、发展规律的科学。

# 第二节　心理学的研究对象与任务

## 一、心理学的研究对象

任何一门学科都有自己特定的研究对象和探索领域，通过揭示自己探索领域内的事物和现象本身所固有的规律，从而达到为社会实践服务的目的，心理学也不例外。

心理学是研究心理现象的科学，它以自己特有的研究对象与其他学科区别开来。心理学的研究对象是非常广泛的，既研究外显的行为活动，也研究内隐的心理现象；既研究个体心理，也研究团体和社会心理；既研究动物心理现象，也研究人的心理现象；既研究显意识，也探讨潜意识；既研究人类正常的心理现象，也研究那些异常的心理活动。基础心理学的研究对象主要是正常人的、意识层面的个体心理现象。

人的心理现象也就是心理活动是大家最熟悉的，无论在学习、工作中，还是在娱乐、休息时，每个人都会有种种心理活动产生。以上课为例，上课过程中我们就能产生各种各样的心理现象。当我们听到声响、看到光亮，进而知道这声音是教师的讲课声，这光亮是日光和灯光的融合时，感知觉已经产生。对教学内容的理解、对教师提问的思考则是思维，而要记住一些重要的概念、原理，又涉及记忆了。学生根据教师生动形象的描述，各自展开丰富的想象，教师讲到幽默之处，引发出学生会心的笑声，这是情绪情感的外露。而到了饥肠辘辘的时候，我们仍坚持听课，毫不松懈，这是意志的作用。我们一边听课，一边思考，一边记录，这是注意的分配。教师用精彩的讲课、鼓励性的话语和灵活的教学方法来提高大家的学习积极性，这是动机的激励，而激发的效果既与学生的内在需要、兴趣有关，也与学生的理想、信念，乃至人生观、世界观有关。同样是听课，有的同学活泼好动，有的同学内向文静，这是出于不同气质的特点。有的同学理智冷静，有的同学感情用事，有的同学意志坚强，有的同学懒散拖拉，这是不同性格类型的特点。至于有的同学聪明伶俐，有的同学相对迟钝，有的同学记忆力好，有的同学创造力强，有的同学想象力丰富，这则是不同能力的表现。短短的几十分钟，既表现出了学生的各种智力因素特点，也表现出了学生的非智力因素特点。虽说课堂上的教学活动大多是师生有自觉性和目的性的意识活动，但也会不时出现不知不觉地习惯性和自动化的动作、无意注意和识记，乃至口误、笔误和白日梦之类的无意识行为。至于课堂上学生能随时反省自己的行为，调整自己的认知策略，主动适应教师的风格，是自我意识在起着积极的作用。

正是在心理活动的支配与调节下，我们才能进行各种活动，实现活动的目的。因此，在一定意义上，心理活动是我们第一个直接接触、认识和体验的现实。同时，心理又是宇宙间最复杂而又最奥妙的现象之一，恩格斯曾把它誉为"物质的最高的精华"。人的心理现象丰富多彩，绚丽多姿，表现形式多种多样，一般把它分为心理过程与个性心理两大方面。

**（一）心理过程**

心理过程是指人对现实的反映过程，是一个人心理现象的动态过程，包括认识过程、情感过程和意志过程。

1. 认识过程

认识过程是人的最基本的心理过程，它是人脑对客观事物的属性及其规律的认识，包括感觉、知觉、记忆、思维、想象等。

感觉和知觉是初级的心理现象，通常合称为感知。通过感知，人们完成对客观事物的外部特征的认识。感觉所反映的是直接作用于人的感觉器官（眼、耳、鼻、舌、皮肤）的事物的个别属性。如，眼睛反映事物的颜色、形状等属性，形成视觉；耳朵反映事物的声波属性，形成听觉，等等。知觉则是把各种感觉对事物个别属性的反映综合起来，形成对事物整体属性的反映。可见，感觉是知觉的基础，知觉是感觉的综合与发展。感、知觉是人认识的开端,是形成感性认识必不可少的心理现象。

感知对事物反映的结果,只有在头脑中保存下来,才能成为精神财富,成为人们形成理性认识的基础。具有贮存以往的认识结果、经验这一功能的心理现象叫作记忆。记忆不仅反映感知的结果,也同样反映思维、想象、动作、情感等活动的结果。离开记忆,感性认识向理性认识的过渡就会中断。

想象与思维同属于高级的认识心理现象,所不同的是,想象是以形象的形式反映客观世界,思维则是以概念、判断、推理的形式反映客观世界。想象是对记忆中所经历的事物形象进行加工改造,从而形成新形象的心理活动过程。如:作家构思作品,设计师、发明家构思新产品,学生读小说、读历史时头脑中形成一幅幅景象等,都是想象的表现。思维则是大脑对事物的内在规律和本质属性的反映。思维能力在人的智力活动中占据重要地位。

还有一种心理现象叫注意。它与人的心理过程,特别是与认识过程紧密相连,但它又不是一个独立的心理过程,而是伴随各种心理过程的一种状态,即指向一定的对象。也就是说,注意虽不是一种独立的心理过程,但感知、思维、想象等各种心理过程都不能离开注意而进行。一个人注意品质的优劣,在很大程度上制约着他的认识效果和活动效率。

2. 情感过程

情绪和情感是人对客观事物是否满足自身需要而产生的态度体验。人在认识客观世界的时候,并不是无动于衷、冷漠无情的,总是要对之采取一定的态度,产生某种主观体验,如获得学习成功的喜悦、失去亲人的悲伤、对不道德行为的憎恨、对祖国名山大川的赞美等,都是情绪情感的不同表现形式。

3. 意志过程

意志是个体自觉地确定目的,并根据目的调节支配自身的行动,克服困难去实现预定目标的心理过程。人不仅能够认识世界,还能够能动地改造世界。人在认识与改造世界的过程中,必须有明确的目标,还要制订计划,选择方法,克服种种困难,最终才能实现预定目标。在我们的学习和工作中,通常不是一帆风顺的,总会遇到这样那样的困难,常言道"不如意事常八九",但我们不能半途而废,要知难而上,坚持不懈,以实现最终的目标,这就要启动人的意志过程。

认识、情感与意志这三者不是彼此孤立的,而是相互联系、相互制约的。一方面,认识是情感和意志的基础,只有正确与深刻的认识,才能产生强烈的情感和坚强的意志,所谓"知之深,则爱之切";另一方面,情感和意志又会影响认识活动的进行与发展,因为情感和意志既在人的认识中起过滤和动力的作用,又是衡量认识水平的一个重要标志。同样,情感也会对意志行动产生推动作用,而意志行动又会进一步丰富和升华情感。

（二）个性心理

心理过程总是在具体的某个人身上进行,由于每个人的先天素质和后天环境影响不同,心理过程总会带有个体自己的特征,因而形成了各人不同的个性。个性是指一个人的整个心理面貌,是个人心理活动稳定的心理倾向和心理特征的总和,包括个性倾向性和个性心理特征两方面。

1. 个性倾向性

个性倾向性是人对客观事物的态度及对活动对象的选择与趋向。个性倾向性是人进行活动的基本动力,是个性结构中最活跃的因素,主要包括需要、动机、兴趣、理想、信念、世界观等。所谓饥者求食,寒者求衣,这是人们在需要方面的差异。做同一件事,有人为名利,有人为道义,这是人们在动机方面的差异。书画琴棋,各人所喜,这是人们在兴趣方面的差异。或以唯心论看世界,或以唯物论观现实,这是人们在世界观方面的差异。

2. 个性心理特征

个性心理特征是人在心理过程中形成的、经常表现出来的稳定的心理特征。它集中反映了人的心理活动的独特性,包括能力、气质和性格。如有的人观察细致入微,有的人想象力奇特,有的人擅长语言表达,有的人音乐上显露才华,这是能力上的差异;在性情、脾气方面,有的人活泼好动,有的人沉默寡言,有的人反应敏捷,有的人反应缓慢,有的人暴躁,有的人温柔,这都是气质上的差异;在待人处事上,有的人朴实肯干,有的人懒散拖拉,有的人大公无私,有的人斤斤计较,等等,这是性格上的差异。性格是个性心理特征的核心，它反映了一个人的基本精神面貌。

个性倾向性与个性心理特征也是相互联系、相互促进的。如果一个人对某项工作有特别的需求与兴趣，他就会积极地从事该项工作，从而相应地提高自己的某种能力。所谓"痴于书，其文必工；痴于艺，其技必良"，就是这个道理。同时，如果一个人从事某项工作的能力强，他对该项工作的兴趣就会提高，也会出现能力长志趣的现象。

综上所述，可以看出，心理过程与个性心理是人的同一心理现象的两个方面，它们都是心理学的研究对象，我们可将其直观地列表如表2-1：

表2-1　心理现象结构

| 心理过程 | | | 个性心理 | |
|---|---|---|---|---|
| 认识过程 | 情感过程 | 意志过程 | 个性倾向性 | 个性心理特征 |
| 感觉、知觉、记忆、思维、想象 | | | 需要、兴趣、动机、理想、信念、世界观 | 能力、气质、性格 |
| 注意 | | | | |

需要指出，人的心理现象虽然分为心理过程和个性心理两方面，但它们是密切联系、不可分割的：一方面，个性心理是通过心理过程形成的，如果没有对客观现实的认识，没有对外界事物的情感体验，没有对客观事物的积极改造的意志行动，人的性格、能力、信念、世界观是不可能实现的；另一方面，已形成的个性又影响着心理过程，并在心理过程中得以表现，使人的各种心理过程总是带有个人的色彩。事实上，既没有不带个性特征的心理过程，也没有不表现在心理过程中的个性特征，二者是一个现象的两个方面。

## 二、心理学的任务

### （一）心理学的学科性质

在学科分类中，通常将学科分为自然科学和社会科学两大类。心理学要研究心理现象的物质本体及心理的神经生物学基础，包括不同心理现象的脑机制，脑损伤与各种疾病的关系，脑发育对心理发展的影响，遗传在人类行为中的作用等。在这个意义上，心理学的研究目标和手段都和自然科学一样，因而具有自然科学的性质。

但是，人又是社会的实体，人的心理的发生离不开社会环境的影响。离开了人际交往，人的语言能力就不能发展起来，也不能获得高度发展的思维能力，即使是人的感觉和知觉，如敏锐的观察力和音乐能力，也是在社会实践中发展起来的。此外，心理学还研究团体心理和社会心理，这些心理现象更是社会生活的产物。在这个意义上，心理学的研究又具有社会科学的性质。

因此，心理学既具有自然科学的性质又具有社会科学的性质，在整个科学大家庭中，心理学处在中间位置，因而叫作中间科学或者边缘科学。

### （二）心理学的研究任务

心理学的任务是通过陈述、解释、预测和控制人的心理和行为，探索和揭示人的心理活动和行为产生的规律。

影响人心理活动的因素很多，但概括起来主要有三类：①环境因素，即人所接触到的周围事物的变化；②生理因素，例如人的体温高低，饥或渴等；③心理因素，即自己的心理状态对自己心理的影响。心理学就是要探索这三类因素的变化对心理活动的影响。为此，有以下三项基本任务：

第一项任务是陈述人的心理现象。陈述人的行为和心理现象的目的是对心理活动进行精确的观察，根据人的外部行为、动作反应获得事实，对其心理活动进行推测，它涉及对个体行为以及行为发生时外部环境与自身主观心理之间内在联系的分析。

第二项任务是解释人的心理现象。解释人的心理和行为并不容易，由于人的行为背后都存在着某种心理原因，因此就要以陈述心理事实为根据，分析和阐明心理活动与行为表现之间的因果关系。

第三项任务是预测和调控人的心理活动与行为。科学的重要作用在于预测和控制。心理学研究人的心理活动的规律，其目的就是指导人们在实践中如何了解、预测、控制和调节人的心理。如我们可以根据智力、性格、气质等心理表现的情况，编制各种量表，来了解人们心理发展的水平与特点，为教师因材施教提供依据；我们还可以根据各种心理现象和行为的相互联系，从一个人的过去和现在的心理和行为状况，预测他将来的心理和行为表现。调控的目的是引导人的心理和行为朝着目标规定的方向变化，对异常心理和行为进行矫正。这样有助于我们利用有利因素，避免不利因素，更好地调节人的心理活动，从而提高活动效率。

### （三）心理学的分支学科

心理学大致分为两大领域：基础理论和应用。基础理论领域主要是研究心理学的基本原理以及人的心理活动与行为表现的一般规律，包括普通心理学、发展心理学、生理心理学、社会心理学和人格心理学等。现代心理学与社会生活各个领域的结合，形成了以应用为研究目的的心理学分支学科，包括教育心理学、管理心理学、消费心理学、工业心理学、咨询心理学、犯罪心理学等。下面简要介绍几个主要的分支学科。

1. 普通心理学

普通心理学是研究正常成年人心理现象的一般规律的学科，它包括两个方面：心理过程发生发展和个性心理形成、变化的一般原理。普通心理学是心理学分支学科的理论基础，也是心理学入门的基础知识。

2. 发展心理学

发展心理学是研究从受精卵开始到出生、成熟直到衰老的生命全程中个体心理发生和发展规律的心理学分支学科。发展心理学有广义、狭义之分：广义的发展心理学是探索人类心理发生发展的基本理论以及心理发生、发展过程的特点和规律；狭义的发展心理学是指儿童心理学，即探讨儿童发展不同阶段的心理特点和规律。

3. 教育心理学

教育心理学是研究教育过程中教与学的心理活动规律，揭示教育过程和人心理活动发展之间内在关系的心理学分支学科。教育心理学以教师与学生之间的相互作用为研究对象，涉及学生掌握知识和技能的心理特点及规律、影响教与学活动的心理因素、学生良好行为习惯和道德品质形成以及教师心理活动等。

4. 社会心理学

社会心理学是研究在群体环境下个体心理发生、发展及其变化的规律，包括群体心理现象与行为，个体在所属群体影响下产生的心理现象与行为以及自我调适行为。

5. 咨询心理学

心理咨询学是对来访者的心理问题或要求给予疏导或矫正的心理学分支学科。心理咨询学运用心理学原理和技术，通过商谈程序，揭示心理问题产生的原因和行为问题，寻找摆脱困境的条件、途径和对策，使来访者改变原有的态度和行为，增强自信心，达到对社会生活的良好适应。

### （四）学习和研究心理学的意义

心理学是研究人类自身的科学之一。随着心理学的兴盛和发展，越来越多的人对这门学科表示关注和兴趣。心理学离人们的日常生活越来越近了：职业的选择、事业的成功、个人的发展、孩子的教育、婚姻的幸福、身心的健康、德行的养成、趣味的提升，小到身体健康，大到社会和谐，都与心理因素息息相关。美国心理学家丹尼斯·库恩认为："凡是没学过心理学的人都不能算是受过完好教育的人。"中国科学院前院长卢嘉锡同志在1996年视察心理研究所时曾题词："人类的幸福和社会的进步离不开心理科学。"现代人逐渐认识到：学习心理学知识、应用心理学原理，不仅可以使人们了解各种心理现象，还可以帮助人们增进自我认识、协调人际关系、规划生命历程、提高生活质量、实现自我价值。作为未来的人类灵魂工程师，当代高等师范院校的大学生一方面面临着个人成长的己任，另一方面肩负着教书育人职业素养成长的重任，这一双重使命决定了心理学对于他们来说具有特别的意义和突出的价值。

1. 有助于认识内外世界

学习心理学，可以加深人们对自身的了解。通过学习心理学，我们可以知道自己为什么会做出某些行为，这些行为背后究竟隐藏着什么样的心理活动以及自己现在的个性、脾气等特征又是如何形成的等等。例如，学习了遗忘规律，就可以知道自己以往的背单词方法存在哪些不足；了解了感觉的适应性，就可以解释为什么"入芝兰之室，久而不闻其香"了。同样，也可以把自己学到的心理活动规律运用到人际交往中，通过他人的行为推断其内在的心理活动，从而实现对外部世界更准确的认知。例如，作为教师，如果了解了学生的知识基础和认知水平以及吸引学生注意力的条件，就可以更好地组织教学，收到良好的教学效果了。

2. 有助于更好的调控行为

心理学除有助于对心理现象和行为做出描述性解释外，它还向我们指出了心理活动产生和发展变化的规律。人的心理特征具有相当的稳定性，同时也具有一定的可塑性。因此，我们可以在一定范围内对自身和他人的行为进行预测和调整，也可以通过改变内外因素实现对行为的调控。也就是说，可以尽量消除不利因素，创设有利情境，引发自己和他人的积极行为。例如，当我们发现自己存在一些不良的心理品质和习惯时，就可以运用心理活动规律，找到诱发这些行为的内外因素，积极地创造条件改变这些因素，消除不良影响，实现自身行为的改造。再如，奖励和惩罚就是利用条件反射的原理，在培养儿童的良好习惯和改变儿童的不良行为与习惯方面发挥着重要的作用。

3. 有助于提高工作效率

心理学分为理论研究与应用研究两大部分，理论心理学的知识大部分是以间接方式指导着我们的各项工作的，而应用研究在实际工作中则可以直接起作用。教师可以利用教育心理学的规律来改进自己的教学实践，或者利用心理测量学的知识设计更合理的考试试卷等；商场的工作人员利用消费和广告心理学的知识重新设计橱窗、陈设商品，以吸引更多的顾客，管理者利用组织与管理心理学的知识激励员工、鼓舞士气，等等。

心理学作为师范院校的一门重要学科，它对提高师范生从事学校教育和教学工作有着重要作用。未来的教师只有掌握学生心理活动的规律，准确地了解学生的心理发展水平和年龄特点，预见学生发展的前景，才能有针对性地采取教育与教学措施，取得良好的教育教学效果。

4. 有助于身心健康发展

无病并不等于健康。世界卫生组织给健康下的定义是："不仅仅是没有病和不虚弱，而且是身体上、精神上的完满状态以及良好的社会适应能力和道德健康。"在这个定义中，健康的四个因素有三个与心理有关，极大强调了心理对于健康的重要性。在当代社会，激烈的竞争和沉重的生存压力使心理健康日益成为影响人们生活的重要问题。有关部门的数据显示，我国健康人的比例为总人口的15%，15%为非健康人，而70%的人处于亚健康的状态。另据媒体报道，我国知识分子的平均寿命只有53岁，比全国平均寿命低17岁，中年知识分子死亡率比老年人高两倍。来自卫计委的统计显示，我国还是世界上自杀率最高的国家之一。我国每年有约28万人死于自杀，另有200万人自杀未遂，平均每两分钟有1人死于自杀，8人自杀未遂。自杀已成为我国全部人口第五、15～34岁人口第一位的死因。具备心理卫生和心理治疗的知识，可以预防许多心理问题的发生，有助于个人心理的健康发展和疾病的治疗。心理学，能够给心障者雪中送炭，为健康人锦上添花。

# 第三章 精神疾病的症状

## 第一节 概述

精神疾病症状学是临床精神病学的一个基本内容。精神科临床医生是根据其症状学的理论知识和应用技能水平来辨别精神疾病的症状并进而结合其他特征做出疾病分类学诊断。症状学的训练和修养对每一位精神科临床医生都是必不可少的，也是一项主要的基本功。

目前，精神疾病的诊断仍缺乏客观的"生物学指标"，因此我们便不得不根据患者的精神症状来进行精神疾病的诊断。在临床实践中证明，这种症状学诊断标准在很大程度上可区别各类精神疾病。既然症状学是诊断精神疾病的主要依据之一，那么对各种精神症状或综合征的辨认、识别、界定、评价便显得十分重要。

精神症状的辨认、识别，是精神疾病的诊断基础，其意义是不言而喻的。然而，一种不可取的思潮也有所蔓延，即"广谱抗精神病药物"的临床应用在一定程度上淡化了部分医生的诊断概念。如氯氮平既对各种类型的精神分裂症有效，又对躁狂症有效，因此在一部分人看来，"治好病才是主要的，管它什么症状和诊断。"如果这样的观点滋长起来，就会养成不重视症状分析和严格诊断的不良习气，对于临床基本功的提高和精神医学发展都是不利的，因此这种风气不应助长。

### 一、精神症状的研究方法

精神症状的现象学描述受个人经验、文化背景的影响，特别是不同地区、不同国家之间的差异尤为显著。虽然作为诊断主要依据的现象学描述方法与症状学名词的使用历史悠久，比较稳定，但缺乏公认的、统一的名称解释、定义和规范，加之精神疾病的诊断名称与概念变动较多，各国之间分歧也很大。为了消除在病史收集与精神检查过程中医师之间不同操作方法所造成的分歧，英美国家与WHO的专家们先后制定了一些定式检查方法，如英国Wing编制的精神状况现状量表（PSE）及其修订第10版，后者作为神经精神科临床评定量表（SCAU）。这提示对于某病或某个患者，至少应按照规范的条目进行规范的检查，一方面防止症状的遗漏，另一方面使症状的评定或描述规范化，易于交流与统一，有利于提高诊断的一致性，其中统一精神症状的描述是重要的。规范化检查的进一步发展便逐渐形成了量表。量表分为诊断量表和症状评定量表，后者主要是针对症状进行评定，每个症状从无到有、从轻到重均有描述的标准。这不仅解决了症状的有无问题，也解决了轻重问题，从而使症状严重程度的描述也有了量化的标准，这些量表在现代精神病学的临床实践过程中发挥了重要作用。

现概要地罗列几种分析研究症状现象学的方法。

#### （一）描述法

描述是将观察到的现象用文字记录下来的过程。描述的对象是精神症状，也就是患者的内心体验。著名的"Schneider一级症状"，主要是关于内心体验的描述，它为我们认识和诊断精神分裂症提供了重要参考依据。

描述的要求是不要失真，描述者不能有主观的判断和臆测，不能推测、猜想和推论，只能用朴实易懂的语言文字，原原本本地记录所观察到的现象。当年现象学的创始人Husserl的"现象学还原"可能就是这个意思，他力图排除对现象的任何价值判断，也排除有关对现象背后的本体和原因的任何断言，也就是说，描述的应该是赤裸裸的真实。

要进行客观的描述，不了解和认识对象是不够的，而且，不深入到患者内心世界里去，也是不可能描述的。换句话说"换位思维"的方法让你自己当一回"患者"，自己"体验"这种病态的感受，这样的描述才自然真切。

观察是描述的基础。看到了什么，只能是外在的，而对患者内心的"观察"，则应当和患者进行交流。而无论患者是主动的还是被动的，对于"交流"来说，医生有时是无意的，但大多数情况下是有意的。例如，我们平时的精神检查就是如此。精神检查是临床精神病学的一个基本技巧，对于精神科医生来说，做好精神检查，这是必备的基本功。为什么有的医生能发现更多的精神症状，而有的医生连交流都无法建立，这就是差异。

描述也是一项非常重要的基本功。描述的原则是，不允许用任何的术语或行话，而是用日常语言尽可能地精确描述，力戒含糊笼统，没有渲染，也没有猜测，更不允许有重大遗漏，符合临床精神病学要求的完整性。

### （二）比较法

比较是一种针对类似现象的分析和区别的方法。例如幻觉和错觉，都是知觉障碍的表现形式，但却有差别，发现这种差异就是比较。

比较的前提是要求对某一现象有全面的了解和认识。比较的过程有两种情形，其一是与理论上的相近概念做比较；其二是与实践中遇到的相近现象做比较。前者称为识别，也就是识别是否符合某个症状的定义或概念。后者是鉴别，即两种相邻现象是否有区别或区别在哪些方面。例如，强制症状与强迫症状在中文上仅一字之差，而表现的形式和内容却有较大差别。然而，它们表现在我们面前的却都是"非随意性体验"的形式，这就需要我们进行比较，以便鉴别。

比较一般要有参照标准。一般的参照标准是我们教科书中关于某一症状的概念、定义或描述；另一种情形是脑海中理论概念，这就是上面提到的"识别"。

区别两个现象时，其中之一就是另一个现象的参照标准。这种情形一般是针对同时出现的两个相关现象。参照标准是相互的，目的是比较两种同时存在的症状有何不同。

比较是一种方法，它还有最基本的要求：那就是要具备尽可能的属性，因为一个现象的有关属性是比较的基本内容，如持续时间、效应、强度以及表现形式等等。有了这些属性的差异才能形成一个完整的比较。

### （三）综合法

我们识别精神症状的目的是为了诊断和治疗，而其中诊断是治疗的前提。诊断是一个相对复杂的过程，但综合并不是诊断。

综合是对描述的全部现象进行分析融合的过程。例如某人感到有人整天在身边嘀咕议论，认为有人在喝的水里放了药，并为此而无法入睡。我们就将这些现象"撮合"在一起，汇总成一组精神症状。不过这是一个横断面的，我们还需要进行纵向的、发展的综合。除了本次情况之外，还需要综合上次或更早的有关情况。

传统的方法依然有用。例如讨论的方法给我们提供了严谨的思维模式，依然是我们主要的方法之一，因为它是联系的、发展的、动态的。

情感性精神障碍患者的纵向发展史是值得重视的。因此，在诊断中都强调了"过去"的发作情况。同样，对于精神分裂症、神经症、人格障碍等同样要关注过去的精神活动表现。这些表现是患者自身的重要参照标准，通过这些参照标准，我们可以全面、综合地分析患者精神症状的性质，是诊断的重要因素，不能忽视。

很显然，综合的过程存在着理解的差异。

### （四）理解法

公说公有理，婆说婆有理。"横看成岭侧成峰，远近高低各不同"，这就是指理解角度问题。

从不同的方面理解问题自然存在着差异，说明理解存在着相对性。

理解的相对性包含着理解的多样性、极限性，以及开放性。其中多样性来源于一个人理解的方式或者角度。这就难免在临床过程中对症状或诊断的认定存在着差异，有时是很大的差异。但有时这种差异是人为造成的，例如，在对精神分裂症的一些描述中，我们就经常使用一些相当模糊的概念，如"分裂不分裂""协调不协调""现实不现实"等，这些现象存在的差异很大，因为它们缺乏可操作的具体概念，本身就是十分模糊的描述，显然差异就难以避免，理解的多样性就自然存在，因此，这是应该避免的。理解的极限性可能有助于对精神症状的理解，特别是一些原发性症状（例如原发性妄想），无法用一种合理的解释来认识，这种超越理解极限的表现，实际上就是一种精神疾病的症状，并与其精神病理过程有关。

### （五）量化法

量化是从西方引进中国的。大约在20世纪的80年代，量表逐渐从国外介绍到中国来，这种方法无论对于中国还是其他国家，都是适用的。量化就是用数量的方法反映症状的一种方法。在标准化诊断或评价症状或治疗效果时，我们不仅要确定某症状是否存在，还要评定存在症状的严重程度、持续时间或出现的频度，这就要求对精神症状进行量化处理。我们在临床上经常使用的量表，如简明精神病评定量表（BPRS）、杨氏躁狂评定量表（YMRS）就是这种情况。

量化的方法是事先对评定或问卷的内容规定项目，并进行规范的评定，使用规定的评定分数的方法，对所评定的症状进行打分，有的是计算总分，有的是计算因子分。总之，用数量的方法完成症状评定。

量化有量表法和问卷法。量表法是最常用的，量表法有很多类型，我们经常在临床上使用的简明精神病评定量表就是其中的一种。

### （六）图表法

指用图的形式来表达精神症状或精神症状的起伏变化过程。特别适用于情感性精神障碍，用以捕记患者的情感高涨与低落的起伏变化以及与正常之间的交替。图表的好处是能清楚地显示症状的变化规律和交替的频率，而有利于对症状的描述。

## 二、精神症状属性原则

精神症状的产生涉及众多因素，包括生物的、心理的和社会的因素，其表现的内容受到文化的修饰。但是，精神症状的产生却遵守着几条基本原则，这就是属性原则。

### （一）等级原则

我们在讨论"功能性"精神病时，不论是症状评述还是做出诊断，都强调意识的清晰性。

M.Bleuler也强调有意识障碍、智能障碍及记忆障碍者不能诊断为精神分裂症。因此，对于"功能性"精神病的诊断，意识清晰是最为首要的条件之一；相反，不少脑器质性精神病及躯体疾病所致精神障碍，常伴不同程度的意识障碍，这些患者所表现的幻觉、妄想及其他症状就失去了特定的意义，其价值远远逊色于在意识清晰下的同类症状，更为准确地说，他们是在意识障碍的背景下产生的。

在医学范畴内意识清晰被描述为一种人类精神活动得以顺利、准确、有序进行的一种保证，它犹如一场大戏舞台的灯光效应。在生理学上则表现为脑电活动的警觉性，乃是在脑内上升性网状结构激活作用下产生的一种持续性状态，因此可保证精神活动得以顺利完成。这表明意识状态应处于首要位置，称为首要（一级）等级。意识及意识障碍对精神活动及精神症状具有统管作用。

如果在意识清晰状态下，某个体存在智能障碍，并且出现妄想、幻觉、冲动伤人等情况时，在以前，则诊断为"嫁接性精神病"，意思是说这种"精神病"是在智能障碍，特别是在精神发育迟滞基础上产生的。这些背景下所出现的精神病性症状（如幻觉、妄想或行为紊乱）之价值，显然不同于智能无损害的状况。冲动伤人源自理解、判断及控制能力的削弱，即使在幻听和（或）妄想支配下出现行为异常，其最原始病因也只能归于智能障碍。在这种情况下，如有妄想，可能是一过性、并不坚信；严格地讲，可能还构不成妄想。情感的易激惹则是由于智能低下所致的理解与判断缺损、好坏不分、是非不辨所引起的。即使这种患者出现幻觉，甚至是评论性幻听，我们也不能诊断为精神分裂症，而应诊断为精神发育迟滞伴精神病性发作。

这就是说，智能也往往是精神活动的一种保证，但它不是保证提供一种清晰的舞台或背景，而是保证提供精神活动的准确性、合理性以及逻辑性等。所以，我们不妨称智能障碍为二级等级。另外，我们从精神症状的重要性方面之需进行分级：哪些属于精神病性症状，哪些则属于非精神病性症状。

所谓非精神病性症状，是指可见于正常人，或轻性（非精神病性）精神障碍者（包括神经症、人格障碍、性变态等），不能作为诊断精神病的依据，包括焦虑、恐惧、紧张、抑郁、情绪兴奋、睡眠障碍、心因性幻觉等。而精神病性症状则主要或只见于精神病性障碍者。严格对这两者进行鉴别，对司法精神鉴定是极端重要的。

### （二）两极原则

任何事物都存在着普遍联系和无限发展的属性，精神症状作为客观事实之一，往往也是精神活动异常状态下对立统一的表现形式。

情感的高涨使人心潮澎湃，喜形于色，口出狂言，雄心勃勃，但这种人往往会"乐极生悲"，结果可变为情绪一落千丈、心灰意懒、悲观失望，甚至感到生不如死。对此，我们暂且不去深究这种转化机制或原因，但从现象学提供的情景告诉我们，情感高涨和情绪低落往往是某种情绪障碍的两极，从其隶属的疾病来看，分别属于躁狂症和抑郁症。事实上，躁狂和抑郁也是情感性精神障碍的两个不同时相。

自卑和自大常反映在同一个人的心理活动方面，当发展到精神病态时，这种相互对立的精神症状出现在同一个患者也是常见的现象。

在感觉方面，感觉敏感、感觉迟钝以及感觉消失构成一个连续过程，特别是感觉过敏和感觉消失可同时见于一个患者，特别是癔症患者。

给我们启示更多的是：目前提出的阴性症状及对应的阳性症状概念。在英语表达上，negative 与 positive 有对立之释。在精神科，阴性症状是指正常行为活动缺乏，包括情感淡漠、思维贫乏、意志缺乏和注意缺损，其生物学基础是多巴胺功能减退导致大脑皮质功能受损。而阳性症状则是指正常行为活动的异常化，包括幻觉、妄想、思维形式障碍以及行为紊乱，其生物学基础是中枢多巴胺功能亢盛，引起皮质功能受损、导致皮质下功能的释放。这种两极原则至少给我们如下启示。

1. 症状学的两极表现，反映事物变化发展的不同阶段，它提示了疾病的发展方向，如躁狂抑郁症，两种时相的相互转化就是疾病的自身发展。所以，通过现象学的变化，特别是早期表现，及时地中断转化，是保证治疗成功的关键之一。

2. 不同的对立表现可能代表着同一疾病的不同亚型，而非不同疾病。阳性症状为主要表现时称为精神分裂症阳性型或Ⅰ型，而阴性症状为主要表现时称为精神分裂症阴性型或Ⅱ型。躁狂、抑郁也分别代表着情感性精神障碍的不同时相，这提示症状向其对立面转化，不仅不该怀疑诊断，而更重要的应考虑是什么原因促使这同一疾病有不同类型或时相的转化。

3. 内因是变化的根据，外因是变化的条件。症状向对立面转化过程中是有因可查的，查及原因是治疗手段之一。比如，抑郁相的抗抑郁治疗可以转躁，阴性症状的精神分裂症应用左旋多巴胺冲击试验可使一部分患者出现明显的阳性症状。

4. 转化过程的混合或中间状态是一种复杂的表现形式，如混合型精神分裂症在临床表现上是阴、阳性症状的混合状态。另外，躁狂和抑郁的混合状态也是临床多见的，说明两种对立状态可同时存在。

5. 快速的循环性转化和交替是另一种表现形式。例如，快速循环型情感性疾病，可能存在特殊的病因机制，据现代研究，发现甲状腺功能 $T_3$、$T_4$ 低下与这种快速循环有密切的联系。

### （三）结构原则

所谓症状的结构原则是指某一患者在精神异常状况下总是以相对同有的一群症状按一定结构而组成。例如，在精神分裂症患者，不仅存在思维联想障碍，而且伴有情感、意志等障碍及幻觉、妄想等；情感性精神障碍则以情感异常为中心及其"卫星"症状：抑郁症时以情绪低落为中心，伴有失眠、兴趣下降、食欲及性欲降低、疲乏等。神经症则很少出现幻觉、妄想，具有自知力，社会功能良好。说明这种有规律的症状结构是疾病自身的表现特征，是我们疾病分类学的重要指南，同时也是疾病诊断的重要基础。

一个合理的精神疾病分类来源于大量临床、科研和实践的总结与归纳。从历史的观点来看，从 Kraepelin，Bleuler 到现在的 CCMD-3，ICD-10，DSM-Ⅳ等都是以现象学为基准的，而且更为重要的是以症状的结构原则为基准的，为此，单一的症状可能永远逊色于一组症状结构。Schneider 关于精神分裂症的"首级症状"观点已引起若干学者的异议。

数理医学是近代医学发展的重要方面之一，学者认为精神疾病的诊断也应向这一方面发展。从贝叶式公式来分析，一个症状对所属疾病的诊断价值可能不大，如妄想对精神分裂症的诊断仅有参考价值，单一幻觉或思维联想障碍也同样仅有参考价值，如果以症状结构为主时则完全改变了诊断价值，设妄想的诊断效度为 0.5，幻觉为 0.5，联想障碍为 0.4，则其共同诊断的效度 $R=1-[（1-R_n）]=1-[（1-0.5）（1-0.5）（1-0.4）]=0.85$，说明症状的结构原则在诊断疾病方面引入数理方法是有前途的。

### （四）类聚原则

在某些精神异常的情况下，有些症状则有机地结合在一起，而另一些症状则不然。这就是症状的类聚原则。它服从于疾病的自然规律，这些使我们对疾病的亚型划分成为可能，或者将其分为不同类型。例如，精神分裂症的偏执型是以妄想症状为中心，可伴有幻觉、思维联想障碍、病理性意志增强等症状，青春型患者则以愚笨的装饰、行为紊乱、联想散漫等为主要症状；而单纯型则以退缩、淡漠、思维贫乏、意志缺乏为主要临床相。

症状的类聚原则反映了症状之间潜在的相互关系。有学者曾对 30 例精神分裂症的 BPRS 18 项症状进行类聚分析，结果发现可分为 4 类，其一是情感交流障碍、运动迟滞和情感平淡，属于阴性症状因子。其二是思维形式障碍、妄想、对健康的过分关心，属于思维障碍因子。其三是兴奋、焦虑等，属于情绪行为因子。其四为罪恶感、夸大、不合作、定向障碍，属于非特异因子。从每一个因子中来看，因子内症状的相关性都是较高的。

### （五）"有"和"无"原则

在精神疾病的诊断中，虽然目前以症状学发现为依据。但是，一旦"有"确切的生物学病因，症状学便"失去"（无）了原应有的价值，在此，我们称之为："有"和"无"原则。

脑外伤患者可以有精神症状，诸如行为紊乱、赘述、妄想，甚至幻听、人格改变，但无论其表现形式如何，症状学上有何特征和结构，这时候都可诊断脑外伤所致精神障碍；即使表现有记忆差、失眠、易激惹、易疲乏等神经症症状，也可下此同样诊断。有可靠证据的反复发作的癫痫患者，如果出现精神障碍，其症状学表现可完全相似精神分裂症时，则很少考虑癫痫与精神分裂症两者同时并存，多数学者倾向于诊断为"癫痫伴发精神障碍"，或者"癫痫性分裂样精神病"。这种例子在临床很多，说明存在明确的器质性病因时，根据上述症状学标准来诊断，往往缺乏实际意义，甚至会导致误诊。这种"所致或伴发的精神障碍"的应用范围甚广，可以从轻微的神经症样到严重精神病性表现或者严重的痴呆，这似乎提示精神症状学的实际诊断价值是针对"功能性"精神疾病的。

事实上，这种"有"和"无"原则很大程度上是人为的，它本身便存在着认识上的误区，至少有以下几种可能：①无限地夸大现存的病因学价值。②未分清生物学上的联系与心理学上的联系。③视相关关系为因果关系。④传统的一元论的定式。显然，这都需要在临床上加以注意的。

## 三、精神症状的评估方法

### （一）确认

包括两个方面，第一方面是要确认症状的实际存在，临床工作中有时由于医生对患者提问的意义不明确，引起患者误解而做出的随意回答，如问："你耳朵听到有人讲话的声音吗？"答："有的。"有的医生就会不加追究而草率地做出存在幻听的判断；又如问："你走在马路上有人注意你吗？"答称："有的。"有的医生就判断存在被注意感或关系妄想。其实这样的确认是存在问题的，必须做进一步提问才能阐明此现象的性质，精神分裂症患者会说："肯定很多人在有意识注意我。"如果他回答："是我自己怕别人注意我。"那么这患者可能是社交恐惧症。有时则由于患者所作出的似是而非、模棱两可的表示，例如对幻听提问的随便点头或"嗯、呀"的回答，而做出存在幻听的结论，这种情况也是常见的。第二方面要确认症状的实际内容，如听到患者讲"耳闻到声音"时，要追问是原索性的（虫叫声、机器声等）还是言语性的，后者则更要进一步了解是什么人在讲（男或女，熟悉或陌生）？讲些什么内容？有无争论性或评论性的？及对待所闻耳语所抱态度等。

### （二）心理社会及环境背景

发现确实的精神症状之后，一定要与患者的心理社会及环境背景结合起来，才具有诊断学意义。比如有一个患者，诉说脑子里经常听到有人在说他是"乡下人"，经深入了解，他在异地打工，感到有人看不起他，有人骂他"乡下人"（实际存在），这种现象表面看来似乎是"假性幻听"，其实可能属于在自卑心理基础上的表象，因为他称在忙碌于其他事务时不出现，回顾此例此前的诊疗历程，已被诊断精神分裂症多年，经过抗精神病药治疗未能奏效。

缩阳症的行为表现非常奇特，如果离开其文化背景，很可能判断为精神病患者的怪异行为。在对超价观念与妄想进行鉴别时，如果仅从症状学特点去判断，有时难免做出错误的结论。

又如自言自语、独白发笑及冲动行为等，仅从现象观察，会通过有色眼镜看成是疾病的表现，如从其人具体的心理、环境基础及个人习惯等观察，有时并不一定属于病态。

### （三）现实检验能力

在判断异常精神现象的病理意义时，现实检验能力也是需重视的一个方面，即个体能理解异常现象产生的原缘，及客观真实性。例如宗教信仰的虔诚者有时会看到神的出现，听到神的讲话声，但他们知道这只是观察到的一种现象，是由于信仰引起；在使用精神活性物质的个体有时也会出现幻觉（如乙醇、苯丙胺、大麻、可卡因等），DSM-Ⅳ特对诊断加注标明："（指不诊断为精神障碍）具有完好的现实检验能力时出现幻觉，或不存在谵妄时发生错觉。完好的现实检验能力的含义：患者知道幻觉是由物质引起而不代表外在的现实。如果不存在完好的现实检验能力时出现幻觉，应考虑诊断为物质引起的精神病性障碍，具有幻觉。"

### （四）综合观察

各种精神疾病都有其特有的精神症状组合，精神医学正是据此做出各种精神疾病的诊断，因此在理解精神症状意义时，一定要与相关精神症状进行联系，综合地进行判断。精神分裂症的各个症状间缺乏联系，不协调性是其最本质的特点；其他大多数精神疾病则多有中心症状，其他症状环绕着中心症状展开。

## 第二节　　感知障碍

### 一、感觉障碍

人们借助于视、听、嗅、味、触等感官及内感受器可感知外界事物和躯体内部感官的活动状况。感觉是对外界事物的个别属性的反映，是人类最初级的心理过程，而其他一切较高级复杂的心理活动，归根结底都是通过感觉所获得的材料的基础上所产生和发展的。所以，人们对客观世界的认识活动，首先就是从感觉开始的。感觉障碍在精神病临床上并不多见，现择其主要的几种列举如下。

#### （一）感觉过敏

这是对外界一般强度的刺激，如对声、光的刺激以及躯体上的某些轻微的不适感的感受性增高。例如，感到阳光特别耀眼，风吹的声音感到震耳，开关门的响声就好像射击声似的那样强烈，普通的气味常感到浓郁而刺鼻，皮肤的触觉和痛觉也都非常过敏，甚至感到衣服或被单接触到身体时也难以忍受。这类症状多见于神经衰弱、癔症、感染后的虚弱状态。

#### （二）感觉减退

与上一症状相反，对外界刺激的感受性减低，如强烈的疼痛，或者难以忍受的气味，都只有轻微的感觉。严重时，对外界刺激不产生任何感觉（感觉消失）。

感觉减退较多见于入睡前状态、抑郁状态、木僵状态，或在某些意识障碍时，以及癔症和催眠状态。

感觉消失较多见于癔症。

感觉减退及消失常见于神经系统器质性疾病。但是，在精神疾病患者中，其区别在于，这类症状可不存在神经系统器质性损害的特征。如癔症患者所表现的感觉减退或消失，不符合神经系统的生理解剖分布。又如，患者的手或脚呈现手套或袜套式的感觉缺失，或出现以躯体中线为分界的某一侧皮肤感觉的减退或消失，同神经组织的分布范围也不同；同时这类感觉障碍的部位以及范围大小或界限，常常可以通过暗示作用而改变。

### （三）感觉倒错

对外界刺激可产生与正常人不同性质的或相反的异常感觉，例如。对凉的刺激反而产生了热感。用棉球轻触皮肤时，患者产生麻木感或疼痛感。多见于癔症。

### （四）内感性不适（体感异常）

躯体内部产生各种不舒适的或难以忍受的感觉，都是异样的感觉，且往往难以表达。例如，感到某种牵拉、挤压、撕扯、转动、游走、溢出、流动、虫爬等特殊感觉。内感性不适的特点是不能明确指出体内不适的部位。因而，与内脏性幻觉不同。这些不适感常引起患者不安，可构成疑病观念或妄想的基础。较多见于精神分裂症、抑郁状态及颅脑创伤所致精神障碍。

## 二、知觉障碍

人们在正常情况下，看到的并不单纯是不同的形式、不同的颜色，而是一本书，一张画；听到的不仅是高低不一或音色不同的声响，而是人的歌唱或机器的轰鸣声。这些都是通过知觉的作用而获得的认识。感觉和知觉都是当前客观事物在人脑中的反映，但它们之间毕竟是有所不同的。其主要区别在于：感觉只是对事物的个别属性的反映，而知觉则是对某一具体事物的各种属性以及它们相互关系的整体的反映。感觉的材料越丰富，知觉也就越完整、越正确。一般说，孤立的感觉是很少的，人们实际上都是以知觉的形式把客观事物反映到意识中来，知觉反映事物的外部表现及其相互之间的表面联系。所以，它们只能说是认识的初级（或第一）阶段。

知觉的障碍是精神科临床上最常见的，而且是许多精神疾病的主要症状。常见的知觉障碍有错觉、幻觉和感知综合障碍。

### （一）错觉

错觉是歪曲的知觉，也就是把实际存在的事物歪曲地感知为实际完全不相符合的事物。例如，把挂在门后面衣架上的大衣看成为躲在门后的人，一个装置在天花板上的圆形灯罩被看作为悬挂着的人头等。

正常人也可以存在错觉，如在照明不良，或视、听觉减弱状态下，疲乏、精神紧张、恐惧等时都可以产生错觉，如杯弓蛇影、风声鹤唳、草木皆兵等。正常人的错觉是偶然出现的，一般通过验证，能很快地被纠正和消除。

精神病患者的错觉按各种不同的感官，可分为错听、错视、错嗅、错味、错触及内感受性的错觉，临床上以错听和错视多见。此外，还有一种幻想性错觉。患者把实际存在的事物，通过他主观想象的作用，错误地感知为与原事物完全不同的一种形象。如把墙壁上的裂纹，感知为某种美丽的图案。幻想性错觉与一般错觉的主要区别有以下三方面。

（1）在出现错觉的当时就已经意识到原事物是什么，如彩云等。

（2）幻想性错觉的内容，和当时的幻想有密切关系。

（3）可见于健康人，尤其富于幻想的人更易产生，也可见于轻度意识障碍、癔症及精神分裂症。

### （二）幻觉

幻觉作为一种精神病性症状，在精神分裂症中十分常见。幻觉是一种主观体验，是一种异常现象。

当我们与一个有言语性幻听的患者接触时，不少人这样来问患者，你一个人单独在某地方或周围没有人时，能不能听到声音，这个患者可以毫不迟疑地回答，可以通过这一现象我们可以发现，患者在感受这种体验时，是没有客观刺激的，这是真性幻觉区别于知觉的唯一的理论上和实践上的标准，从患者的主观体验来说，无法区别真性幻觉与确实的知觉。可以说，真性幻觉是一种病理的表象。这种病理的表象与知觉有相同的体验,以致患者把真性幻觉当成实际知觉来对待。

1. 幻觉的分类

按感觉器官分类。

(1)听幻觉:也称为幻听,有原素性幻听与言语性幻听之分。原素性幻听的内容只限于某种声响,如火车鸣声、汽笛声、打雷声、虫鸣声等。言语性幻听是精神病性症状之一,具有诊断精神病的重要价值,因此要善于发现和判别。幻听的内容多种多样,可以是陌生人的声音,也可以是熟悉人的声音。

为了对付幻听,有的患者用棉花团塞住两耳,以阻止声音的骚扰;有的则自言自语,对空谩骂,这样的行为表现对识别幻听存在有重要意义。

命令性幻听、争论性幻听和评论性幻听常见于精神分裂症。命令性幻听时,患者会无条件听从幻听指挥,拒绝服药、拒绝吃饭、殴打他人、自伤自杀等,具有很大危险性。争论性幻听时,患者听到2个或多个不同的说话声在进行争论,争论的内容可以患者为中心,有的声音揭露患者的错误,另一种声音却为他进行辩护。评论性声音则是患者听到的说话声在评论他的为人或行为(不是在争论),幻听的内容可以是谩骂、诽谤、批评、讽刺等,且对患者的行为一一加以评论。争论性幻听和评论性声音均为Schneider一级症状,两者含义不同,需注意辨别。

(2)视幻觉:与幻听相比,无论频率、特异性都逊色很多。幻视内容各异,形象可清晰、鲜明和具体,但有时比较模糊。幻视常与其他感官的幻觉一起出现,但幻视出现的时间较短,对患者的行为影响也较幻听为小。对于精神分裂症来说,大量的幻视并不多见,如果存在,需排除是否有酒中毒等其他精神活性物质,以及器质性脑病与其他躯体疾病等。

另外,还有下列两种特殊幻视:①自体幻视:又称自窥症,患者可看到自己的形象,并感到异常恐惧,民间俗称"灵魂出窍"。②域外幻视:患者有一种超出其感觉限度的幻觉,如看到脑后有人或鬼怪、猛兽。上述多见于器质性脑病、癫痫和精神分裂症。

(3)嗅幻觉:精神分裂症患者常常嗅到尸臭、腐烂食品、烧焦物品、粪便等奇特的怪味或其他化学药品的气味,故也经常可以见到患者用棉花团塞住鼻孔,以拒绝臭味。有时患者在饭菜里嗅出特殊的气味,患者可以认为饭菜里有毒而拒绝吃饭或喝水,并且形成被毒妄想。如患者坚信他所闻到的气味是坏人故意施放的,从而加强了迫害妄想对患者的影响。

此处应注意一种阵发性腐尸臭或恶劣气味的嗅幻觉,往往见于颞叶癫痫的"钩回发作"。

(4)味幻觉:精神分裂症患者尝到食物中有某种特殊的或奇怪的味道,因而拒绝进食,常和嗅幻觉和其他的幻觉及妄想合并出现。

(5)触幻觉:临床上常见的有皮肤或皮下蚁爬感,主要见于可卡因成瘾,酒精中毒等患者;个别精神分裂症患者可产生皮肤通电感。法国学者报道:流行性感冒患者可产生皮肤上液体流动感称为潮湿性幻觉,是其特征。此外,性幻觉是一种特殊触幻觉,主要见于精神分裂症。

(6)内脏性幻觉:可产生于某一固定的器官或躯体内部。患者能清楚地描述自己的某一内脏在扭转、断裂、穿孔,或有昆虫在胃内游走,可与疑病妄想、虚无妄想在一起出现。主要见精神分裂症。

(7)运动性幻觉:常见的运动性幻觉有两种。第一种涉及本体感受器如肌肉、肌腱、关节等运动和位置的幻觉。如一位患者虽确知自己睡在床上,但有一种像坐在轿子里被抬着的颠簸感觉。第二种是言语运动性幻觉,有的患者虽然沉默不语,但患者本人确感到自己的唇、舌在运动,在讲话,皆主要见于精神分裂症。

按临床意义分类,可分为非精神病性幻觉与精神病性幻觉两种。

非精神病性幻觉:包括以下四种情况。①入睡前或全醒前幻觉。②幻想性幻觉,即在沉迷于幻想或白日梦时产生的幻觉,此时能意识到此体验并非真实,乃由于自己主观的想象而产生。③心因性幻觉,是由于强烈的期待、情感等因素而产生的幻觉,如《简·爱》主人公在离开爱人之后,听到呼唤"简·爱,你回来吧"的呼声。又如虔诚天主教徒在作弥撒时,看到玛丽亚显灵(幻视),听到天主的"神谕"(幻听)。④被催眠或暗示后所产生的幻觉,都可见于正常人。

精神病性幻觉:是精神病性症状的内容之一,常同时伴有其他精神症状,见于某些精神病,如器质性精神病、精神分裂症等。

严格鉴别以上两者,对于临床诊断有重要意义。按性质分类,可分为真性和假性幻觉。

按产生的相关刺激分类,可分为功能性幻觉和反射性幻觉。功能性幻觉指在出现正常知觉的同时出现同一感官的幻觉,例如当患者听到自来水流出声、汽车鸣声、走路声时,同时出现一种客观上不存在的说话声。这里有两种声音,一种是流水声(正常知觉),另一种是说话声(幻听)。功能性幻觉还有一个特点,即当客观的流水声等停止时,幻觉也不出现。如果两种声音合二为一,即听到的流水声等变成了讲话声,这就成为错觉。需注意与功能性幻觉区别。

反射性幻觉,则是存在某感官刺激时,出现另一感官的幻觉,如听到关门声,就看到有人站在面前的幻视。

2. 幻觉的特征

(1)言语性幻听:出现频率高,特异性也比较高。

在精神分裂症中,各种幻觉均可见到,但尤以言语性幻听为主。曾有人在研究精神分裂症与躁狂症的诊断和鉴别诊断时,罗列了众多个有意义的精神症状,并采用多元逐步回归分析方法来求证。在80多个症状中,有几项是幻觉,即言语性幻听、评论性幻听、命令性幻听、争论性幻听、功能性幻听、思维鸣响、幻视、幻触、幻嗅、性幻觉、内脏幻觉。经过多元逐步回归,筛选出30个症状,在这些症状中,只剩下一项幻觉,即言语性幻听,这与临床经验是一致的。

但是对于不同的疾病,幻觉的特征也有些差异。酒中毒患者的幻视具有一定特征性。

(2)思维鸣响或思维化声:最具有特异性。

患者思考时体验到自己的思想同时变成了言语声,这种言语声清晰可辨。患者体验此种声音来自心灵之中或脑内,称之为思维回响或鸣响。患者的典型体验是自己的思想变成了声音,故又称为思维化声。这种症状是精神分裂症的特征性症状之一。

不论是思维化声、思维鸣响或回响,均不同于读心症。前者是自己的声音,而读心症是感到内心所想之事,或思想由他人的声音表达出来,感到自己的思想如书本一样,被他人"读"出来。患者对此过程无法解释,说不出根据,它们的区别在于这个声音的所属问题。思维化声或思维鸣响或读心症,均可导致继发性被揭露感,而且也可导致或加重关系妄想、被害妄想、物理影响妄想。

(3)假性幻觉的特殊意义:假性幻觉有以下特征。

①患者所感受的幻觉形象,一般说来轮廓不够清晰、不够鲜明和生动,它并不具有真性幻觉的那种客观现实性,幻觉形象又往往是不完整的。②这些幻觉之形象并不位于客观空间,而一般只存在患者的心灵内,躯体内或脑内。③这种幻觉并非通过患者的感官而获得的,而是主观"体验"到的。它与异己体验、解释性妄想一起,组成了康金斯基综合征。

(4)性幻觉:性幻觉可以看成一类特殊的触幻觉。

有些男性精神分裂症患者诉说有被迫勃起和性交感,并感到精液被人从阴茎中吸走。女性精神分裂症患者诉说被奸污或性交感或与之有关的胎动感,有时她们感到阴道内一直存在一男性生殖器的幻觉。一般说来,性交幻觉提示精神分裂症,特别是以一种不寻常的方式,如与一群人发生性交。

有这一类症状的精神分裂症往往疗效欠佳,而且病程复杂,预后不良。与没有该类症状的精神分裂症相比,其衰退的速度也明显加快,社会功能受损也较明显。

3. 幻觉与其他相关精神症状的关系

(1)言语性幻听与牵连观念及关系妄想:幻听指听到声音,是一种感知体验;而牵连观念及关系妄想属于思维过程,是一种推理、猜测过程。例如患者说走在路上听到有人议论他时,有下列几种可能:如果他描述别人说的话是"指桑骂槐"或"含沙射影",一般属于牵连观念或关系妄想;如果说别人的说话是"指名道姓"地评价他,可能是幻听。另外,其所称的有人议论,有时也不排除有错听可能。这些情况在实际鉴别中有时较为困难,需仔细地听其描述,并进行细致辨别。

(2)思维云集、思维鸣响、假性幻听和读心症:假性幻听是内部的异己声音,是从患者躯体内(或脑内)听到的,但内容不是自己"所想之事"或"我自己的思想"。思维鸣响的特征是:①是内部的自己的声音。②是"听"出来的。③内容是自己的思想。故与假性幻听有别，也不同于读心症。

在不自主涌现的表现形式中，思维云集（强制性思维）与真性言语性幻听为两极表现形式，介于它们之间的，称为类幻觉，或不完全性幻觉，依序排列是：思维云集→思维鸣响→读心症→假性幻听→真性幻听。此过程存在下列4个方面属性：①从思维云集到真性幻觉过程，从无声到有声。②从声音是自己的，转变为他人的。③声音从内部转到"外部"。④声音内容由自己的变成为他人的。

### （三）感知综合障碍

它是另一类较常见的感知觉障碍。患者在感知某一现实事物时，作为一个客观存在的整体来说，是正确的，但是对这一事物（包括患者躯体本身）的某些个别属性，例如形象、大小、颜色、位置、距离等，在综合为知觉过程中却产生与该事物的实际情况不相符合的感知。感知综合障碍临床上常见的类型有以下几种。

1. 视觉感知综合障碍

又称视物变形症，此时患者感到某个外界事物的形象、大小、颜色及体积等出现改变。例如，一位患者看到他父亲的脸变得很长，眼睛很小，像2粒瓜子那样，鼻子很大，脸色是灰白色的，像死人的颜色那样难看，整个形象变得非常可怕。患者看到外界事物外形增大（视物显大症）或变小了（视物显小症）。患者可看到家里养的小猫像动物园里的老虎一样大，而他的父亲在他看来却比他七八岁的弟弟身材还要矮小。

2. 空间感知综合障碍

患者感到周围事物的距离发生改变，如事物变得接近了或离远了。有的患者不能准确地确定周围事物与自己之间的距离，感到有的东西似乎不在它原来的那个位置上。在候车时汽车已驶进站台，但患者仍觉距离自己很远，而把汽车错过。患者想把杯子放置在桌子上，但由于桌子实际距离尚远，因而杯子掉落在地上。

3. 周围环境感知综合障碍

患者感到周围的一切似乎都是不活动的，甚至是僵死的，或者相反，感到周围一切都在急速得猛烈地感。患者诉说："我感到周围的东西似乎都变了，好像隔了一层东西似的！"，"好像都是假的"。可见于精神分裂症、中毒性或颅脑创伤所致精神障碍等。

4. 对自身躯体的感知综合障碍

对自身躯体的感知综合障碍又称体像障碍，是指患者感到自己整个躯体或它的个别部分，如四肢的长短、轻重、粗细、形态、颜色等发生了变化。患者感到身体变得很轻，一阵风似乎就能吹到天上去；感到自己身体变得特别高大，好像巨人一样。手臂变得很长，一伸手似乎就到达隔壁院里。有些初期精神分裂症患者不断地照镜子（所谓"窥镜症状"），看到自己的脸形变得非常难看，两只眼不一样大，鼻子和嘴都斜到一边，耳朵大得像猪耳。虽然患者还知道自己的面孔，但模样却产生了改变。如提醒患者用眼睛衡量时，体像障碍可以暂时消失，但不用目测时，体像障碍则重复产生。这些症状可见于精神分裂症、脑肿瘤、癫痫性精神障碍、脑炎等。

## 第三节　意识障碍

从精神医学方面说，"意识"一词是指对周围环境与自我的正确与清晰的认识，并作出适当的反应。因此意识障碍可分为两类：（1）周围意识障碍。（2）自我意识障碍。

一般临床讲的意识障碍，往往是狭义的，主要指周同意识障碍而言。而对自我意识障碍较少提及，后者主要是从精神病理学角度来探讨患者症状的性质、含义及心理变化特征。Jaspers对自我意识障碍进行了深入研究，并作出较大贡献。

## 一、周围意识障碍

其主要特征是定向障碍，表现为对时间、地点、人物的定向与认识能力的减退或消失。另外还可伴有其他心理功能受损，包括：（1）记忆力受损，意识障碍越严重，其记忆功能受损或遗忘则越严重。（2）对外界感知能力受损，往往可导致错觉。（3）主动注意力受损，严重时（如昏睡状态）可完全消失。（4）反应迟钝。（5）思维功能减弱。（6）自知力也受到影响，缺损或丧失。

周嗣意识障碍根据心理学改变特征可分为许多类型，较常用的分类法是分为：（1）意识水平下降，即个体对外界事物、现象的感知清晰程度降低，根据程度又分为嗜睡、昏睡和昏迷。嗜睡和昏睡的区别在于后者经客观刺仍不能恢复定向能力，而前者存在。（2）意识内容改变，即不能真实反映现实的事实情况，谵妄是典型表现。（3）意识范围改变，即丧失反映现实情况的广度，典型表现为朦胧。

### （一）周围意识障碍的临床意义可分为：

1. 病理性　如脑或躯体疾病，急性发病的某些非器质性精神障碍。
2. 非病理性　如过度疲劳、人工催眠、参禅打坐、气功、中邪、做梦等。

### （二）周围意识障碍的临床判断常见下述误区：

1. 过分依赖定向力　意识是一种心理状态，而不是心理过程，因此不能根据单一的心理过程障碍来判断意识障碍。定向力障碍是意识障碍的重要标志，但不要认为是唯一的标志，否则容易造成误判。例如处于急性精神病状态时，受到精神病性症状影响会误解定向；痴呆状态和严重记忆障碍时也丧失定向力，但不属于意识障碍。

还有当意识轻度受损时，常见如锂中毒早期，可表现意识恍惚、反应迟钝、注意力不集中等，但可能尚保持定向力，如不经仔细观察，容易发生漏诊。此时如让其进行定向力的进一步测试（如日期推算法），可以发现其受损的真实情况。

2. 片面根据"遗忘"来判断意识障碍的存在　意识障碍发作后可以存在遗忘，但患者诉说有遗忘不一定就是意识障碍存在的可靠依据，这其中可能有人为的因素，尤多见于颅脑外伤者，在司法精神鉴定中更需警惕，何况轻度意识障碍也可能并未对过程完全丧失记忆。

3. 误判为智能障碍　轻度意识障碍的临床表现有时类似于智能障碍，尤在老年人更需注意，两者性质不同，治疗方案也不同。表3-1可作为判别时参考。

表3-1　意识障碍和智能障碍的区别

| 意识障碍 | 智能障碍 |
| --- | --- |
| 高级及低级神经功能都受累 | 高级神经功能受累比低级严重 |
| 发病快，恢复可能也快 | 发病缓慢，恢复也较慢或不可逆 |
| 病情有波动性 | 较固定、少变 |
| 较多伴有感知异常 | 少出现 |
| 病程常可逆 | 常不可逆 |

## 二、自我意识障碍

Jaspers将自我意识障碍分成五类：自我能动性、自我统一性、自我同一性、自我界限性和自我存在性。现将障碍时的临床表现分述如下。

### （一）自我能动性（自主性）障碍

正常人能意识到自己的精神活动是受本人支配与控制，即明了自己在想什么、喜欢什么、想干什么。所有这一切的精神活动都是在自己的愿望、要求、控制与支配下进行的。并且意识到这一切活动都是我的而不是别人的。

自我能动性障碍时可出现强制性思维、被控制感、思维中断、思维被插入、思维被剥夺及被动体验等。

被动体验时感到自己的思维、情感和意志行为不受自己控制，只能描述有这样体验，但不能具体说明究竟受什么控制。与物理影响妄想之区别在于后者能具体指出是受到某外力控制（如电脑、雷达、超自然力量等）。

有些强迫症患者不能解释自己的行为，当未充分理解提问的意义时会答"不受控制"，易误解为被控制感，判断时需注意。

### （二）自我统一性障碍

正常人在同一时间内意识到自己是单一的个体，即意识到此时此刻自己是一个单一的又是独立的人。自我统一性障碍时发生"既此又彼"的体验，出现附体体验及双重人格等症状。

附体体验时觉得有神鬼、狐、蛇、人等寄居在体内，控制其思想及行为，寄居者（入侵者）是自我的一部分，多见于癔症。和附体妄想的区别，在于前者存在的时间较短暂，呈发作性；后者持久存在，并且坚信。和被动体验的区别，在于前者与自我的关系是和谐的，后者与自我的关系是失和谐的，违反患者的意志，认为在与他作对，对他造成危害和痛苦。

双重人格时体验到两个自我同时存在，并确信每一个自我都是自己的一种表现形式；或定义为："觉得同时存在两个自我，两种往往是对立的人格，争着实现各自的意志和行为。""两个自我存在于同一时间、同一空间，但有两种人格、两种感情和意志，既是自己，又是另一个别人。"见于癔症、人格障碍和精神分裂症。例如有的患者诉说："一个我管不了另一个自我；有一个我，又有一个我，我和我分开了。"

### （三）自我同一性障碍

正常人对自己的过去、现在和将来意识到是同一个人，不会变化成其他人物或东西。

自我同一性障碍时发生交替人格，即"以此代彼"。届时相信自己完全变成了另一个人，并且改名换姓，同时语调和行为也发生改变。曾有一位女性癔症患者，发作时突然以男性的步态行走，声音变粗，询之何人，答称是："包龙图（宋代清官包公）。"原来她对丈夫不满，贬丈夫为陈世美（故事中的负心汉）。

### （四）自我界限性障碍

正常人能意识到我与非我的界限，能分辨在体内与体外的界限。自我界限性障碍时产生被揭露感、思维被播散或被广播。

被揭露感又称被洞悉感，就是在没有向外界言明的情况下，感到自己的内心世界，包括现在和过去的想法、做的事情都被人知晓了，因此显得惊惶、害怕。与思维被广播的区别是：后者感到他的思想以某种别人可以直接感知的形式向四面八方扩散，即已经超越自我的界限；前者则仍限于自我范围内，只是感到他的想法被人知晓而已。

### （五）自我存在性障碍

正常人对自己的存在有一个现实的、切实无误的体验，而不是恍惚的、虚而不实的。自我存在性障碍时产生人格解体症状。人格解体是一种有自知力的和不愉快的体验，患者有异乎寻常的陌生感、脱离感或不真实感，分为下述几种类型。

1. 自我解体　感到自我变得不真实、空虚，有梦幻感或无我感，感到灵魂已离散，像"木偶""机器人"。
2. 躯体解体　感到身体的大小、轻重、硬软发生变化，"身体像铅管一样"，失去真实感，是"虚的"，"什么感觉也体会不到"，于是对躯体采用敲、打、抚摸、掐刺方法，以求"实感"。
3. 情感解体　感到丧失了情感体验能力，不知爱也不知恨，缺乏情欲。
4. 现实解体　感到周围世界一切发生了改变，变得不真实、陌生，如在画中一样，没有立体感和生气，又如梦境，蒙上了雾或纱，见状像行尸走肉。神经症者知道是自己体验发生了改变，而非现实本身的改变，为此感到苦恼、恐惧，害怕发疯。

人格解体需要与虚无妄想区别，后者否认自己躯体、头脑、周围人及世界的存在，坚信他自己没有头脑、没有智慧，或认为躯体或某部分并不存在，称他是个死人，世界已经终止，所有人都已死亡，路人如行尸走肉。两者的不同点：（1）不真实与不存在的不同：前者感到不真实；后者感到不存在。（2）感觉与坚信的不同：前者有异常的陌生感、脱离现实感；后者则坚信发生了改变。（3）对待态度不同：前者感到不悦、苦恼、恐惧，具自知力；后者则泰然处之，缺乏焦急情绪。例如有的虚无妄想的患者，坚信自己已没有五脏六腑，只存在一个躯壳（Cotard综合征），但仍无忧无虑地饱餐终日。

# 第四章 器质性精神障碍

## 第一节 总述

### 一、病因

相对而言，器质性精神障碍的病因比较明确，但实际上还不能完全阐明。经过较长期的临床实践，不少学者认为除了必须具备的器质性病因外，尚有某些素质因素、一定的促发因素以及众多病变演化特征，等等；并假设为各种因素相互影响而对此综合征的起病形式、临床征象及演变规律等施加各种程度不一的致病和形态塑造作用。应该强调的是，"急性障碍"与"慢性障碍"虽然有各自的病因学内容和特点，但两者在各种致病因素与发病机制等方面尚有不少共同相关和交错组合之现象。

#### （一）器质性病因

通常认为器质性病因是器质性精神障碍的先决条件，Lipowski强调必须至少具备一项器质性病因（即一种器质性疾病）。临床医生大多在询问病史及体格检查时已能基本上确定其病因，但有些病因却比较模糊而需要广泛地考虑到一些可能的原因。有时是由于某些罕见的病因所致，因此在病因充分澄清以前，思路应开阔一些。

病史常能提供器质性病因的重要线索，主要应询问亲属或知情者。体检时必须注意任何躯体疾病的表现，因均可能提示有代谢病、癌症或感染等可能。在神经系统检查过程中必须注意各种病理体征，不能忽视如视神经盘水肿，有否颅内压升高的表现，对周同动脉和眼底血管硬化的征象也应予以重视。近年来发展的其他重要检查如CT、MRI、SPECT和PET等，早已在临床诊断中显示很重要的价值。总之，在临床工作中必须尽一切可能采用各种手段以查明器质性病因，同时也需注意临床诊断不能过于依赖仪器设备，系统的病史询问、体格检查和清晰的临床诊断思路有的放矢进行相应检查常能事半功倍。现介绍近年来病因比较齐全的Lishman分类如下。

1. 急性器质性精神障碍的病因

（1）变性病：Alzheimer病（AD）并发感染、缺氧等。Lewy体痴呆时的急性发作。

（2）占位病变：脑肿瘤，硬膜下血肿，脑脓肿。

（3）外伤性：急性外伤后精神病。

（4）感染性：脑炎，脑膜炎，HIV感染，亚急性脑膜血管型梅毒，疹病，链球菌感染，败血症，肺炎，流行性感冒，伤寒，斑疹伤寒，脑型疟疾，锥虫病，风湿性舞蹈病。

（5）血管性：急性脑血栓形成或栓塞，MID急性发作，短暂脑缺血发作，蛛网膜下腔m血，高血压脑病，系统性红斑狼疮。

（6）癫痫性：复合性部分发作，持续小发作，发作后状态。

（7）代谢性：肾功能不全，肝病，水、电解质酸碱平衡紊乱，癌症间接影响，血紫质症。

（8）内分泌性：甲状腺功能亢进危象，黏液水肿，Addison病危象，垂体功能减退，甲状旁腺功能减退与亢进，糖尿病性昏迷前期，低血糖。

（9）中毒性：酒精Wernicke脑病，震颤性谵妄，药物——苯二氮䓬类和其他镇静药（包括戒断），水杨酸盐中毒，大麻，处方用药（抗帕金森药物、东莨菪碱、三环类与MAOI抗抑郁药，其他如铅、砷、有机汞化合物，二硫化碳等）。

（10）缺氧性：支气管肺炎，充血性心衰，心律失常，冠心病，消化道出血，一氧化碳中毒，麻醉后。

（11）维生素缺乏：维生素$B_1$（Wernicke脑病）、烟酸（糙皮病，急性烟酸缺乏性脑病）、维生素$B_{12}$及叶酸缺乏。

2. 慢性器质性精神障碍的病因

（1）变性：Alzheimer病，血管性痴呆（包括MID及Binswanger病），Lewy体痴呆，额颞叶痴呆，Pick、Huntington和Creutzfeldt-Jakob病，正常颅压脑积水，多发性硬化症，Parkinson、Schilder和Wilson病，进行性核上麻痹，进行性多发局灶性脑病，进行性肌阵挛性癫痫，异染性脑白质营养不良，神经棘红细胞增多症，Kufs病，线粒体肌病，等。

（2）占位病变：脑肿瘤，硬膜下血肿。

（3）外伤性：外伤后痴呆。

（4）感染性：HIV伴发的痴呆，麻痹性痴呆，慢性脑膜血管型梅毒，亚急性与慢性脑炎。

（5）血管性：脑血管病，"腔隙状态"。

（6）癫痫性："癫痫性痴呆"。

（7）代谢性：尿毒症，肝病，癌症间接影响。

（8）内分泌：黏液水肿，Addison病，垂体功能减退，甲状旁腺功能减退与亢进，低血糖。

（9）中毒性：Korsakoff综合征，"酒精性痴呆"，镇静药、锰、二硫化碳中毒。

（10）缺氧性：贫血、充血性心衰、慢性肺部疾病、麻醉、一氧化碳中毒、心搏停止后。

（11）维生素缺乏：维生素$B_1$、烟酸、维生素$B_{12}$、叶酸缺乏。

## （二）素质因素

综合各家观点，主要分为"内因性"素质及易感性素质。尽管目前对个体素质决定精神病性表现的观点仍颇多异议，但以下发现和假设依然值得重视和进一步探索研究。

1. "内因性"素质　"内因性"素质是指倾向于发生精神分裂症或躁郁症等"内因性精神病"的素质。

我国著名学者夏镇夷教授指出，在器质性精神障碍时人格素质倾向由于抑制解除而被强化，不论急性或慢性病例都可能呈现某些非器质性精神综合征的表现，如类偏狂、类分裂症、类情感性等症状。

已故著名学者Bleuler M曾在脑肿瘤患者的家系调查中发现，此类患者具有分裂症或躁郁症症状时，其亲属中患精神分裂样人格及躁郁症者比一般人群的患病率要高；而在呈现意识模糊或遗忘综合征的脑肿瘤患者中，其亲属的患病率与一般人群相同。因而，假设为：脑部器质性疾病及中毒、感染等躯体疾患都可以加强精神病遗传倾向的外显率。至今还有较多学者沿用此观点。

2. 易感素质　个体易感性可分为普遍性和选择性两种，主要见于谵妄等"急性障碍"。

普遍性易感素质即Kleist早年所假设的"症状性不稳定素质"，称少数患者即使轻度感染或服用少量某一药物或其他化学物质等均可出现同样的意识模糊。

选择性易感素质乃有些人在摄入一特定药物、缺氧或低血糖等选择性易感基础上易于发生"急性障碍"。而那种对一已知化学物质或其他致病因素的特异易感性，很可能反映遗传性或获得性体内神经生理学或神经化学状态的缺陷，例如急性血紫质症伴发谵妄可能由巴比妥类所促发，肝性脑病可能由氯化铵、鸦片制剂起着"扳机"作用而引起，等等。

还有不少与个体素质有关的情况。如通常发现"慢性障碍"中的器质性人格改变时，原有人格特征的强化比人格反向逆转更为多见。夏镇夷还指出年龄因素的影响，如在不同年龄阶段可导致不同精神综合征的倾向，在儿童与青少年时感染、中毒、脑外伤或脑肿瘤时，最易导致谵妄或错乱状态伴有嗜睡和易激惹；而在此年龄组如发生轻至中度不可逆性脑损害时，就易导致行为失常及局限性认知缺损。又指出在40~60岁年龄组中，倾向于产生慢性脑病变增多而引起人格改变，可伴有或不伴有全面性或选择性认知损害；40岁以上患者若呈现任何形式及新近起病的"人格改变"，应考虑原发或继发的大脑疾病。

在各种素质倾向中，比较肯定的是60岁以上的老人可能有某种程度的大脑皮质细胞丧失，但那种脑损害多半得到很好代偿。而在某些有害因素如酒精或药瘾、代谢障碍或心血管疾病等影响下,将倾向于认知功能失代偿,以致可能产生短暂或持久性大脑功能紊乱。

### (三)促发因素

目前认为促发因素只能起一种促成作用,并非必须具备,也不足以单独产生此类综合征。部分学者提出下列几项因素与急性障碍的关系比较密切。现简述以供参考。

1. 心理应激　这是一项心理社会性质的变数。早年曾提出一种假设,即心理应激可对个体带来有害影响;其一是对个体主观上的冲击而另一为由此引起的情绪激发,这种情绪激发往往伴有神经内分泌性及自主神经性的征象。学者们设想,心理应激引起以强烈焦虑为主的情绪改变,于是伴随脑血流量增加和能量消耗(能量需求剧增);如合并存在脑器质性病因,就会造成大脑神经元的产能功能降低而导致意识障碍等表现。如果这一假说成立的话,恰当地治疗焦虑、正确应用镇静药以及支持性心理治疗,应该是一项颇有意义的预防性措施。至于缺乏器质性病因时心理应激能否导致意识障碍这一假说,目前尚无定论。

2. 睡眠剥夺　根据不少学者的实验室与临床研究显示,全部睡眠剥夺可出现醒觉降低的轻度意识障碍,故通常认为严重睡眠障碍可促发谵妄。但目前还不能证明部分睡眠剥夺及选择性睡眠剥夺(剥夺REM或第四期睡眠)与谵妄有明确关系。

3. 感觉剥夺　在实验性感觉剥夺的研究中,可以发现各种认知功能异常及EEG活动轻度变慢;此现象类似谵妄又并不等同,特别是那些感觉被剥夺者几乎总显示出数字广度测验正常。根据某些临床研究,如将患者过久地置于人工铁肺或重症监护病室(ICU)之中,便有可能促发意识障碍。有人还假设,由那些类似的感觉输入减少或感觉单调情况所引起的症状,容易发生在老年人及脑损害患者中;尤其当并发某些造成认知功能瓦解的致病条件时,如焦虑、睡眠剥夺等,就可能发生谵妄等表现。但感觉剥夺单独引起意识障碍的证据显然是不足的。

### (四)病变演化特征

这是指器质性病因所致脑部病变的一般性演进变化规律及有关发病机制。首先必须提出,这些演化特征大多反映于"急性障碍",而"慢性障碍"表现主要取决于缓慢发展的脑部病损,而与演化特征仅有部分关联。现归纳各家意见分为六个方面,作简要介绍如下。

1. 强度　在众多器质性病因中,包括各种引起大脑功能障碍的"毒素(广义)"影响。临床上,常见"毒素"强度的变量包括:①低血糖或低氧血症程度。②体液中各种电解质的浓度。③特殊毒素如溴或氨的含量。④pH偏向的程度。⑤吸入的CO量,等等。

一般假设为,"毒素"强度越高,则发生大脑功能紊乱的可能性越大;而体内某种毒性物质的量越多、强度越高或大脑代谢某项基本成分的缺乏程度越重,就会使有机体的动力稳定状态(内稳态)偏离正常,从而更易显示有机体主观适应能力明显受损以及出现谵妄等严重意识障碍。

2. 速度　首先指大脑理化环境的演变速度。那些演变速度越是快的病变过程,如颅内压迅速升高、血糖或血钙快速下降、突然戒断酒精或药瘾以及很快发生的低氧血症或二氧化碳潴留等,越是容易导致意识障碍。

另一情况为缓慢进行的大脑病变如逐步发展的脑肿瘤、脑萎缩、慢性CO中毒及慢性肺或肾功能不全时,因在间歇期逐渐适应由疾病所致的变化,可能显示很轻度认知功能障碍或者无这方面表现,少数也可能出现痴呆等慢性综合征。

3. 时间　有机体经受器质性病因影响的持续时间过于短促,可以不发生任何精神症状;但在其他致病条件相同的情况下,如果持续时间达到一定的临界度亦可能出现意识障碍,通常呈短暂而一过性。那些持续时间太长的病例较易产生"亚急性或慢性障碍",多见于长期营养不良、慢性低氧血症及甲状腺功能减退等。

4. 范围　前面已提过,只有弥漫地侵袭大脑神经元的病变或致病因素,才有可能造成全面的精神功能紊乱;故而出现谵妄、错乱或痴呆等综合征,即可基本判定大脑代谢过程已整体受到干扰而发生障碍。中毒性或代谢性疾病由于往往广泛地干扰大脑代谢,比较容易产生意识障碍。

局限性病变若引起意识障碍则可能由于抑制了网状激活系统（RAS）或某些间接造成颅内压升高等因素所致。

5. 部位　最易产生精神症状的部位是间脑皮质联合机制、边缘系统及颞叶等，通常呈现情绪及认知功能障碍。其他部位的局灶精神障碍多半见于神经科疾病。

6. 数量　若在一段时间内发生两个或两个以上的器质性病因，就更有可能出现意识障碍。例如那些手术后谵妄病例往往同时合并几种病因，像麻醉剂作用、电解质不平衡、感染及低氧血症等，都可对大脑代谢施加不良影响。这样的病例也常见于严重烧伤或系统性感染。故可认为，一段时间内共同发生的器质性病因越多，则出现严重意识障碍的危险性就越大。

## 二、临床表现

历来，对器质性精神障碍临床表现的描述也都是从区分急性与慢性两大类开始，故首先介绍新近的一些提法。对于近年来此领域尚有一些存在争议的问题，将分别概述于后。

### （一）"急性障碍"与"慢性障碍"

1. 急性器质性精神障碍

（1）名称：目前的主要倾向是将急性器质性精神障碍与谵妄、错乱状态、中毒性错乱状态、急性器质性精神病视为等同的名称。

在 DSM-Ⅲ 分类中，"谵妄"实际上与"急性器质性精神障碍"是同义的，并包括了后者的所有类型。DSM-Ⅳ 修订版保留此广义解说，将此综合征分为由一般内科情况所致、由物质引起以及由多发病因所致谵妄三种。

（2）症状表现：Lishman 认为，基本上所有状态是一种意识障碍（即降低对环境的清晰度）结合了注意的集中、持续或转移能力降低；并附加了认知改变（如记忆缺损、失定向或语言障碍）或发生知觉障碍（知觉歪曲、错觉或幻觉，以视觉性为主），但这种改变不能用先存在或发展中的痴呆来解释。还有，此类障碍一般是发展一个短时期（通常几小时至几日），以及在一日过程里倾向于波动变化。

ICD-10 归纳为五点：①意识与注意障碍（从混浊到昏迷；注意的定向、集中、持续和转移能力均降低）。②认知功能全面紊乱（知觉歪曲、错觉和幻觉，大多为视觉性；抽象思维和理解能力受损；即刻回忆和近记忆受损；对时间失定向，有时对地点与人物也失定向）。③精神运动性障碍可能包括活动减少或亢进，或在两者之间变化。④睡眠-觉醒周期紊乱（失眠、白天嗜睡、睡眠颠倒；夜间症状恶化；噩梦或梦魇，可能延续为醒觉时的幻觉）。⑤情绪障碍（抑郁、焦虑、恐惧、易激惹、欣快、淡漠或迷乱）。

近代一些学者对临床表现的看法虽然有些分歧，但大体类似。现综合各位专家对精神病理学表现的描述，概要地归结为以下几个方面。

1）意识损害：这是"急性障碍"的基本特征。它可以从几乎难以觉察的迟钝向着深度昏迷变动。轻度损害时往往具有特征性波动，如常见"晨轻夜重""日落现象"（指傍晚后患者意识障碍加重）、睡眠觉醒周期紊乱、常见失眠、生动梦境等。也可有日间嗜睡、夜间兴奋的倾向。

在更严重程度的意识损害时，患者就显得反应很缓慢、丧失交谈的思路、可能反映理解不适切和缺乏意志要求。以后出现明显嗜睡、过多睡眠以及唤醒时表现为呆钝和迷糊。

2）精神运动性行为障碍：运动行为通常随着意识损害加重而逐渐减少，很少自发性活动。当迫使他从事一些活动时，就显得缓慢、犹豫及经常有持续动作。语言变慢和稀少，回答刻板或不连贯。常有发音含糊、持续言语。严重病例可能仅有不连贯的轻声低语。

大多数"急性障碍"显示以上症状，但某些病例却表现为躁动、吵闹等紊乱行为。其行为可受幻觉及妄想支配。有时可有危险的攻击行为或突然狂乱地逃跑。常见由活动过度转化为淡漠与自发活动缺乏，出现淡漠表现者更易被医生忽视，这类"安静"的患者其遭受的器质性损害可能更严重。

3）思维障碍：患者在早期往往自己感到思维迟钝、难于集中思想。检查时显得易疲乏、推理不清晰、不连贯及逻辑受损；可有抽象思维具体化、缺乏想象力、思维结构松散、联想减少，以及不能将过去的和现在的经验联系起来。

对事物的理解受损，不能将自身经验与周围事物有意义地联系起来（即"掌握"受损），患者可能不觉察自身处境的最明显特征，怪异的观念和幻想可能闯入意识之中，再加上被暗示的影响，就容易发生错觉与幻觉。

可能出现牵连观念和某些妄想，这在某种程度上取决于病前人格的特性。被害妄想尤为常见，可突然发生而坚信不疑。通常显示结构欠缺、模糊、短暂及不固定。不管怎样，当意识比较清晰时，妄想就可能较连贯地组织起来，也可能具有类似精神分裂症的表现。

4）记忆缺损：意识损害通常和识记、保存及回忆障碍同时发生。识记受到注意、知觉及理解缺陷的影响，对数字（如数字广度）或类似事物的即刻记忆广度呈明显降低。保存缺损导致学习新事物发生困难，这是病情轻微时的一项临床敏感指标。常见近事记忆缺损而远程记忆相对地完好，但随着意识障碍达到中度损害而两者都被累及。

对时间流逝的估计缺损以及将新近发生事件的时间顺序搞乱，乃是疾病早期的一些改变；可迅速导致丧失时间定向，有时可作为"急性障碍"的一项标志。定向丧失在疾病早期可能是短暂的，一般先累及时间定向，其后是地点和人物定向。有些患者对他们的定向可能持有矛盾的姿态，譬如患者能正确说出他在医院，但却以完全不同的方式来解释所处环境及其行为而似乎他在另一城市的家中（重复记忆错误）。偶尔可能有很明显的记忆错误和虚构。

疾病复原以后，常表现对急性患病期表现的遗忘或部分回忆。虽然仅保留一些记忆的片段，有时却记得病程中生动幻觉的大量细节，但对其他事物全都忘记，这就再次证明，在严重患病时期，主观体验比外界现实更为重要。

5）感知异常：一躯体疾病患者如果出现较鲜明的感知异常，就经常被想到是急性器质性精神障碍。然而，感知异常并非此类障碍的基本特征，而应该同时找出那些存在意识损害的思维、记忆及注意缺损后方能做出诊断。

患者早期可能觉察到感知事物特别费力，尤其视觉方面。常见的视觉障碍包括视物显小症、视物显大症及外形与位置的歪曲。听觉失常可能妨碍与别人顺利交流。可能感到躯体形象的怪异扭曲，如身体部分缩小、增大、移位或甚至断裂。又可能感觉整个身体仿佛倾斜了或浮动起来。

常见人格解体和现实解体，通常表现得不够充分。

感知异常容易导致误解或错觉，并典型地具有短暂性和多变性。视觉是最易累及的感觉体。视觉性认知困难结合了思维与记忆错误就产生误认及地点定向错误。常倾向于将陌生的事物误认为熟悉的，或者可能被解释为敌对性或迫害性的。

最常见视幻觉，触幻觉和听幻觉也可发生。简单的视幻觉包括闪光、几何图形或颜色。而更复杂的现象有时可能像万花筒样，具有风景、人物和动物等形象完整的幻觉。幻觉中的事物可能严重地被歪曲，如发生"小人国样"幻觉时物体与人被看得很小。如震颤性谵妄患者常见到生动灵活的小动物。复合性感觉歪曲如颜色被体验为味觉等，可能提示致幻剂中毒。此类现象完全被患者信以为真，于是可能反应为恐惧和惊吓，但有时却感到有趣或甚至作为消遣。

6）心境波动：疾病早期可能预示轻度抑郁、焦虑及易激惹，但典型表现是情感肤浅。随着病变损害进一步发展以及精神活动更加贫乏，通常就呈现显著的情感淡漠。

但以后情感障碍常频繁地波动，特别常见焦虑和恐惧，有时伴同惊慌和恐怖感。也可能形成对惊异色彩的迷乱表现。也时常发生抑郁，少见高扬或愤怒。如出现偏执性姿态就可能显示明显的敌对和猜疑。

7）其他特征：特别在疾病较轻阶段，对早期认知损害的心理反应或对潜在躯体疾病的应激，可能主导了临床表现而出现神经症症状的形式。

癔症样转换症状可能导致错误诊断，通常短暂但有时持续出现。整个临床表现有明显的分裂症性色彩也不少见。随着认知功能瓦解的进展，真正的病状通常就显得很明显，但轻度自限性急性器质性精神障碍可能在一段时间内被误诊为非器质性精神障碍。

（3）临床分型：此分型（或分组）问题历来颇有争议，但20年前迄今已趋向于基本平息，即逐渐以"急性器质性精神障碍"或"谵妄（广义）"等类似名称概括所有的类型或组别（DSM Ⅲ，1979 年；ICD-10，1992 年；DSM-Ⅳ，1994 年）。尽管如此，这方面仍遗留少许不同意见，现简单回顾较古老的观点，并将近年来某些学者的部分观点做扼要介绍以供参考。

20 世纪 80 年代以前，在德语国家里明显地倾向于对急性意识障碍病例的临床分型进行较细致区分，可大致分为①谵妄（狭义）：病程较短、明显精神运动性兴奋、梦样意识模糊、常间歇清晰、丰富错幻觉、注意显著波动等。②错乱：病程较长、思维散乱、迷乱不安、意识模糊波动不定、常见情绪不稳、偶有幻觉等。③朦胧：病程短暂、意识范围狭窄、自我行为较有序、有时激烈冲动等。④混浊：一般几周、意识普遍降低、迟钝淡漠、严重定向障碍、趋向昏睡等。

当时还认为意识障碍的各种表现形式或许与一定的病因或某些发病机制有关，这就可能与历来人们较熟知的临床范例有关。譬如酒精中毒时易致"震颤性谵妄"、患斑疹伤寒时多见"错乱"、患癫痫时常见"朦胧发作"形式以及肝脑综合征时可能出现"混浊"，等等。

Lauter 指出，在"谵妄"的广义概念下，可分为"意识降低"与"意识质变"两组，"意识降低"指称从混浊、嗜睡、昏睡直至昏迷的各种状态；而"意识质变"则以谵妄（狭义）为主，再加上错乱、朦胧等。

近年来 Barcia 等还强调指出，将谵妄、错乱、朦胧及幻觉症全都概括在"谵妄"之中，显然是一个错误。他们认为，主要缺点是不能使意识障碍的各种临床特点充分显示出来，其次对各种意识障碍形式进行区分有利于进一步临床探索。比如错乱时意识很少降低并以思维散漫和严重运动失常为特征，而谵妄则以更严重意识障碍伴同梦呓、幻觉及妄想（常见职业性的）为特征，又朦胧时意识水平是紧张而波动的。

综上所述，无非对"谵妄"这个名称概括各种意识障碍持保留意见。由于问题尚未完全解决，以上引述只是向有关研究者提供某些探讨线索与方向。

2. 慢性器质性精神障碍　大体上分为两类综合征：痴呆和遗忘综合征。

（1）痴呆综合征

1）概念转变：众所周知，从精神病学发展初期就使用痴呆（dementia）这一概念，"dementia"这个词来自拉丁语，字面的意思是"没有头脑"，长期以来痴呆在神经精神学界有着数种不同的含义。Esquirol 于 1845 年就提到老年痴呆，Binswanger 于 1894 年提出早老性痴呆的感念，也有如精神分裂症。青春痴呆实际上描述的是单纯型精神分裂症。

目前认为痴呆是获得性、较严重和进行性认知功能障碍，同时表现明显的社会生活功能受损和不同程度精神行为症状的一组综合征。多缓慢起病、病程长，故又称："慢性脑病综合征"。可见痴呆的定义趋向明确，这主要得益于系统的研究和神经病理学的进展，自 1906 年 Alzheimer 医生报道第一例 AD 患者特征性的神经病理改变，由此开始对 AD 以及其他痴呆类型的病因和发病机制研究，逐渐认识到多种不同的病因均可能在临床上表现为痴呆，这就使"痴呆是综合征"更易被接受。正因为痴呆的病因复杂，故产生不同的分类方法，如以病因分类，可以将痴呆分为变性疾病、脑血管病、外伤、代谢性和感染性等多种病因；以病变的部位也就是神经解剖结构分为皮质和皮质下痴呆，至于在临床工作中采用何种分类方法常取决于实际需要，有时也分为可逆性与不可逆性；进展性和非进展性。

痴呆这个概念目前使用广泛。但有学者提出，"痴呆"这个术语中的"痴"和"呆"都有明显的贬义，认为这也是病耻感的根源之一，建议另找一个更好的名字。亚洲部分国家和地区使用"失智症"这个词，当然它所描述的还是"dementia"这么一回事。巧合的是即将面世的 DSM-V 也不再使用"dementia"，而改用认知障碍，是否也是为避免 dementia 这个词贬损的含义有意为之还是更有深意，是否能获得广泛的接受还不得而知。

2）分类：痴呆综合征的分类比较复杂，依据病因、疾病损害部位有不同的分类方法．痴呆的病因较为复杂，具体分类可参照前文中慢性器质性性精神障碍的大体区分；如果按损害部位可以分为皮质性痴呆和皮质下痴呆，其认知损害特点有明显的不同。

A. 皮质性痴呆：包括 AD 和额颞叶痴呆等类型，AD 是皮质性痴呆的代表类型。额颞叶痴呆：这种痴呆发病年龄一般都在60岁前，临床表现以情感淡漠、语言障碍、执行功能损害和脱抑制为主，记忆力损害可以不像AD那么突出。其临床表现主要归因于额叶和额叶皮质下环路损害。

Cummings分出3组由前额叶皮质下环路障碍所致的复合性额叶综合征：①前额叶背外侧综合征：以神经心理学缺损为特征，包括语言流畅度降低、策划能力下降、异常运动程序、知识衰退，以及不能解决难题。②眶额叶综合征：以缺乏抑制、易激惹以及主动性、内省力改变为特征。③前扣带回综合征：以情感淡漠、主动性减少为特征，最严重病例可呈现无动性缄默症。

B. 皮质下痴呆：顾名思义，也就是皮质下结构受损引起的痴呆类型，如临床常见的帕金森病性痴呆、皮质基底节变性和部分的血管性痴呆类型，由于受损结构的不同，其临床表现也与皮质性痴呆有所不同，大部分患者表现出认知加工速度减慢、执行功能受损明显的一组综合征。

3）临床表现：痴呆可由许多不同的病理过程所引起。尽管痴呆的各种器质性病因都可能有一定的临床特色，但痴呆在不同病因中的精神病理学表现却多半颇为相似，痴呆大多缓慢起病，其临床表现主要分为认知功能损害、社会生活功能减退、精神行为症状以及神经系统症状和体征几部分。

（2）遗忘综合征：在临床上，遗忘综合征可分为"器质性"与"心因性"两类，此处只论述"器质性遗忘症"。还需说明一点，即"器质性"类型也存在大量基础性问题未能阐明，故以下概述只偏重于临床实用。

1）概念与名称："遗忘综合征"，也有认为主要指慢性遗忘综合征。此时的记忆障碍可能作为单一的缺损呈现出来，如两侧性海马损害以后等。这一综合征也可能在"急性障碍"后出现，它清楚显示一种相对孤立的记忆缺损，正如Wernicke脑病所导致的Korsakoff综合征。

"慢性遗忘综合征"这个名称描述了所有那些病例中出现此类失常的基本特征，并且强调了它与痴呆的区别；也主张可定义为一种与其他认知改变完全不相称的器质性记忆损害。但很不幸的是，"慢性遗忘综合征"和"Korsakoff综合征"这两个名称有时被交换使用，后者的范围被某些学者允许扩得相当大。

但严格说来，"Korsakoff综合征"这个名称应限制在那些由下视丘与间脑损害所致的遗忘症，并且起因于维生素$B_1$缺乏。还有一种较宽的概念则允许包含由任何下视丘与间脑损害所致的遗忘综合征。至于由其他部位例如中颞叶损害引起的慢性遗忘综合征，就不应列入Korsakoff综合征之范畴。

2）症状表现：ICD-10指出，这是一种以近记忆和远记忆损害为突出表现的综合征。虽然即刻回忆得以保存，但学习新资料的能力明显下降，从而导致顺行性遗忘和时间定向障碍，也可出现不同程度的逆行性遗忘。如果作为基础的损害或病理过程有恢复的趋势，则逆行性遗忘所涉及的时间范围可以缩短。虚构可以是本征的一个显著特征，但并非一定存在。知觉及其他认知功能，包括智能往往保持完整。在这种背景下，记忆功能的紊乱尤其令人触目。预后取决于基础损害（典型者影响下丘脑-间脑系统或海马区）的病程，原则上讲，几乎可能完全复原。

ICD-10的诊断要点：确诊需满足下述几项：①存在记忆损害，表现为近记忆受损（学习新资料的能力受损）、顺行性和逆行性遗忘，以及由近及远回忆过去经历的能力下降。②有脑部外伤或疾病（尤其是双侧间脑和颞叶内侧结构受损）的病史或依据。③即刻回忆未受损害（例如用数字广度测验），无注意力、意识和全面智能损害。

其他有助于诊断的症状为虚构、自知力缺乏及情绪改变（淡漠、缺乏始动性），但这些症状并非诊断所必需。

现列出下列几种遗忘症，概述如下：

A. 顺行性遗忘症与逆行性遗忘症：前者是不能学习和再现新信息，后者是不能回忆刚好发生在脑部损害之前的过去事件。这两者都是遗忘综合征的主要特征。这种记忆失常可能取决于损害的部位。

患者能够没有问题地学习新的运动技能但以后就不能记得怎么去做。短暂的和持续的失常是有区别的，然而可以交错组合。头颅外伤后的逆行性遗忘症可能随着患者渐进地复原而减轻。

B. 短暂性全面遗忘症：患者突然起病，当时出现不能吸取和再现任何新信息等失常情况。那些患者是显而易见的，因为他们在正常交谈过程中会忘记在几秒钟内传达给他们的所有信息。不管怎样，个人身份的交流和认可未受累及，也不见较严重行为障碍。

发作可持续几个小时，不超过 1 日，并且突然消退。然后除了对发作期的遗忘空白以外，没有可察觉的认知异常。

此综合征没有特殊单一的病因。病因可包括癫痫、情绪应激以及与偏头痛有关的血管痉挛等。最可能的原因是从两侧颞叶到间脑与颞叶结构的短暂血流障碍。典型的见于中老年（50岁以上），可再次发作。

C.Korsakoff 综合征：通常为多年酒精滥用结合营养缺乏（即维生素 $B_1$ 缺乏）后发生的结果，偶尔可与吸收不良综合征相联系。Korsakoff 综合征往往开始有谵妄症状如行为错乱与失定向等，可能进展至木僵和昏迷。典型者伴有眼球运动失常，从眼球震颤到完全性眼肌麻痹，还有共济失调，特别可累及躯干。此临床现象被称为 Wernicke 脑病，可发展为 Korsakoff 综合征。然而，Korsakoff 综合征的起病有时是隐潜的。

Korsakoff 综合征的关键特点是持续的顺行性遗忘，常伴同回忆事物能力的严重障碍（即逆行性遗忘）。愈是新近的记忆则累及程度就愈大，尤其在早期还有虚构的倾向，严重病例可见失定向。累及额叶功能指征者也不少见，如淡漠、判断不良和倾向于言语持续，以及其他伴随的小脑或周围神经系统功能失常。

D. 头颅外伤后的遗忘症：其特征为逆行性与顺行性遗忘在外伤后立即同时发生，这也可能是当时的最大功能缺损。此记忆功能可以恢复，偶见外伤后长达 2 年才好转。

E. 脑血管疾病所致遗忘症：此症通常突然发生。例如由大脑后动脉及其视丘分支灌注区域的血管闭塞所引起的遗忘症，又如通常由前交通动脉出血或该区域外科手术所致的遗忘症。遗忘性综合征也可能由其他大脑病变所引起，如缺氧、单纯疱疹性脑炎、电休克治疗以及边缘系统病变等。

（二）"一级综合征"与"二级综合征"

1. 概述 Lauter 首先将器质性精神综合征分为一级综合征和二级综合征。

Lauter 所分出的"一级器质性精神综合征"中，首先出现的是意识障碍或高级认知功能损害（如智能障碍与记忆障碍），这些通常可以明确地与功能性精神病相鉴别。例如引起像"遗忘综合征"这样的精神病理学改变，必须具备大脑结构性改变或功能障碍如边缘系统损害。

"二级器质性精神综合征"同样发生在器质性病因的基础之上，但临床表现侧重于知觉、思维内容、情绪、人格及社会行为方面的异常或其他表现形式；其实意识障碍或认知损害只有很轻微地显示或确实不能查出。在二级器质性精神综合征的发生中，器质性病因一般不充分具备。

Lauter 指出，二级器质性精神综合征通常具有三项特征。

（1）只轻微显示或者不出现意识障碍或认知功能下降。

（2）常见类似情感性精神病或精神分裂症的综合征表现（部分类似神经症的综合征）。

（3）器质性决定因素与精神障碍存在明确的时间关系，并有其他因素参与致病。

其中一部分病例的病程持续较长时间，另一部分呈现急性一过性；而与 Wieck 所称的"过渡综合征"基本相同，故可能提示二级综合征也有急性与慢性之分。

ICD-10 中的描述显然是参考了 Lauter 的意见。ICD-10 首先将此类别（F06）称为"脑损害和功能紊乱以及躯体疾病所致的其他精神障碍"，并指出包括原发性大脑疾病、影响脑的全身性疾病、内分泌障碍如 Cushing 综合征或其他躯体疾病以及某些外源性毒性物质或激素所致的精神障碍。这些状况有一共同点，即根据临床特征无法将其诊断为器质性精神障碍。它们的临床表现反而与未包括在"器质性"内容中的那些障碍相似或相同，将它们归类于此的基础是推测其起病由大脑疾病或功能紊乱直接引起，而并非仅仅与这些疾病或障碍存在偶然的联系，也不是机体对这些疾病症状的心理反应，正如长期癫痫所伴发的精神分裂症样障碍。

ICD-10 还列出诊断依据：

（1）与下列综合征有关联的大脑疾病、损害或功能紊乱，或系统性躯体疾病存在的依据。

（2）精神综合征的起病与作为基础的疾病进展有时间关系（几周或几个月）。

（3）精神障碍随着所推测作为基础的疾病缓解或改善而恢复。

（4）无证据提示精神综合征有其他病因（例如家族史强阳性或诱发的应激）。

又说明，根据（1）和（2）可做出临时性诊断；如四点情况均存在，则诊断的肯定性显著增加。

2. 二级综合征的类型　现将其主要特点综合概括如下。

（1）器质性幻觉症：本症是在意识清晰时以发作性或持续性存在的视或听幻觉为特征。患者的自知力是可变的，即可有可无；而自知力完整者也非少见，并可出现继发于幻觉的妄想性解释。常见原因是使用致幻剂、感觉剥夺、癫痫发作、酒精戒断反应等。

（2）器质性紧张症：这是一种伴发紧张症样表现的精神运动性活动减少（木僵）或增加（兴奋）的障碍，精神运动性木僵与兴奋两个极端可交替出现。主要见于脑炎、麻痹性痴呆、CO中毒、脑肿瘤，也可发生在使用抗精神病药及拟精神病药之后。

还应该提到由生物学特性决定的"精神运动性易感性"。当它受到相应素质的影响，就可以在各种疾病的病程中形成紧张症性现象。显而易见，左侧大脑半球、颞叶、间脑及基底神经节的损害，对于发生紧张症性特征的器质性边缘性精神综合征具有特殊的致病意义。

（3）器质性妄想综合征或分裂症样状态：这包括了由特殊器质性原因所致的偏执性与分裂症样障碍，其主要临床表现是持续性或发作性妄想，但妄想内容不限于幻觉的内容。可伴有幻觉、思维障碍或孤立的紧张症现象，但一定不能累及意识和记忆。特别常见于癫痫（癫痫性分裂症样精神病）、脑外伤、麻痹性痴呆、Huntington病及发作性睡病，较少见于脑肿瘤、风湿性脑病、Wilson病以及苯丙胺性精神病等。

有人报道在一综合性医院内发现急性外因性精神病患者的35%为偏执幻觉状态同时并无意识模糊。Marneros在一个约1 700例器质性精神病患者大样本中，发现可证实为Schneider一级症状者有7%，其中13%在器质性疾病进展中伴随丰富的精神症状。

（4）器质性情感障碍综合征：这种障碍显示出持续性抑郁情感或高扬扩张情感，或者是混合性情感状态。他们直接由特殊的器质性因素所致。常见原因包括药物、甲状腺疾病、Cushing综合征、癌症及前左半球卒中等。

有人在74名急性器质性精神病患者中，发现34%为抑郁性和16%为躁狂样情感改变并缺乏意识障碍。还有不少学者认为抑郁是皮质下痴呆的主要症状。

（5）器质性焦虑综合征：可表现为广泛性焦虑或惊恐发作，也有两者合并出现。这是由某种可引起大脑功能紊乱的器质性障碍所致，例如颞叶癫痫、低血糖、甲状腺疾病、嗜铬细胞瘤及药物中毒等。按DSM-Ⅳ的提法，此类别也包含"器质性强迫综合征"，故不再另列。

（6）器质性神经衰弱综合征：其特征为明显持续性情绪不稳定和神经衰弱表现（如易疲乏、头晕、疼痛等）。这是由某种器质性障碍所引起，通常较多的原因为脑血管病或高血压症。

（7）器质性人格改变：这种人格改变大多以偏离患者原来性格的行为模式为特征。其特点主要是：①情绪障碍（如情感波动、欣快、淡漠或易激惹）。②本能需求失控。③冲动时不顾及社会道德规范。

还有，在制订计划、完成目的性行动及预期后果等方面的能力损害，可能也是主要的认知损害。器质性人格改变主要见于颞叶癫痫及额叶综合征等。

综上所述，有无器质性病因的精神障碍在精神病理学大体表现上并无本质区别，这就要求医生对那些器质性的蛛丝马迹有更高的警惕，不仅要重视对症治疗，也不能忽视器质性病因的相应干预。

（三）"过渡综合征"

1. 名称　经过多年临床实践，在急性器质精神障碍中除了具有意识障碍的类型外，已众所周知还有缺乏意识障碍的类型；即Wieck早年创立的"过渡综合征"，以后就逐步发展补充并迄今仍流行于德语国家及部分欧美地区。首先，Wieck假设为：急性可逆性综合征可从轻度经过中度、重度至意识模糊，再达到意识丧失直至昏迷，也可以按相反顺序进行。他认为"过渡综合征"乃是整个急性可逆性综合征系统的一个部分，还提出此征多见于中枢神经系统传染病。

2. 临床表现　此征的发作形式有进行性、阵发性及复原性3种，因而不能一概认为是短暂一过性。临床类型主要分为遗忘型、无动型、情感型、偏执型、偏执-幻觉型及紧张型，也有主张再加上情绪过敏型和幻觉型。但由于实际表现往往是多样化交错组合而确切定型比较困难；故按Wieck、Huber等学者意见，应以程度轻重来区分较为合适。还必须说明，这种区分方法也是相对性的，不能截然地划分。现简述如下。

（1）轻度过渡综合征：以整体精神功能和效率逐渐减退为主。例如日常生活能力下降、不顾及他人、丧失积极性和机敏性等，尤其缺乏创造能力。早期可能见到某些癔症样或假性变态人格表现。征象较明显时较多类似轻性抑郁症，少数则以动力障碍为主要表现。

（2）中度过渡综合征：以明显的整体精神功能迟缓为主，而在需要快速行动和提高效率时更易显露。可出现思考迟钝、叙事不清及情感反应降低等；常有丰富症状如幻觉、妄想或夸大观念等，也可显示欣快、低落、焦虑、罪恶感及情绪易波动。

（3）重度过渡综合征：以显著的全面性精神功能减低为主。其突出表现是"遗忘综合征"，由精神功能减低和记忆障碍平行发展所造成，较多伴有虚构。常见伴发情感障碍，如有的出现淡漠、贫乏及缺乏情感共鸣，有的显示抑郁、躁狂或焦虑等。此外，还往往表现出主动活动延迟与减退。

## 三、治疗及处理原则

器质性精神障碍的治疗原则大体上和一般躯体疾病一样，可以概括为病因治疗与对症治疗两大方面。

### （一）对因治疗

不论何种器质性精神障碍，其根本性治疗措施是针对病因机制的处理，即病因治疗。但此类精神障碍往往由于不能及时发现病因或者病因一时难以处理而采用对症治疗。

### （二）对症治疗

对症治疗的主要目的乃是及早控制精神症状和促使精神状态正常化，这可看作为综合性治疗方案的第一步。而且必须在一开始就注意到对症治疗更是为了挽救生命，力争尽可能达到最佳效果，争取时间明确病因。

1. 急性障碍的处置　对于已趋向昏睡、昏迷的重症垂危患者，即所谓"意识降低综合征"的表现类型，必须尽快采取有效的抢救措施。在病因尚未认清之时，首先要有效地维持呼吸与循环二项基本生命功能。如病因已明确，应给予针对性治疗。以上等等均属于内外科及急症抢救科的专业范畴，故不在此进一步叙述，但精神科医生也必须加以重视并做出必要的临场处理。

对于那些兴奋躁动、紊乱不安的谵妄患者，可能出现自伤、伤人等危险行为。这种易引起躯体功能失代偿以及严重衰竭者，就突出了早期使用精神药物的必要性。但选用的药物必须具备较高要求：即①作用迅速。②不良反应少。③能有效控制兴奋。④只限于短期应用。可以试用氟哌啶醇、罗拉西泮和奥氮平针剂。

应特别指出，良好的护理照顾与治疗措施同样重要，有时甚至更为重要。现归纳要点如下：①由于这类患者往往意识不清而曲解环境事物，护理态度必须平静和蔼；在实行每项措施时，即使患者未必领会，都要加以简明解释，同时应努力理解患者的处境。从患者的需要出发，还应经常反复向患者再保证和再定向，以减轻焦虑与失定向。②为了深入观察病情变化，经常需要一对一护理，有时需要守护在贴近患者所在处进行近距离观察。③除非很不得已，应尽量避免用强制约束。在照顾患者进食时，可适当利用其被暗示性而尽力鼓励口服；除了经重复试验而确实不可能喂食的情况外，最好不采用鼻饲法。④应尽可能将这类患者安置于单人房间，室温保持在20℃左右，通风良好，室内光线适宜，比较明亮但不可过亮而扰乱睡眠。患者一般以采取坐位较适宜，可使肺部通气改善及保持习惯的视线，可有利于恢复清醒。⑤往往发现亲属对患者出现谵妄感到心烦意乱，故需要对他们解释清楚以便减轻他们的焦虑，也可促进他们参与向患者做再保证和再定向工作。同时要鼓励亲友经常探访患者，并协助上述工作。

2. 慢性障碍的处置　此类以痴呆综合征表现为主的慢性患者，大多为老年人，其中不少为老年高龄者。因此躯体情况往往较差，时常伴有多种躯体疾病或功能明显减退，故对这类患者的对症治疗特别是药物治疗必须谨慎从事，以免引起较多不良反应。

一般而言，精神药物治疗的目标有三：（1）尽可能避免同时并发剧烈的急性谵妄或错乱而引起全身衰竭。（2）尽量减轻持续性或发作性激越等精神症状。（3）努力改善社会适应能力和生活自理能力。另外，药物的某些不良反应可能对痴呆患者带来不利影响，例如抗胆碱能不良反应可能对心血管病、前列腺疾病等有不利作用，还可能加重认知功能损害；具有较强镇静作用的药物也可能加重认知功能损害，又特别容易引起跌倒和外伤，还可导致呼吸抑制，等等。

再有，使用传统的高效价抗精神病药可能发生不可逆性迟发性运动障碍、强烈激动或抑郁自杀等危险反应，必须引起高度警惕。至于如何具体使用药物，则应考虑周全和特别慎重。

下面简述一些有关的心理社会治疗或干预。

（1）尽可能支持患者的心理处境：如支持性心理治疗、家庭治疗包括家庭心理教育、环境治疗等。

（2）尽量改善认知功能：可考虑使用一些可能改善认知的药物，如他克林、多奈哌齐（安理申）、司来吉林等，但因疗效均不确实而尚在试验探索，宜慎用。对轻症患者也可试用一些基本的认知康复训练，如利用视听设施反复训练简单的定向、记忆、辨认能力等。

（3）适当提高社会生活功能：如耐心持久地训练个人生活自理能力及初级社交技能；尽可能安排一定的劳动作业训练，一般以不费体力、不费目力、不计效率以及无危险和较易接受的简单劳动操作为妥。

（4）积极安排社会、社区康复措施：对轻症痴呆患者也需要像精神病及一般老年人那样，结合本征特点而设立部分住院措施，如"日间老年康复站"或"托老所"等类似形式；对重症患者则宜居住在精神病住院医疗机构或"老年护理院""老年痴呆医院"，以及采用各种有关的康复措施等等，我国不少地区已有这方面的实践经验并正在进一步发展中。

## 第二节　谵妄

谵妄又名急性脑病综合征，是一种病因非特异的综合征，其特征是急性发生的意识清晰程度降低、注意、知觉、思维、记忆、精神运动行为、情绪和睡眠觉醒周期发生改变的功能紊乱。可发生于任何年龄，但以老年患者，尤其住院患者更为多见。谵妄状态通常病程短暂，严重程度有波动，多数患者在4周或更短的时间内恢复，但病程持续达6个月的持续性谵妄并不少见。谵妄往往起病迅速，病情明显波动，临床表现多种多样，严重程度可从轻微到极为严重差别很大。

越来越多的临床研究发现，谵妄可导致患者住院时间延长、原有认知功能障碍加重、丧失自我照顾能力而需要人员照顾或入住护理机构、患者死亡率增加，从而增加患者的医疗花费和社会负担。临床医生对谵妄知识的深入了解，有助于早期对可校正的危险因素进行干预、并在急性期给予更好的治疗，从而整体改善老年患者的预后。

谵妄在老年住院患者中非常常见，根据住院患者的特征不同、医院类型不同以及使用的检测工具敏感性不同，不同研究方法所报道的谵妄发生率存在一定差别。据国外文献报道，老年患者在入院时谵妄的发生率为14%～24%，在综合医院住院过程中，综合医院患者人群的发生率为6%～56%。对于术后患者，谵妄的发生率为15%～53%，重症监护病房（ICU）为高达70%～87%，而终末期患者则可以高达84%。在已有的研究中，谵妄患者的死亡率为22%～76%，说明谵妄患者的死亡率很高。

### 一、诊断标准

1. 诊断要点　现有的ICD-10标准对谵妄的诊断要点描述如下。

（1）为明确诊断，应或轻或重地存在下列每一方面的症状。

①意识和注意损害（从混浊到昏迷；注意的指向、集中、持续和转移能力均降低）。

②认知功能的全面紊乱：知觉歪曲、错觉和幻觉——多为幻视；抽象思维和理解能力损害，可伴有短暂的妄想；但典型者往往伴有某种程度的言语不连贯；即刻回忆和近记忆受损，但远记忆相对完好；时间定向障碍，较严重患者还可出现地点和人物定向障碍。

③精神运动紊乱：活动减少或过多，并且不可预测地从一个极端转变成另一个极端；反应时间增加；语流加速或减慢；惊跳反应增强。

④睡眠-觉醒周期紊乱：失眠，严重者完全不眠，或睡眠-觉醒周期颠倒；昼间困倦；夜间症状加

重；噩梦或梦魇、其内容可作为幻觉持续至觉醒后。

⑤情绪紊乱：如抑郁、焦虑或恐惧、易激惹、欣快、淡漠或惊奇困惑。

（2）酒和其他精神活性物质所致的谵妄。

2. 谵妄的易感因素和诱发因素　谵妄是一个多病因疾病，易感人群（具有一个易感因素）在诱发因素的作用下，通过复杂的交互作用而导致谵妄发生、发展。

谵妄的易感因素包括：

（1）人口学因素：年龄≥65岁，男性更为易感。

（2）认知功能状态：包括痴呆、认知功能障碍和抑郁症。

（3）患者的功能状态：包括功能不全、需要他人照顾，制动，活动少，跌倒史。

（4）感觉障碍：如视力障碍、听力障碍。

（5）经口摄入减少：从而导致脱水、营养缺乏。

（6）药物：使用多种精神活性药物、使用多种药物、酒精滥用。

（7）合并疾病：包括患有严重疾病、同时存在多种疾病、慢性肾脏或肝脏功能不全、脑卒中史、神经系统疾病、代谢紊乱、骨折或外伤、终末期疾病。

（8）免疫缺陷病毒感染。

谵妄的诱发因素包括药物、神经系统疾病、全身系统疾病、外科手术、环境因素和睡眠剥夺等。可诱发谵妄的药物包括镇静安眠药、麻醉药、抗胆碱能药物、使用多种药物治疗、酒精或成瘾性药物的戒断反应等。对于某些药物，如利多卡因，与谵妄、脑病的关系非常清楚，且有剂量-效应关系。而某些药物，如抗生素，只在患者已有易感因素的情况下，才会诱发谵妄。

## 二、治疗原则

1. 谵妄的预防　预防谵妄是减少谵妄的发生及其并发症的最有效手段。目前的研究提示，通过多种途径减少谵妄的危险因素，能有效预防谵妄（表4-1）。

表4-1　可干预的危险因素和干预措施

| 危险因素 | 干预措施 |
| --- | --- |
| 认知功能障碍 | 定向方案：使用名牌告知医务人员的姓名、每天的日程安排，与患者交流、为其提供周围环境的定向资料<br>治疗活动方案：所有患者每天干预一次；对于MMSE<20分的患者或定向力得分<8分的患者，每日进行三次认知刺激活动（例如，讨论目前发生的事件，结构化地回忆或单词游戏） |
| 视力障碍 | 视力方案：双眼近视力测试<20/70的患者，每日强化使用视力辅助设施（如眼镜或放大镜）和适应性工具（如大号字体的电话键盘、大号字体的书籍、呼叫铃上使用荧光标签） |
| 听力障碍 | 听力方案：在耳语试验中，12个单词只能听清6个的患者，给予便携式助听设施、耵聍嵌塞取出术，日常加强交流 |
| 脱水 | 脱水方案：血中尿素氮与肌酐的比值大于≥18的患者，需早期识别脱水、补充容量（即鼓励多喝水） |
| 睡眠剥夺 | 非药物治疗方案：所有患者需要每日干预一次睡觉前的热饮料（牛奶或药茶）、放松音乐、后背按摩睡眠促进方案：所有患者需降低病房噪音，调整作息时间（如调整用药和治疗、操作时间） |
| 卧床少动 | 早期活动方案：每日三次离开床活动；如果患者慢性卧床、使用轮椅、制动（如骨折或深静脉血栓形成）或医嘱需要卧床休息，则进行全范围关节活动；尽可能不适用可导致制动的设施（尿管或躯体束缚） |

2. 谵妄的治疗　一旦谵妄发生，对于谵妄的治疗目标包括：发现可能的病因、针对病因进行治疗，提供支持、避免并发症，针对行为症状进行治疗。由于谵妄是临床急症，治疗的首要目标是立即发现谵妄的易感因素和诱发因素。支持性治疗包括保护患者气道、维持水电解质平衡、改变体位和活动以防止褥疮和深静脉血栓形成，避免使用躯体束缚，满足患者的日常照顾需求。每个谵妄患者均要进行非药物治疗，当患者的症状会危害本人或他人的安全，或导致必要的治疗（如机械通气、中心静脉插管）无法进行时，要考虑药物治疗。

（1）非药物治疗 非药物治疗是所有谵妄患者的一线治疗，包括为患者提供定向资料和行为干预。照料者需要给患者提供清晰的指令、与患者保持经常的眼神交流；对于有视力或听力障碍的患者，通过使用辅助设备最大限度地减少这些障碍对患者带来的影响。由于束缚会减少患者活动、加重激越、存在损伤的风险，并有可能延长谵妄的持续时间，因此应尽量避免使用。其他环境干预包括减少病房和医务人员的更换，为家属提供机会让他们陪伴在患者身边（包括晚上），为患者提供安静的环境，夜间提供低亮度的照明。减少夜间的噪音，使患者拥有一个不被打扰的睡眠，对于治疗谵妄非常重要。尽管验证上述认知、情绪和环境干预的临床试验不多，但目前已作为谵妄患者的常规治疗用于临床、未发现明显不良反应。

为了减少患者安眠药的使用，需要对患者的睡眠进行非药物干预，包括睡前热饮料、放松音乐和后背按摩。

（2）药物治疗 当患者出现激越、幻觉或危险的行为紊乱（如患者有危害自身或他人的行为、高度兴奋、中断必要治疗如拔管的危险）时，应考虑药物治疗。谵妄治疗使用的药物见表4-2。

氟哌啶醇是治疗谵妄行为紊乱的一线药物。低剂量氟哌啶醇与非典型抗精神病药（奥氮平、利培酮）的疗效相当，且不良反应相当；但高剂量的氟哌啶醇会出现更多的副反应。非典型抗精神病药对谵妄的行为症状有效。

当患者的谵妄是酒精或镇静药物戒断所致，或患者有可能是路易体病时，苯二氮䓬类药物是一个良好选择。但对于其他类型的谵妄，苯二氮䓬类药物常可加重谵妄精神症状或导致过度镇静，因而不是谵妄治疗的一线治疗药物。当抗精神病药无效或导致不可接受的不良反应时，可考虑换用和联合使用苯二氮䓬类药物。短效药物，如劳拉西泮0.5～1mg/2h给药1次（24h最大剂量为3mg），必要时可使用0.5～1mg劳拉西泮肌内或静脉注射。

表4-2 谵妄治疗使用的药物

| 药物类型及名称 | 剂量 | 不良反应 | 评论 |
| --- | --- | --- | --- |
| 抗精神病药氟哌啶醇 | 0.5～1.0mg，2次/d，口服，如果需要可以每4h追加一次剂量（达峰时间4～6h）0.5～1.0mg，肌内注射，必要时在30～60min后重复上述剂量（达峰时间20～40min） | 锥体外系不良反应，尤其日剂量>3mg/d时；心电图Q-T间期延长；避免用于戒断综合征、肝功能不全、恶性综合征患者 | 是经常选用的药物效果已被随机对照临床试验所证避免静脉注射，因为药效持续的时间很短 |
| 非典型抗精神病药 利培酮 奥氮平 喹硫平 | 0.5mg，2次/d 2.5～5.0mg，1次/d 20mg，2次/d | 锥体外系副反应与氟哌啶醇相当或稍弱心电图Q-T间期延长 | 目前仅有小型、非对照的试验证实其有效性；对于患有痴呆的老人，可导致死亡率增加 |
| 苯二氮䓬类 劳拉西泮 | 0.5～1.0mg 口服，如果需要每4h重复该剂量，注。 | 逆转性兴奋作用，呼吸抑制，过度镇静 | 二线用药临床试验证实可延长或恶化谵妄的症状用于镇静药或酒精戒断、帕金森病患者，以及恶性综合征患者 |
| 抗抑郁药曲唑酮 | 入睡时，25～150mg，口服 | 过度镇静 | 只在非对照试验中验证了其有效性 |

注：紧急情况时可考虑使用静脉用劳拉西泮。

（3）为患者和家属提供的信息和支持 应为处于谵妄高风险的患者、罹患谵妄的患者或家属/照料者提供如下信息。

①告知他们谵妄是常见的，且通常是暂时的。

②描述谵妄时患者的感受。

③鼓励高风险的患者及其家属（照料者），在患者的行为有任何突然的变化或波动时，将此告知其

医疗团队。

## 第三节　肝豆状核变性症

### 一、病因

肝豆核变性症又称威尔逊（Wilson）病，对于此病的特征，张沅昌教授曾归纳为：①家族遗传史。②铜与蛋白质代谢障碍。③肾小管输送功能障碍。

**（一）家族史**

它是一种常染色体隐性遗传病，往往罹及同胞兄弟姐妹亦患同病，但父母却可不患此病。有的学者提出：父母近亲结婚者，发病率可能较高。

**（二）铜与蛋白质代谢障碍**

1. 铜代谢障碍　正常人血清铜有95%在铜氧化酶作用下与$\alpha_2$球蛋白结合，形成血清铜蓝蛋白而排泄于外。由于患者体内血清铜氧化酶减少、活动力降低，使血清铜难以与$\alpha_2$球蛋白结合，结果使血清铜蓝蛋白减少，尿铜排出增多，血铜及内脏器官组织铜量增高，以及铜吸收量增加。这些铜沉积于角膜，则形成特征性的K-F彩色环；沉积于肝脏，可引起肝脾肿大、肝细胞变性或坏死、肝表面形成特殊的金黄色结节，以及肝硬化与肝功能严重障碍。沉积于大脑，即可引起神经细胞的变性或坏死，胶质细胞增生，神经组织退化、萎缩或缩小。其中以豆状核与基底节最严重，并可罹及大脑皮质、丘脑、下丘脑、红核、黑质、脑桥、小脑等部位，皆有不同程度的同样病变，这是患者出现类帕金森征、肢端震颤、舞蹈动作、手足徐动、扭转痉挛、癫痫发作、智能减退以及各种精神障碍的主要病因。

2. 蛋白质代谢障碍　主要表现为氨基酸尿症。患者在进食含蛋白质食物后，可引起尿中数种氨基酸排出量增多。患者的肝、脑病变，这也可能是病因之一。由于患者的尿液内可查到少量蛋白及红、白细胞与管型，因此，有的学者认为可能是此病引起的肾脏病变所致。

**（三）肾小管输送功能障碍**

除尿铜增加、氨基酸尿外，还可能有尿中糖、尿酸以及磷酸根排出量增多，血浆磷酸根减低现象；磷酸根在尿及血浆中的升降变化，可能与患者的骨质疏松、骨皮质变薄并易发生病理性骨折有关。

### 二、临床症状

肝豆核变性症的临床症状主要可分为以下几种。

**（一）肝病症状**

可表现发热，黄疸，肝肿大（并可伴捶痛），肝功能异常等；如未进行详细检查，易被误诊为"肝炎"。还可表现肝病面容，皮肤较粗糙、苍黑，毛发增多。病情严重者，可伴脾肿大、腹水、恶心、呕吐、呕血，甚至肝昏迷等。

**（二）骨科症状**

主要表现为：骨质疏松，易发生病理性骨折，关节畸形等。

**（三）神经科症状**

常见的有：表情呆木，如假面具样，口齿含糊不清，步态蹒跚，易于前倾侧倾，转弯困难，行走时双臂无协同动作，肢端震颤也颇常见，表现类似帕金森征。或者出现不自主舞蹈样动作、手足徐动、扭转痉挛、肌张力紧张等。有的患者，肢体肌肉可发生强直性痉挛，感到十分疼痛，甚至引起骨折。有的可发生癫痫性抽搐发作，以大发作或局灶进行性发作为主，而不见典型小发作与精神运动性发作。精神病学与临床心理学

**（四）精神科症状**

主要表现有：智能障碍，幼年起病者，可致轻到中度精神发育迟滞；慢性晚期患者也可发展至痴呆。少数早期患者可出现情绪不稳、焦虑、抑郁、记忆力减退、睡眠障碍等神经症综合征，或者癔症样发作。

但是，到精神病院就诊者，往往以精神病性症状为主，包括：各类幻觉、妄想、言语荒谬、思维障碍、举动幼稚愚蠢、行为紊乱等等。其临床表现往往类似精神分裂症或躁郁症（以躁狂状态较多见，而罕见重性抑郁状态）。在癫痫发作后，也可出现意识蒙眬状态。

## 三、诊断与鉴别诊断

对肝豆核变性症的诊断，首先应对它有所了解。因此病比较少见，对它不够认识，从而发生误诊者。其次，对有家族史、黄疸或肝病史、骨折史，以及具有震颤、口齿不清晰、帕金森征或不自主舞蹈等动作者，都应考虑或排除此病，需要进一步检查。①检查其角膜有无K-F彩色环，可疑时，则请眼科医生进行裂隙灯检查。②进行血清铜蓝蛋白测定，可发现明显低于正常水平。这两点是诊断此病的特征性指标。

在鉴别诊断方面，需要注意的是亨廷顿舞蹈症伴发的精神障碍。该病也有家族史，也可出现震颤、舞蹈等不自主动作以及其他锥体外系症状。然而亨廷顿舞蹈症是显性遗传，其上代父母之一必患该病，而与肝豆核变性症不同；更重要的是，上述两项特殊检查，皆为阴性。

有学者曾观察过一急性发病的男青年，因"感冒"发热，伴有情绪不稳、焦虑、紧张、严重失眠。当地医院诊断：①感冒。②神经症。虽经治疗，并无显效，介绍来本院就诊。

精神检查：符合神经症表现。体格检查：未见黄疸，肝脾未扪及，神经系统无阳性体征。双眼角膜上边缘有可疑灰暗色环，因此建议他去眼科作裂隙灯检查，并测定血清铜蓝蛋白，结果皆为阳性。再请神经科会诊，同意肝豆核变性症的诊断，即到神经科进行正规治疗。后来随访1年，病情尚稳定。如果没有考虑到肝豆核变性症的可能，并不进行上述检查，就很可能漏诊。

## 四、治疗与预后

对肝豆核变性症的治疗，当以铜络合剂为主。过去我们使用BAL（二硫氢丙醇），效果相当好。然而现在该药很难找到，而改用青霉胺，疗效似不如BAL。D-青霉胺的成人剂量：每次300～600mg，每日3次。如有不良反应，可改用乙烯四甲胺继续治疗，是十分必要的。

在饮食方面，应避免含铜量较高的食品，如豌豆、蚕豆、玉米、蘑菇、巧克力、甲壳类或螺蛳类软体动物、动物的肝与血等等。同时补充钙剂、维生素B族、葡萄糖等。

对患者伴发的精神障碍，可采用相应的精神科药物对症治疗。如对焦虑、紧张，使用抗焦虑剂；对情绪抑郁，使用抗抑郁剂——氟西汀等；对精神病性症状，可使用锥体外系反应小的非典型抗精神病药。

本病预后不良，急性发病病情严重者，可在半年左右死亡。亚急性发病者，病情往往持续发展，经过治疗，虽可暂时或部分缓解，但越发越严重，往往在发病后3～7年内死于肝功能衰竭或感染。

# 第四节 急性脑炎所致精神障碍

## 一、概述

广义的脑炎包括脑炎和脑病，有脑部感染的称为脑炎，有脑炎样症状和病理变化而无感染的称为脑病。脑炎的病原很多，有病毒、立克次体、细菌、真菌、螺旋体、寄生虫等。其中以病毒性脑炎较为常见，与精神科关系较密切，根据近代研究，引起病毒性脑炎的常见病毒有下列两大类。

**（一）DNA病毒**

1. 疱疹病毒　Ⅰ和Ⅱ型单纯疱疹病毒、水痘—带状疱疹病毒等。
2. 乳多孔病毒　JC病毒（进行性多灶性白质脑病）。
3. 逆转录病毒　HTLV-1病毒、HIV病毒（AIDS）。

**（二）RNA病毒**

1. 副黏液病毒　腮腺炎病毒。

2. **棒状病毒** 麻疹病毒、狂犬病病毒。
3. **虫媒病毒** 流行性乙型脑炎病毒。

病毒性脑炎按流行病学方式可分为散发性脑炎和流行性脑炎，后者主要为流行性乙型脑炎（"乙脑"）。我国在20世纪60～70年代散发性脑炎诊断较多，虽很多都未作病毒分离，但一般认为其病原学可能与病毒有关，因此统称为病毒性脑炎（"病毒脑"），此诊断名称虽不严格，但在当前病毒学研究尚不充分，很多医院尚缺乏有关实验室检测条件的状态，只能根据临床观察确立诊断。特异性脑炎是指一组可能与感染有关的脑病综合征，可能是由于病毒或其他感染引起的一种变态反应性脑炎。

## 二、临床表现

呈急性或亚急性起病，病前可有上呼吸道感染病史，发病时体温可达38～39℃，常见下述症状。
1. 意识障碍程度不等，开始时呈现意识水平下降，如嗜睡．严重时可出现昏迷。
2. 癫痫发作 主要是大发作、局限性发作及肌阵挛性发作。
3. 精神障碍 有1/3～1/2患者以精神障碍为首发症状，因此这类患者可先到精神病院就诊，表现为呆滞少语、情感淡漠、注意涣散、理解迟钝、言语减少、生活被动等，或表现为言语增多、情绪兴奋、行为紊乱、片断妄想、错幻觉等。根据精神症状，多误诊为精神分裂症。如果在遭受精神创伤后起病，易误诊为反应性精神障碍。体格检查可无阳性发现，或仅见不肯定的或不固定的神经系统体征。

有部分病例在疾病恢复后可遗留人格改变及智能损害。

## 三、实验室检查

血液白细胞检查可发现轻度增高。脑脊液检查约半数患者正常，部分患者脑脊液压力增高，细胞数增高，以淋巴细胞为主，糖和氯化物无改变，IgG指数可增高。脑电图检查可见弥漫性异常，或在弥漫性异常背景下出现较多高幅慢波，以δ波为主。头颅CT及MRI一般无特异性改变，有时在两侧大脑半球可见散在的斑片状低密度影。

病毒分离是最可靠的诊断，但目前技术上尚存困难。聚合酶链反应（PCR），或病毒抗体测定（如免疫酶链吸附分析法，简称ELISA）阳性有助于诊断。

## 四、诊断与鉴别诊断

（一）诊断条件
1. 颅内感染的依据：有急性或亚急性起病的弥漫性脑实质损害的临床表现，脑脊液正常或轻度炎性变化，脑电图弥漫性异常。有时头颅CT和MRI可见散在病灶。
2. 精神障碍可表现多种形式，但其发生、发展及病程应与本病有关。
3. 排除功能性精神障碍及其他颅内疾病。流行性乙型脑炎发生于夏末秋初流行季节，发热较高且持续，临床症状较严重，早期乙脑的特异性IgM抗体测定即呈阳性，可资鉴别。

（二）精神科诊断本病的有关问题

如果病例出现高热，有明显意识障碍，癫痫发作及存在明确的神经系统体征，则一般多去内科、传染科或神经科就诊，即使有一些精神症状，邀请精神科医生会诊，对于这样的病例，精神科医生都会从器质性精神病方面去考虑诊断，不致出现误诊。问题是如何面对一个以精神症状为主要临床表现的脑炎病例，做到早期确诊，这样的病例在精神科门诊及病房都可遇到，有的还是从其他医院介绍转来的，以下对于此类病例的诊断思路谈些体会。

1. 细察有无意识障碍存在 大多数患者如经细致观察，多可发现有不同程度的意识障碍存在，当意识水平下降时可出现反应迟钝，表情呆滞，理解困难，生活被动等现象。朦胧状态可见兴奋躁动，行为紊乱，也可有妄想与幻觉。有的病例虽在疾病初期意识障碍不明显，但随着病情发展，意识障碍可显得突出起来。所以观察意识障碍是否存在不仅是静态的，更要注意动态的。有时护理观察发现患者的精神症状晚上明显，白天安静，要注意是否属于亚谵妄表现。

2. 反复进行神经系统检查　这是确立脑炎的重要依据之一，以精神障碍为首发症状的病毒性脑炎病例往往有这样规律，开始时神经系统体征可能阴性或不固定，例如腱反射两侧轻度不对称，一侧病理征可疑等，以后重复检查时可能不出现，或异常体征的部位发生改变。此后随着病情发展，神经系统体征可变得明显和固定下来。临床上很多误诊就在于忽视神经系统体征的随访，一次检查阴性就"一锤定音"地排除脑炎诊断。

3. 不要忽略不典型病例　在精神病院所见到的病毒性脑炎病例很多是属于不典型的，例如体温不高，有的仅38℃左右，病前无上呼吸道感染史，血液白细胞正常，脑脊液检查阴性等，遇到这样病例出现误诊和漏诊属于情理中之事。据国内专家对精神病院所见脑炎的调查，门诊误诊率占77%，多数被误诊为精神分裂症。问题是要强调重视精神症状（尤其意识障碍）的观察及加强随访，特别当患者的临床症状发生转变时要随机应变地尊重现实。

4. 重视尿失禁现象　尿失禁对于器质性脑部疾病的诊断具有非常重要意义，例如有一次遇到一例由外院转来的精神病患者，表现呆滞少言，动作迟缓，家属未提供发热感染病史，反映患者有一次外出购物时竟尿裤，引起医者重视，即时进行脑电图检查，发现弥漫性慢波，拟诊为病毒性脑炎收住入院。以后病情日益加重，出现昏迷及癫痫发作，经神经科会诊确诊为病毒性脑炎，转入神经科治疗。

5. 脑电图检查的诊断意义　如上所述，限于目前的实验室水平，尚难根据实验室结果确定病毒性脑炎诊断。实践证明，脑电图检查是诊断本病较为实际且可靠的方法，我院诊断的病毒性脑炎病例，脑电图都发现弥漫性异常。因此临床上遇到不典型可疑病例，需及时进行脑电图检查。但要注意治疗后对脑电图的干扰情况，有很多病例刚入院时诊断为功能性精神病，采取氯氮平或电痉挛治疗，以后发现有意识障碍，进行脑电图检查，呈现弥漫性慢波，这种结果究竟是与原来的疾病有关，还是治疗引起，殊难鉴别。因此提醒一点，对于病毒性脑炎病例不宜过早采用可能会干扰脑电图检查结果的治疗措施，免得出现以后诊断上难解难分的局面。

## 五、治疗

### （一）内科治疗

尚无特效疗法，一般采用地塞米松或泼尼松治疗。有颅内压增高者用甘露醇等脱水剂，并注意全身营养及水电解质平衡。预防并发症。

如有单纯疱疹或带状疱疹感染史，可用抗病毒药阿昔洛韦，10mg/kg加入100mL溶液中，于1～2小时内滴完，每8小时1次，10日为1个疗程。有癫痫发作者，使用抗癫痫药。

清热解毒中药如大蒜叶、大青叶、板蓝根等有一定效果。

### （二）控制精神症状

有兴奋躁动者可用奥氮平、氟哌啶醇等药，剂量掌握要严格根据躯体状况，从小剂量开始，不要急于取得安静效果，否则容易掩盖意识障碍。呆滞、被动者可用舒必利口服或静滴，木僵者更宜。第二代抗精神病药副作用较小，都可选择应用。

### （三）人格改变

病毒性脑炎后出现人格改变的，可应用卡马西平、碳酸锂等，有助于稳定情绪及控制冲动行为。

## 第五节　颅脑外伤所致精神障碍

精神科临床与颅脑外伤问题的关系近年来日益密切，尤在司法精神病学鉴定中经常遇到涉及因果关系鉴定及伤残评定的案件，本文重点阐述颅脑外伤与精神科临床工作有关的基本问题。

## 一、颅脑外伤的分类

### （一）按病理解剖部位
分为头皮损伤、颅骨骨折和脑损伤三大类，又进一步分为开放性和闭合性损伤。

### （二）按颅脑外伤程度
国内分为四型。
1. 轻型　单纯脑震荡，无或有局限性颅骨骨折。
2. 中型　轻度脑挫伤，或伴有颅骨骨折，有蛛网膜下隙出血，无脑受压征。
3. 重型　广泛颅骨骨折、严重脑挫裂伤、脑干损伤或有颅内血肿。
4. 特重型　脑原发损伤严重，出现晚期脑疝。

## 二、病因及发病机制

脑损伤可以是直接的或间接的，后者是外力作用于身体其他部位，经过传导而间接引起脑损伤，例如胸部挤压所致脑伤、高处坠下足臀着地时外力传导所致脑伤，还有如头部从运动状态突然停止下来时的所谓"挥鞭样脑损伤"等。

脑损伤可以是原发性的或继发性的，继发性的有脑水肿和颅内血肿，后者如硬膜外血肿、硬膜下血肿、脑内血肿等，出血也可流入脑室或蛛网膜下腔。

脑挫伤急性期过后，由于胶质细胞增生、瘢痕形成，可遗留粘连、萎缩、脑室扩大等改变。

脑外伤所致精神障碍的发生机制除器质性因素外，还与社会心理因素有关。

### （一）器质性因素
与脑损伤程度、部位、时期及后遗症等有关。损伤程度越严重、范围越广泛，越容易引起精神障碍；但在慢性期，很多研究表明，损伤与后遗症程度并不成正比。损伤部位与精神障碍发生也是有关的，颞叶损伤最常出现精神障碍，其次是前额叶及额叶眶部，顶叶及枕叶损伤引起精神障碍较少。前额叶、颞叶损伤常引起人格改变，顶叶损害可引起认知功能障碍，脑基底部损伤可引起记忆障碍。

### （二）心理社会因素
包括受伤前的人格特征、对外伤的态度、外伤对生活及工作的影响、赔偿心理动机等。即使存在器质性因素，心理社会因素对疾病的发生、发展、预后等也起着重要作用。

## 三、颅脑外伤的精神障碍表现

颅脑外伤的精神障碍表现通常分为急性与慢性（远期）。急性期主要以意识障碍为主，轻度意识障碍表现神志恍惚，可能向朦胧、谵妄发展，严重时为昏迷。急性期患者通常在综合性医院急诊科诊治，急诊病史是精神科诊断慢性颅脑外伤相关精神障碍的重要依据。

慢性（远期）精神障碍有下列类型。

### （一）脑外伤性癫痫
可发生在脑外伤后任何时期，发作与脑内瘢痕形成和脑部萎缩有密切关系，发生在脑外伤后24小时之内，称为即时发作；在3个月内发作，称为早期发作；在3个月以上发作，称为晚期发作。绝大多数在2年内发作。

脑外伤性癫痫发作与颅脑外伤严重程度、闭合性或开放性及损伤部位有关。大脑皮质运动区、海马及杏仁核的损伤最常发生癫痫；颞叶内侧损伤可导致精神运动性发作；如伴颅内感染、血肿、凹陷性骨折时均易引起癫痫。

癫痫发作类型较多为局限性发作、大发作及精神运动性发作，很少典型小发作。

诊断脑外伤性癫痫的条件，根据Walker标准：
1. 有典型确实的癫痫发作。
2. 详细病史：严重颅脑外伤，外伤前无癫痫发作。

3. 癫痫发作类型和脑电图异常发现与颅脑外伤部位一致。
4. 排除外伤以外的脑器质性或躯体疾病所致的癫痫及原发性癫痫。
5. 实验室检查阳性发现：EEG、CT、MRI 等。

### （二）颅脑外伤所致智能障碍

本疾病发展有以下 3 种形式。
1. 颅脑外伤急性期症状消退后迅速出现进展性智能减退。
2. 急性期后有恢复过程，再逐渐出现智能减退。
3. 昏迷几周后部分恢复，然后缓慢地呈现智能减退。

临床表现以认知功能障碍为主，轻度者健忘、注意力减退、工作效率降低等，严重时始动性降低，行动迟缓，表情呆滞，淡漠或欣快，记忆减退，不自主发笑，定向障碍，生活不能自理等。但据调查，颅脑外伤所致持久性痴呆较为罕见。

### （三）颅脑外伤所致遗忘综合征

以记忆减退为突出临床表现，并不是指脑外伤后顺行性及逆行性遗忘症，而是由于与记忆有关的区域如乳头体、海马、穹窿、丘脑背内侧核等部位受到损伤有关。患者意识清楚，近及远事记忆都受累及，近记忆力障碍尤为明显，常有错构及虚构。

### （四）颅脑外伤所致人格改变

多见于严重脑外伤患者，特别累及颞叶、额叶等，常与智能障碍并存，表现情绪不稳，行为粗暴、固执、自私，缺乏进取心，不讲社会公德，不注意个人卫生，不关心自己前途，也不关心家人生活，可发生冲动攻击行为，也可出现种种违法行为，如流浪、偷窃、殴斗、色情行为。

### （五）颅脑外伤后综合征

CCMD-3 包括脑震荡后综合征及脑挫裂伤后综合征，两者的区别在于前者属轻度脑外伤，后者为脑挫裂伤；客观检查前者阴性，后者有阳性发现。临床表现相同，主要是神经症样表现，有头痛、眩晕、疲乏及内感性不适；情绪易激惹、抑郁、焦虑；主诉注意集中困难、思考迟钝、记忆减退；睡眠障碍；疑病症状；自主神经功能失调等，有的可出现癔症样发作。可持续数月，甚至更长时间。其症状可能出现器质性基础，但常与患者的心理社会因素有关，尤其当涉及责任和法律纠纷，如工作照顾和经济赔偿时，症状可加重或经久不愈。

### （六）颅脑外伤所致精神病性障碍和情感障碍

这主要指严重颅脑外伤作为直接原因引起的器质性精神障碍，有的表现妄想、幻觉等精神病性症状，类似精神分裂症，颞叶和边缘系统受累与这类精神症状发生有关。也有的表现为情感高涨或抑郁，类似情感性精神障碍，但这些病例的临床表现不典型，情绪高涨往往表现为欣快、不稳定；情绪低落者表现为少语、呆坐、动机缺乏。这类疾病诊断的基础是发现已存在的器质性损伤证据。

## 四、诊断与鉴别诊断

### （一）诊断步骤

1. 明确有无头部外伤史：这是确定颅脑外伤诊断的首要条件，颅脑外伤引起可以是直接的，也可以是间接的。诊断时不能仅靠供史人陈述及患者自诉，要对发生头部外伤现场进行调查，包括周围人提供的情况。

2. 明确头部外伤时有无意识障碍，包括昏迷时间。

意识障碍发生时可见面色苍白、四肢松弛、呼吸浅而不规则、血压降低、脉搏微弱等，清醒后有顺行性、逆行性或近事遗忘。

为了解患者的意识障碍情况及治疗过程，收集头部外伤后的急诊及住院病史有重要参考价值。

为了确定脑外伤的损伤程度，多年来国内外普遍采用格拉斯哥昏迷分级标准于临床（1974 年 Teasdale 和 Jennett 提出）。根据记分多少，决定有无意识障碍及其程度。最高总分为 15 分，最低总分为 3 分。总分越高，表明意识障碍越轻或无意识障碍；总分越低，表明意识障碍越重。以总分 8 分为界，8

分以下表示有昏迷。

根据记分，将意识障碍分为 3 型。

轻型：总分为 13～15 分，伤后意识障碍持续时间在 20 分钟以内。

中型：总分为 9～12 分，伤后意识障碍持续时间为 20 分钟至 6 小时。

重型：总分为 3～8 分，伤后昏迷或重度昏迷时间在 6 小时以上。

3. 躯体及辅助检查：包括全面的神经系统检查、脑脊液检查、脑电图、颅骨 X 线摄片、头颅 CT 及 MRI 检查、智力测定、神经心理学检查等。

### （二）明确颅脑外伤与精神障碍发生的关系

颅脑外伤后出现精神障碍并不一定与脑外伤有关，两者一般有下列关系。

1. 脑外伤直接引起精神障碍。
2. 脑外伤对潜在疾病的诱发作用。
3. 脑外伤使原来的精神疾病加重。
4. 与脑外伤有关的心理因素影响。
5. 由于原来的精神疾病导致脑外伤发生。

### （三）诊断过程中的注意事项

1. 辅助检查结果要进行跟踪观察，包括受伤当时及以后的对照检查，以了解脑部病变的演变及防止人为的伪差。
2. 详细调查患者外伤前的精神病史、癫痫发作史、病前人格及智能状况等。
3. 要排除其他病理因素对精神障碍发生的影响。
4. 要充分注意颅脑外伤后"疾病获益的心理机制"对精神障碍发生和发展的影响。

### （四）误诊的原因及防止对策

精神科临床医生对颅脑外伤病例的诊断经验相对缺乏，因此出现误诊的情况相当多见，需要引起重视。为防止误诊，需注意掌握下列几点。

1. 充分掌握颅伤和脑伤的区别　颅脑唇齿相依，颅伤包括头皮和颅骨，脑伤指脑实质受伤，有的患者头部受伤后出血很多，但检查后仅头皮受伤，对于这样病例不要误认脑实质一定受伤。

2. 病史了解　供史人对受伤现场不一定了解，但为了某种利益驱使，可能提供不确切的病史，如称患者头部受伤后昏迷几个小时，几日等。医生如果不作核实，偏听偏信，就会误以为患者有昏迷史。因此有必要对病史进行核实。

3. 神经系统检查及辅助检查　为了做到诊断的依据充分，客观检查必须动态进行，不但收集受伤后即时的，又要作随访检查。为了确定患者受伤后的心理学改变，有必要进行针对性的心理测验。凭主观印象容易出现误差。

精神科临床诊断经常出现的错误，是忽视病例的神经系统体征及辅助检查的客观发现，遇到家属提供病例有头部受伤"昏迷"史，之后出现了智能、人格改变，或精神病性症状，就任意地联系起来，诊断为脑外伤所致精神病。后来经过核实验证，否定昏迷史，神经系统及辅助检查又都是阴性，结果脑外伤的诊断被否定，这样的教训是很多的。要注意到一点，脑外伤所致智能障碍、人格改变及精神病性障碍都是发生在严重脑外伤的基础上，因此确立诊断时都强调具备客观检查阳性发现的证据，而且客观检查所发现的病变部位与精神障碍有关，否则诊断就不能成立。

4. 多科会诊　由于精神科医生对颅脑外伤知识的局限性，因此遇到较为困难的病例时，可以邀请放射科、神经内外科专家联合会诊，这样可以少走弯路。

### （五）鉴别诊断

典型的病例在诊断上并不困难，但由于颅脑外伤经常涉及法律纠纷及经济赔偿问题，所以人为的因素掺杂较多，精神科临床在做出该诊断时务必做到谨而又慎，鉴别诊断时特别需注意下列情况。

1. 关于颅脑外伤后反应性精神障碍　可由于轻度颅脑外伤或心理应激引起，临床表现符合"CCMD-3"应激相关精神障碍的特征，而神经系统及辅助检查却无阳性发现。诊断时需了解患者病前的人格特点、心理素质等。根据疾病程度可分为精神病状态和非精神病性障碍。

2. 关于脑外伤后智能障碍的诊断及有关问题　颅脑外伤后出现反应迟钝、呆滞不语、生活不能自理的病例甚为常见，诊断上首先要区别是属于真性痴呆，还是假性痴呆，有时两者鉴别相当困难，可参考以下几点。

（1）外伤的程度：真性痴呆多出现在严重脑外伤后，而假性痴呆多出现在轻度脑外伤后或仅有颅脑外伤的背景。

（2）病程演变过程：真性痴呆病程持续，很少出现明显反复；假性痴呆的智能障碍多见起伏，有时严重，有时却明显减轻。假性痴呆虽是可逆性的，但如果索赔纠纷长期未获解决，病情可迁延数年不愈，因此不能根据病程久暂作为鉴别依据。

（3）对环境的反应：真性痴呆者对外界漠然，对任何刺激缺乏反应；假性痴呆者对外界保持接触，当涉及与颅脑外伤有关问题时，可观察到有强烈的情感反应，而且有夸张做作性表现。

（4）营养保持状况：真性痴呆由于长期生活不能自理，经常存在营养障碍；假性痴呆则不然，长时期保持较好的营养状况。

（5）神经系统体征及客观检查的阳性发现有助于明确真性痴呆。

（6）麻醉分析：学术界认识不一致，对某些病例可能有助于鉴别。

另外，由于脑外伤后智能损害程度与伤残评定等级密切有关，因此尽可能利用现有检查手段以体现客观性，智力测验最为常用。但在此种场合中，智力测验的结果常受到许多因素影响，如：①患者伴发的其他躯体及精神情况：例如失语的患者就难以理解题意及充分表达自己的意思；其他精神症状的影响，如缄默、兴奋、紧张症等都难以配合检查。②患者索赔的心理机制会影响心理测验效果，据报道这些患者在接受测验时的"伪装坏"现象十分普遍。③在评价智力测验结果时要注意对照伤前的智力水平，这一点在司法鉴定的伤残评定中尤需注意。

如果确实发现有与颅脑外伤严重程度不相一致的痴呆，要注意可能伴发的其他情况，例如硬脑膜下血肿、正常颅压脑积水、同时存在的早老性及老年性痴呆、血管性痴呆等痴呆性疾病。

还有关于医疗观察期的问题，因为在颅脑外伤的急性期，会由于脑水肿等原因，可能会显现严重的智能障碍，经过一个时期的积极医疗和观察随访后，智能障碍程度会有减轻或消失，因此现在诊断时普遍主张要有一个医疗观察期，有的主张1～2年或2～3年不等，一般认为至少应有半年以上的医疗观察期，这样做出的诊断结论才比较可靠。

3. 区分精神病性障碍是颅脑外伤直接引起的，还是属于功能性精神病　最常见是颅脑外伤性精神病与精神分裂症的鉴别，根据精神病症状学表现可能无法区别，可根据下列几点：（1）是否确实存在脑外伤史。（2）根据客观检查有无严重脑外伤的证据。（3）精神症状是否发生在脑外伤后，还是此前已经存在。这项调查工作需要耐心细致，因为在这种情况下欲全面了解患者伤前精神病史会存在一定人为阻力。

## 五、治疗

急性期一般在综合性医院进行治疗。在从昏迷到清醒过程中有时出现过渡状态，如朦胧、谵妄等，患者可以出现定向障碍、兴奋躁动、错觉幻觉等，此时需要精神病学处理，可应用有镇静效用的抗精神病药，以氟哌啶醇、奋乃静最为合适，需注意药物镇静作用与重陷昏迷的鉴别。此类病例在过程中很可能会出现继发性的很多病理情况，需提高警惕。

人格改变时可用锂盐及卡马西平等心境稳定剂。当出现精神病性症状及情感障碍时当根据症状选择适当的抗精神病药及抗抑郁剂，剂量都宜从小量开始，并密切注意药物副作用及躯体的禁忌证。第二代抗精神病药虽然副作用较小，但由于价格较昂贵，在法律纠纷尚未了结的情况下，可能会增加复杂性，医生应在考虑背景的条件下谨慎使用。

存在智能障碍时，由于很多属于不可逆性，因此康复治疗有其重要意义。

# 第五章 情感性精神障碍

## 第一节 概述

### 一、病名

情感性精神障碍这一疾病名称,是我国《精神疾病分类方案与诊断标准,第2版修订本》(CCMD-2-R)中曾使用的。在20世纪50~70年代,数十年来一直称为躁狂抑郁性精神病或躁狂抑郁症,这两个名称把"躁狂"和"抑郁"两种状态都包括在内,实际上很多是单相抑郁,国内后来又认为存在单相躁狂,如果把躁狂和抑郁连在一起,似乎患者都会出现这两种状态,容易引起误解,有些患者(尤其是轻性抑郁症患者)和家属不大愿意接受。不论躁狂时的情绪高涨和抑郁时的情绪低落,都属于情感障碍,因此改称为"情感性精神病"。1984年曾在我国黄山召开一次全国性学术会议,即称为"情感性精神病学术讨论会"。在会上就有与会者提出,这一名称还是不妥,它混淆了精神病与非精神病性精神障碍的界限;本病患者大多数只是以情感障碍为其主要表现,而并不出现精神病性症状,还称不上是"精神病",属于精神病性的患者最多也不会超过半数。Pope等综合英国18篇本病的资料,共3 200例,发现有精神病性症状(分裂样症状)的占20%~50%。Taylor等报道52例中,Schneider一级症状的出现率为12%,紧张症状为14%。Pope等还报道一级症状在躁狂症的出现率为8%~23%,而抑郁症为16%以上。由此可见,笼统地一概称为"精神病"并不合适,何况现在的分类中把环性心境障碍和恶劣心境等也归入在内;而这些均应属于非精神病性精神障碍范畴,若以"精神病"冠名,则就不能归入了。

有人提出,命名为"情感性障碍"即可,内加"精神"两字,实为画蛇添足,大可不必。可以认为"情感性精神障碍"是专指某一类疾病,有其特定的范围;而"情感性障碍"可能理解为一种综合征,一种状态,范围更较广些;如激素所致的躁狂状态,是一种情感性障碍,但不宜划入情感性精神障碍的范围之中。另一个原因可能还照顾到名称使用的习惯,由"精神病"改称为"精神障碍",似乎比较顺理成章。

国际上,ICD-10和DSM-Ⅳ的分类中,均把本病改称为"心境障碍",ICD-4还在"心境"之后以括号注明为"(情感)",似乎心境和情感是同义字;这样我国CCMD-3亦称为"心境障碍",后亦以括号注明为"(情感性精神障碍)"。似乎前者是正规名称,推荐使用的名称,后者为保留名称,目前还允许使用的名称,这样既照顾到习惯的用法,又可与国际命名接轨。若咬文嚼字,仔细推敲来考虑问题,用于病名,"心境"比"情感"更妥帖些;因为在心理学上这两个词的含义是有区别的,根据这些区别,对精神疾病来说"心境障碍"似乎比"情感性障碍"更确切些。

1. "心境"所表现的内心体验常持续时间较长,可数日、数月,甚至数年。作为疾病来说,常持续一定时间,很多在诊断标准规定上有病程标准,如躁狂发作"至少持续已1周",抑郁发作"至少持续已2周",持续性心境障碍病程"至少已2年"等,均非几分钟或几小时的情感反应。

2. "心境"所表现的内心体验可轻可重,大多缓和而微弱,有时甚至难以发现,而不仅是一时有强烈的暴怒或悲观,而且作为疾病来说,症状可轻可重。轻躁狂和轻抑郁程度均较轻,环性心境障碍和恶劣心境程度更可轻到不符合"躁狂发作"和"抑郁发作"标准的程度。

3. "心境"是一种无明确定向的、弥散性的心理体验，只在心理上形成心理反应的背景，而并非单纯地指向某一事物。这也更符合本疾病的特点，躁狂症并非专对某一好消息而情绪高涨，兴高采烈，抑郁症也并非专对某一不愉快而心情低沉，痛不欲生。

4. 引起不同心境可有某些原因，多为持续较久的生活事件，有者可不一定有明显原因，或只是日常的细小改变，如阴雨霏霏、花开花落等。有者还与个体的主观世界，如性格、理想和世界观等有关。不像情感反应多由一定境遇所促发，有的情感性精神障碍可由一定的社会心理因素所诱发，有的却不明显，如反复发作的躁狂症或抑郁症，没有什么明显原因也会复发。恶劣心境更常与性格有关。

但考虑到"情感性精神障碍"这一名称，早已为人们所习惯使用，患者和家属一般也比较愿意接受，也不见得有严重的不科学。

## 二、流行病学

情感性精神障碍的流行病学研究可显示本病的患病率，以及一定时间内的发病率，并了解本病的危险因素；不仅为情感性精神疾病的预防提供信息，也为其诊断和治疗提出参考资料，也会有所帮助。

国内外对情感性精神障碍流行病学调查的结果，所报道数据的差距很大，其原因也很值得研究。以下列举出一些调查报告的资料。

### （一）国外资料

各种类型的情感性精神障碍的流行病学调查都有很多报道。

1. 非双相性抑郁症　根据美国、瑞典、丹麦、冰岛等北欧国家的报道，终身患病率为6.0%～18.0%，其中男性为2.1%～12.3%，女性为4.7%～25.8%。有的调查应用了精神分裂症与情感性精神障碍检查提纲（SADS）和研究用诊断标准（RDC），因此结论相当可靠，大致终身患病率为男2%～12%，女5%～26%。时点患病率报道更多，美国、欧洲、澳大利亚、亚洲和非洲某些国家的报道为0.49%～10.8%，其中男1.0%～3.2%（个别为14.3%），女1.0%～11.2%（个别为22.6%）。

非双相性抑郁症主要有两种：（重性）抑郁症与心境恶劣（相当于抑郁性神经症），前者的时点患病为10.3%，后者为7.5%。抑郁症的精神病性抑郁症调查比较困难，因此结论不一，高的为3.7%（男2.6%，女5.0%），有的仅为0.35%。

年发病率也有很多报道，纵向研究结果为162/10万（男82/10万，女247/10万）；病例登记研究结果为110/10万～519/10万（男130/10万～201/10万，女320/10万～500/10万）；精神病性抑郁为97/10万（男65/10万，女128/10万）。

2. 双相情感性精神障碍发　根据欧美一些国家报道，终身患病率为0.24%～1.6%，女0.91%～1.7%，时点患病率为0.05%～0.2%，日本报道也为0.2%。据欧美一些国家报道年发病率为2.8/10万，其中男2.4/10万～15.2/10万，女3.2/10万～32/10万。

总的看来，国外的资料显示患病率和发病率均较高，女性更高于男性，而各报道间的差距也很大。

### （二）国内资料

20世纪50～70年代已有不少地区对情感性精神障碍进行流行病学调查，患病率为0.002%～0.17%，仅为国外报道中的数字的数十分之一至数百分之一。20世纪80年代全国调查协作组组织精神疾病流行病学调查，采取了国际上较先进的科学合理的抽样方法和流行病学调查用的诊断标准，引进国外DSM和ICD当时的诊断系统，流行病学调查结果的数字就有所增加，有8篇关于情感性精神障碍的终身患病率的报道，为0.09%～12.00%，时点患病率为0.06%～0.89%。可见调查方法的改进，使患者减少遗漏，患病率显著提高，且比较正确，但与国外的数字比较，仍明显较低，且各报道差距也很大，表明仍有较大的调查误差。

我国台湾地区报道1946～1948年调查躁狂抑郁症的患病率为70/10万，1961～1963年为50/10万，也显得很低。国内外调查结果差距如此巨大，其原因可能与以下几点有关。

1. 人群生物学特征和社会文化背景不同。
2. 对情感性精神疾病的概念不同，所设定的调查范围不同，诊断标准不同；在相当长的时间里，我国对精神分裂症的诊断过宽，对情感性精神障碍的诊断过严。

3. 调查方法不同。

4. 在国内，当时进行流行病学调查认为抑郁性神经症和反应性抑郁症分别属于神经症和心因性障碍的范围，未列入于情感性精神障碍中，国外大多流行病学调查均列入。当时我国诊断为神经衰弱的患者甚多，美国 Kleiman 认为大多符合 DSM-Ⅲ抑郁症的诊断标准。

5. 我国对抑郁症患者常不认为是情感障碍，而且发现较多各种躯体症状，有的因有述情障碍，指情感表达不能或情感难言症。更难发现有抑郁等情绪障碍低落症状。除这些以外，还有一条十分重要的原因，我国社会中对精神疾病的认识普遍欠缺，对抑郁症，尤其是轻度的往往不易发现，不受重视，甚至因抑郁症而自杀者，公众还不认为是精神疾病所致。

在农村和文化落后地区更是如此，但即使在大城市，也难免有这种现象。此外，我国对精神疾病讳疾忌医的思想十分严重，精神疾病在社会上受到偏见和不公正待遇，也是十分常见的；因此即使有病也力加隐瞒，对外以"保密"为上，不愿去精神科就诊，流行病学调查时必然采取回避态度。

### （三）危险因素

哪些情况是情感性精神障碍的好发因素？这在流行病学调查中也获得很多资料，对疾病的防治有所帮助。

1. 性别　女性患病率约为男性2倍，日本山岛认为若包括抑郁性神经症和反应性抑郁症在内，男女之比可达 1∶4～1∶5。日本新福认为25岁以下、60岁以上的男女患病率均无显著差异，明显的差异仅发生在青中年时代，这可能与妇女的月经、妊娠和生育有关。近年来，男女在社会中地位差距缩小，患病率差距也在缩小。有报道认为双相情感性精神障碍的男女患病率差距不大。

2. 年龄　好发年龄为21～50岁，有人认为25岁左右和50岁左右为两个发病高峰期，还有报道于1～3月份出生者患病率较高。

3. 社会阶层　非双相性抑郁症社会各阶层患病率相仿，双相情感性精神障碍以较高的社会阶层患病率较高。

4. 家族史　先证者亲属的危险度约为对照组的1.5～3倍。

5. 婚姻　单身和离异者的患病率明显较高，但有人认为此系疾病之"果"而非"因"，不能因果倒置。

6. 童年经历　童年失去双亲，以后可能较易发生抑郁症。

7. 人格特征　有人认为缺乏活力、有不安全感、内向、缺乏自信和依赖性强等，常是抑郁症的人格特征。

8. 学历　文化程度较高者抑郁症可能较多。

9. 地区　各报道不一，有的认为城市高于农村；有的相反，农村抑郁症的患者症状以躯体不适为多，城市以类神经衰弱或精神症状为多。

10. 分娩与绝经　女性在此期间，抑郁症的发病率增加。

## 三、范围与分类

按照我国CCMD-3中情感性精神障碍的范围是指原发性的，其发病可与遗传、生物化学、神经递质、电生理、性别、年龄等生物学因素以及生活事件、社会环境、性格、文化等心理社会因素有关，而不是继发性的，既不包括脑和躯体疾病所致或伴发的躁狂或抑郁状态（如帕金森病所致抑郁、甲状腺功能亢进所致躁狂等），也不包括非体内产生的外来物质所致精神障碍（如酒中毒所致抑郁、激素所致躁狂等），并且也不包括其他精神疾病引起的情感障碍（如精神分裂症后抑郁、焦虑症伴有抑郁等）。

按照CCMD-3情感性精神障碍的大体分类很简单，符合躁狂发作或抑郁发作的疾病，就是躁狂症、双相障碍和抑郁症3种，不符合躁狂或抑郁发作、症状较轻并持续较久的为持续性心境障碍，其中包括环性心境障碍；又把过去CCMD-2-R等列入在神经症中的抑郁性神经症也归入其中，称为"恶劣心境"，另加其他，即包括了情感性精神障碍的全部内容。

CCMD-3进一步与国际上的精神疾病分类接轨，这次分类就要比过去的CCMD-2-R细得多，即把患者的目前情况、病情轻重和有无精神病性症状都分了出来放在诊断名称中。

国外对心境障碍的分类，更为详细庞杂，如 ICD-10 把有无躯体症状、病情轻、中或重都放到分类中去。我国 CCMD-3 则不把这些细分，而以第 5 位编码表明，如意识障碍（谵妄），伴躯体症状，慢性和缓解期等。

其他分类的方法还很多，上述的都是现行的情况，而在历史上对情感性精神障碍有过形形色色的理论和分类方法：如 Adolf Meyer 及其学生 Lewis 等后继者提出一元论分类方法，把各种抑郁状态视为一个连续谱；各种各类不多细分，只不过区分急、慢、轻、重而已。重性木僵性抑郁在连续谱的一端，轻或慢性在另一端。根据情感、思维和精神运动抑制的程度将抑郁症分为 4 类：①轻性抑郁症。②慢性抑郁症。③急性抑郁症。④木僵性抑郁症。

很多学者提出将抑郁症按二分法进行划分，但具体分法各有不同。

1. 按病因分类　分为反应性和内因性，或原发性和继发性两类。
2. 按症状分类　分为精神病性和神经症性，或激越性和迟钝性两类。
3. 按病程分类　分为双相和单相，或发作性和慢性两类。
4. 按理论分类　分为纯粹抑郁和抑郁谱系，或生物性和征象性两类。
5. 按年龄分类　如更年期、老年期等。

早在 1962 年 Leonhard 提出，躁狂症分成单相、双相两类，Augst 和 Perris 等认为有躁狂发作者，不论其有无抑郁发作，均为双相，只有仅为抑郁发作者才为单相。Dunner 等主张双相病例可进一步分成Ⅰ、Ⅱ两型，前者躁狂较为明显，而后者为轻躁狂。还有人提出抑郁症患者本人无躁狂发作，而有躁狂发作的家族史，称为双相Ⅲ型。

我国有学者认为如只有躁狂发作，且缓解 8 年以上，也可作为单相。以后国内也有不少仅有躁狂发作的病例。因此 CCMD-3 仍保留"复发性躁狂症"的名称，这是与国外分类不同的。有人将本病分为生物性和征象性两方面，前者指从家族史、神经生化与神经内分泌、神经生理、神经解剖发现和治疗等方面，后者指从起病、病程、转归、症状及严重程度等方面进行研究。

# 第二节　临床诊断基础

情感性精神障碍诊断强调基本症状，即"三高"与"三低"，在临床诊断时应全面掌握这些基本症状的特征，再注意与相关症状进行鉴别。

## 一、情感高涨

情感高涨是情感性精神障碍中躁狂症的常见症状和典型症状，表现为情感活动亢进、欢欣喜悦、兴高采烈、轻松愉快、得意扬扬。但也常伴有情感不稳定、易受激惹、顷刻间转喜为怒、翻脸不认人，为小事而大发雷霆；有的把几秒钟前还作为好朋友的人顷刻之间视作仇敌，时而把对方称作英雄人物，时而又说成一无是处。应与以下症状相鉴别。

1. 欣快症　是一种器质性的情感反映。患者常面露笑容、欣然自得。初看起来，似乎也有躁狂的色彩，但若仔细观察，就会发现两者有不少区别：①情感高涨常富有感染力，患者的兴高采烈，常会使周围在场的人似乎也会感到欢快喜悦，患者的戏谑言语会引得大家哄堂大笑。当然，患者的情感转为气愤，易激惹时又会使大家感到难以解释，不欢而散；欣快症只是患者脸上嬉笑，而缺乏内在的情感体验，也没有感染力，看了只感到患者的呆板、幼稚、"笑也笑得让人不舒服"。②情感高涨常伴有言语增多、思维奔逸、内容夸大、随境转移等特点；欣快症则多为沉默少言，思维迟缓，内容贫乏、缺少变化。③情感高涨者症状变化较多，与周围环境有较多联系；欣快症则症状少变，持续甚久，与环境缺乏联系。④情感高涨者智能无障碍，而欣快症可为痴呆的合并症状。⑤躁狂症多无原发器质性疾病的基础，欣快症是器质性症状，可查到相应的体格和实验室阳性检查结果。

2. 情感暴发躁狂症　发作时可表现为易激惹、发怒，伴冲动及攻击性行为。情感暴发可为癔症及急性应激障碍的临床表现，脑器质性疾病者有时也可以发生。躁狂症的易激惹、发怒仔在持续的内心体验基础，可为外界的细微动因促发雷霆大怒或狂暴行为。发作时如能转移患者注意，或做适当引导就可能"雨过天晴"，癔症或急性应激障碍的情感暴发有一定的或较明显的心理诱因，情感暴发是疾病发作的一种表现，心理治疗常可获效。由器质性疾病引起的，主要是情感不稳定，易从一极端变为另外一极端，如欣快转变为激怒，不一定由明显诱因引起。

精神分裂症也可有情绪激动、敌对、攻击性行为和冲动破坏等表现，大致有两种情况：一为受幻觉、妄想等其他精神症状的影响而引起，则可从这些存在的症状中找到原因，而且出于这些原因可反复发作。如有一偏执型精神分裂症患者打骂父母，认为是父母要害他、在他饮食中放了毒，又如一青春型精神分裂症患者常摔坏碗盘茶杯，经了解是受命令性幻听支配所致。另一为无目的冲动、攻击，则常为紧张型精神分裂症的激动所引起。这些都是精神分裂症患者本身存在的精神症状，并非对周围环境的即时反应。他们的行为常较怪异，有不可理解性和不可预见性、无联想加快、夸大自负等症状，而可有作态、扮鬼脸等；可能会带来更大的危害，发作时间较持久，单纯的解释和心理治疗常难以解决问题。

鉴别诊断的要点大致如以上所述，但具体的病例还得具体分析，有时遇到比较困难的，应详细了解情绪高涨或易激惹的前因后果以及其他方面精神症状和检查结果来综合判断。如有一位患者，50岁，平时并无情感高涨症状，但好恶作剧。常突然在人背后大叫一声，或猛然拍人肩膀，使人吓一跳，他也不表示高兴或气愤，而向人呆望或悄然走开。问他为何如此，答称"你们做医生的太舒服，也让你们吃一惊"。体格和实验室检查无阳性发现，病史中有乱花钱、乱请客、好管闲事等表现，但未发现有分裂性症状。最后还是考虑为躁狂症的不典型症状（恶作剧）。

## 二、思维奔逸

是躁狂症患者常有的症状。患者联想很快，典型者出现意连或音连症状，随境转移也是常可发生的，其特点是思维活动过程虽然敏捷快速，但其上下文之间总有一定联系或与环境有一定联想；但程度较重时，言语明显增多，这种上下文之间的联系会变得不紧密，有的是受患者思维活动快捷的影响，患者在谈话时想到或感到其他事情时，言语内容也会随之转变，看起来，语言间联系也会不明显，这时容易与思维散漫混淆，严重时甚至会与思维破裂或思维不连贯混淆。

思维散漫与思维破裂是精神分裂症的常见症状，一般认为意识障碍时可发生思维不连贯，与思维奔逸有以下几点不同。

1. 思维散漫、破裂和不连贯时，语速并不增快，甚至迟钝缓慢，有的似乎考虑良久才说出一句不相干的话来，或与上文没有含义上、发音上有任何联系，有时上下字句虽有一定联系，但内容在整个意义上另有所谈，使谈话失去中心内容，另辟新题，与环境也没有什么联系（可与随境转移相鉴别）；使人听了摸不到要领，难以理解患者要说明什么问题，因此与精神分裂症患者谈话，中间似乎隔有云雾薄膜，模糊不清，这就是患者存在思维散漫的后果。

有一位患者，企业管理研究生，原来口才很好，能言善辩，病后摘录一段谈话如下："企业管理说难也不难，但也不容易，世上本来无难事，问题在于你怎么去看，唯心主义行不通。我就这么认为，哪怕在美国，看问题也得实事求是，不同国家、不同民族，本质是一样的，要背叛也不行，学问再好也没用"。这段话虽然说每句之间不能说一点联系也没有，每个句子也没有语法错误，但结构十分松散，缺乏中心含义，虽能使人听懂每一句话的意义，但不能理解这段话能说明什么，这就是思维散漫而不是思维奔逸。

2. 思维奔逸常与高涨的情绪反应联系在一起，内容大多具有自负、夸大、洋洋自得、自以为是，谈话时不愿被人打断，有的还拖长音、打官腔，也在乎听者反应，若不听他会有意见，要求大家注意听他的"高论"。思维散漫或破裂则不然，患者自归自说，不关心周围环境，不注意是否有人注意倾听，甚至自言自语也无所谓，更不在乎听者能否理解其谈话内容，常缺乏相应的情感反应。

3. 思维奔逸程度较轻时，如患者的接触还是好的，能与之对话，回答问题切题，至少头一二句能切题回答，以后再转移到别处去；如问他"姓什么"，答称"本人姓张，张，张。姓张的有其伟大之处，所谓纲举目张,做事都应有个纲领……"思维散漫,尤其是思维破裂、不连贯者,其接触大多是有障碍的,不能集中注意与之对话;或若有所思以致可发生答非所问的情况,你讲你的,他讲他的,难以沟通。

4. 有意识障碍者的思维不连贯,则谈话可无完整句子,并有定向障碍、记忆受损、情感淡漠或困惑,有错觉、幻觉等症状,一般在思维奔逸时并不存在。如有一位脑炎患者,自言自语说:"叫人来,天啊,来去,可以来不行,叫人来……"虽然话也较多但绝非思维奔逸的表现。

## 三、语量和动作增多

躁狂发作时语量和动作均可增多,这是 CCMD-3 等诊断标准作为症状标准所列出的:但躁狂发作时也并非每个患者都增多,增多也不一定就是躁狂发作,因此出现这一症状时需要鉴别。躁狂患者的言语和动作增多常具有以下特点。

1. 与周围环境有密切联系,看到什么就讲什么、做什么。如在谈话时看到工人在扫地,就会转移话题,说"清洁工不怕脏,不怕累,打扫卫生为大家,环境干净人舒畅,看来平凡,实在伟大",边说边拿起扫帚也帮忙扫起来。这就是随境转移和好管闲事的表现,也是躁狂症的典型症状。

2. 言行内容有夸大、自负、乐意助人的表现,显得过分、不可信和戏谑性,以及有始无终、虎头蛇尾、难以完成目标、不负责任;或给人带来麻烦和不良后果,如挥霍浪费等。

3. 常伴有情感高涨、精力充沛、不需休息等症状。

4. 在不满意时易转变为易激惹、乱发脾气。

癔症和心因性障碍患者的言语增多,其内容多倾诉不愉快经历或内心不满,以争取别人的同情和支持,因此重复啰唆,或带有做作性、夸张性。

精神分裂症有系统妄想者的言行增多,均围绕其妄想进行,固执己见,意志亢进。青春型患者话多时则内容多杂乱,与环境少联系,行为受幻觉、妄想等支配;或本能活动亢进,对周围无感染力。紧张型患者的重复、刻板等言语和行为,则属于紧张综合征的范围,无目的性,言行多而单调。

意识障碍时言语和行为也可增多,但与周围环境更缺乏联系、无目的性.可为自言自语、重复动作、冲动行为等。对有些不典型病例的鉴别会有困难。

开始时考虑为轻躁狂,因:①过去有类似发作,恢复后无后遗症状。②急性起病。③话多,好谈性的问题。④谈话时眉飞色舞,表情丰富。⑤动作也增多。但考虑到有些地方不符合躁狂表现:上一次发作伴有发热,原因未查清;说话虽多,内容较单一(性的问题),不丰富;行为上言语内容不相称,"拍手蹬脚""扮鬼脸"等动作不可理解,并与周围环境脱节;喜欢谈性的问题而性欲并不亢进而与躁狂不符;就进一步为患者做某些检查,结果发现脑电图有较多的 δ 波,脑脊液细胞有 $41 \times 10^6/L$,神经系统有可疑的锥体束征,2 日后又有轻度发热,体温 37.6～38.1℃,血白细胞 $10.5 \times 10^9/L$。患者还有错认人、尿失禁等意识障碍症状,最后诊断为病毒性脑炎。

有些器质性疾病如病毒性脑炎症状可较复杂,在一定时间内情感症状可为其首发症状及主要症状,以后再逐步出现意识障碍和阳性检查结果,且有复发可能。因此对语量和动作增多的病例,应仔细观察和分析,躁狂症并非唯一可能的诊断。

## 四、谵妄

严重躁狂发作时可有意识不清,呈谵妄状态,称为谵妄性躁狂,而谵妄是急性器质性精神障碍的常有症状,因此需加以鉴别。

谵妄性躁狂的患者是病情重笃的表现,常有严重的精神运动性兴奋,可达到狂暴的程度,躁狂的基本症状如情感高涨、言语增多加快、思维奔逸、随境转移、行为鲁莽等均已消失不见:代之以定向障碍、行为紊乱、无目的性、冲动破坏、难以控制。常伴有各种幻觉,以视幻觉较多,思维不连贯,躯体可出现消耗性衰竭症状。

至于谵妄状态时伴有精神运动性兴奋,常有幻觉的意识障碍,由躁狂症程度严重而引起者不多,大部分由器质性疾病所致,因此对有谵妄的患者再不合作,也要尽力做好各项有关检,是诊断和排除器质性疾病所必需的。其次应考虑两点，可作为参考：①病史中症状的演变过程，是始终以意识障碍为主要表现，还是以分裂症状或情感症状为主要表现。持续时间长短也有参考价值，一般谵妄状态不致长年累月地持久存在；也就是说，对病情还需作纵向观察，患者发病前后的躯体情况、有无躯体症状（如发热、头痛、呕吐等）也应加以注意。②患者的过去史、个人史和家族史等，有时也有参考价值。

## 五、情绪低落

情绪低落是抑郁状态的基本症状，程度可轻可重，抑郁发作的诊断标准表明可以从闷闷不乐到悲痛欲绝，甚至发生木僵；而"恶劣心境"等精神障碍，常只是心境不良而已，达不到"抑郁发作"诊断标准所规定的程度。

最容易与情绪低落相混淆的是情感淡漠，后者是精神分裂症的常见症状，E.Bleuler 称其为基本症状之一，也可发生于慢性器质性疾病、分裂性人格等疾病。与情绪低落主要的区别有以下几个方面。

1. 情绪低落者的内心活动是苦闷、压抑、悲伤、烦恼、消极等负性情绪，仔细观察其表情，可发现有愁眉苦脸、郁郁少欢的脸。情感淡漠则多伴有思维贫乏，内心活动犹如一张白纸，既不高涨，也不低落，面无表情，即使遇有足以使一般人引起高兴、悲哀或忧虑之事，也无动于衷。

2. 情感淡漠者多伴有意志减退，不想活动，缺乏动力，一切事情都显得无所谓，对今后没有抱负，也没有打算，而情绪低落虽也可行动减少、缓慢，但意志不一定缺乏，对今后也可有看法和打算。如认为前途已无希望，害苦了家庭和亲友；或打算一死了之，自杀观念在脑中盘旋，或自责其罪，因内疚而有"赎罪"观念。

3. 情感淡漠大多持续时间较长，何时起病，何时可以消除常遥遥无期，十分缓慢，而情绪低落起病急缓不一，随着抑郁症病情程度而起伏。

精神分裂症与情感性精神障碍常会相互误诊，其原因之一即为情感反应的观察有误。情绪低落与淡漠在实践工作中有时鉴别十分困难，需进行耐心观察，与患者多方面谈话，看其相应的情感反应来分析。

情绪低落常并有相应的思维迟缓，消极悲观，行为减少，甚至企图自杀等情况。若有哭泣、叹气，却言语增多，内容凌乱或荒谬怪异，行为不可理解，则不一定是抑郁状态，而可能为精神分裂症的情感倒错等情况。

## 六、思维迟缓

抑郁症患者常有联想困难，思维缓慢，有些患者自己会感觉到"考虑问题没过去灵活，脑子好像生锈了"，说话也声音轻微，速度缓慢，数问一答，以沉默为多，这种情况常需与以下情况相鉴别。

### （一）痴呆

抑郁症状可在痴呆患者中出现，甚至是比较突出的症状，与痴呆的鉴别要点为以下几个方面。

1. 只要仔细了解和检查，能发现智能减退的病史和证据。
2. 智能障碍常缓慢起病，长期存在，逐渐加重，预后不良。而抑郁症状起病急、缓不一，有的可逐渐好转或时轻时重，或在疾病某一阶段存在。原发疾病加重时可被基本症状替代，如老年性痴呆在早期时伴有抑郁，后只见到越来越重的痴呆症状。
3. 痴呆的发生多无精神因素为诱因，抑郁症则常有。
4. 痴呆有相应的实验室检查的阳性结果。
5. 在患者合作时进行检查，所发现患者的智能和记忆等情况可资鉴别。

### （二）思维中断

有人形象地描写思维迟缓和思维中断的不同，思维活动有如管道中流动的液体，思维迟钝是所流的液体黏滞浓稠，缓慢行进，但却绵绵不绝；而思维中断所流液体清淡如水，流动通畅，但突然关闭，"流水中断"。精神分裂症患者可出现思维中断，有的可诉说思维的不由自主性，似有外力突然闯入，"再也想不下去了"。精神分裂症患者还可能受妄想、幻觉等其他精神症状的影响，使原来正在进行的思维和言语不能继续下去，如命令性幻听的突然产生，患者就不再继续谈话。

## 七、动作缓慢

典型的抑郁症患者，动作常迟缓呆板，甚至自主动作完全消失，达到木僵的程度。与其他疾病的动作缓慢的鉴别如下。

1. 智能减退时因行动能力减退，有的需一再考虑后才会付诸行动，有的失去快速做出行为反应的能力。如有一颅脑外伤患者，外伤后意识丧失约4小时，以后抽象思维能力半年来仍未恢复，一切行为都显得笨拙缓慢，注意力不集中，记忆力下降，近期发生的事多记不住，但表情平淡而非情绪低落。根据有明显颅脑外伤史，治疗困难，难以恢复等都与抑郁症时动作缓慢不同。器质性疾病可检查到阳性躯体和实验室检查的阳性结果，可资鉴别。在诊断抑郁症时，应充分排除器质性疾病所致抑郁症状的可能。

2. 强迫症患者难以摆脱的强迫观念和强迫动作，也会表现动作缓慢。强迫症患者的动作缓慢是由于动作的重复，明知不必要但不能控制。抑郁症的动作缓慢表现在对日常的所有动作是缓慢而不是重复，自身的体验是"快不起来"。

3. 精神分裂症患者动作也可迟缓，直至发生木僵或亚木僵状态，如紧张型精神分裂症患者行为刻板，也会显得似乎缓慢，有的患者好沉思冥想，可表现为发呆和动作迟缓，有的患者受幻觉、妄想等支配，不仅思维可以中断，而且动作也可受影响。单纯型精神分裂症或慢性患者，可有后遗懒散等症状，无所事事、不想活动、缺乏动力、意志减退，也会动作缓慢；也可伴有兴趣减退、怕烦、不愿与人交往、睡眠和食欲障碍等抑郁症症状，此时需与抑郁症作鉴别。但精神分裂症患者还有其他精神症状，而缺乏情绪低落、悲观消极等抑郁症状。

4. 心因性障碍时患者思维可黏滞于病前的精神因素，以致动作缓慢，并可有心灰意懒、消极悲观等抑郁症状；但其思想内容多与心理因素有关，预后较好。症状可因环境而变，与抑郁症所致的动作缓慢有所区别。

## 八、木僵

抑郁症病情严重时可发生木僵，但木僵患者不一定是抑郁症。常见可引发木僵的疾病有5种：器质性疾病、精神分裂症、心因性障碍、癔症和抑郁症。一般认为木僵是一种精神病性症状，这5种疾病若出现木僵，就到了精神病性的范围，是病情较重的表现，它们之间鉴别的要点有以下几个方面。

1. 器质性木僵和精神分裂症的木僵一般程度较重，可以脸面毫无表情，目的性动作完全消失，口中满蓄口水。不吐出也不咽下，大小便潴留，或可伴有蜡样屈曲。其他3种原因引起的木僵大多不致如此，面部可有悲苦、忧虑等表情痕迹。

2. 拨开眼睑、器质性和精神分裂症的木僵时眼球多保持不动，癔症多眼球上翻。

3. 器质性木僵由器质性疾病所引起，可检查到体格和实验室方面的阳性结果，其他几种则无明显阳性结果。

4. 癔症性木僵与周同环境尚可有一定联系，如人多同观、周围人们大惊小怪，就会症状加重，时间延长，并易接受暗示，心因性和抑郁性木僵可能感知周同情况，恢复后可回忆，但木僵时对环境改变缺乏反应。器质性则与环境无联系，也不能感受环境变化，恢复后不能回忆。

5. 癔症性木僵可为发作性，突然而来，骤然而止，一般时间持续较短。心因性木僵也是急性发作，可数分钟至数小时恢复，少复发。精神分裂症木僵起病可急性或亚急性，持续较久。抑郁性木僵的起病与病程随抑郁症病程而定。

6. 癔症性木僵对暗示治疗有效，有的患者表现双目紧闭，全身僵住不动，如在肌内注射一次注射用水，患者当即醒复，转为大哭大叫。其他几种木僵则多无效。

7. 麻醉分析对癔症性木僵不但可能解除木僵状态，有的患者还能与之交谈，让其疏泄心中郁闷而达到治疗目的。心因性木僵对麻醉分析也可能有效，有助于心理治疗获得成功。对抑郁性木僵和精神分裂症木僵进行麻醉分析也有成功可能，使患者木僵消除，可与其交谈；但以后还可能再次进入木僵状态。器质性木僵则麻醉分析不能成功。

8. 器质性木僵可伴有意识障碍。其他几种木僵虽不言不动，但一般意识清晰。不同原因引起的木僵状态，预后不同，治疗不同，鉴别十分重要。否则若误诊，甚至可引起严重的医疗事故，给患者造成不可弥补的损失。

## 九、睡眠障碍

可能引起睡眠障碍的原因很多，环境因素（如噪声、寒冷、高温、震动等），物质因素（如浓茶、咖啡、兴奋剂等），躯体因素（疼痛、咳嗽、胸闷等），心理因素（如激动、忧虑、气愤等）和精神疾病均可引起。

可以说大部分精神疾病都可能出现睡眠障碍，而情感性精神障碍时的睡眠障碍常有其特点。

1. 躁狂发作时因情绪高涨、行为增多、夸大自负、意志亢进而致睡眠减少。自认为不需要睡眠而致睡眠障碍，因此患者不愿上床，上床后因想做某些事而又起来运动，而这些活动虽是病态，可是都具有目的性。与精神分裂症的不协调性精神运动性兴奋不同，后者患者行为紊乱，多无目的性。与器质性疾病时的意识障碍也不同，如在谵妄状态时兴奋不安，或因有恐怖性幻视而恐惧叫喊或有自语、乱动以及在空中重复抓摸等无意义动作，而且常昼轻夜重，晚上难以入睡。

2. 抑郁发作时睡眠障碍几乎为所有患者所共有，典型表现为早醒，比平时要提早清醒 2～3 小时或更多，但也可表现为不易入睡、睡眠浅表、多梦等。少数抑郁症患者的睡眠障碍可表现为另一种形式——睡眠过多，甚至整日睡在床上，入睡时间也比平时多 3～4 小时或更长。

若做多导睡眠图检查，则抑郁症的睡眠障碍常有睡眠潜伏期延长，总睡眠时间减少，觉醒增多、早醒、睡眠效率下降，第一阶段百分比增加，睡眠减少和睡眠期相转换增多等。

以上这些多导睡眠图的改变，其他精神疾病也有可能发生。对抑郁症来说，特异性可能不高，而抑郁症尚有其特征性改变：REM 潜伏期缩短。正常成人平均 REM 潜伏期为 70～90min，抑郁症患者平均 REM 潜伏期只有 40～50min，较正常人明显缩短，这一改变几乎所有抑郁症患者都有，且不受年龄和药物影响，而与疾病严重程度有关，是抑郁症具有特征性的生物学标志。典型的抑郁症 REM 潜伏期呈双峰分布，一个高峰在入睡后 20min 之前，另一高峰在入睡后 40～60min。

抑郁症患者多导睡眠图的另一特征是 REM 睡眠密度相关，REM 同期数与抑郁发作次数相关，患者发作缓解后 REM 同期数也随之减少。Kupfer 等用 REM 潜伏期和密度的差异，对原发性和继发性抑郁症进行鉴别，准确率为 81%；若结合 δ 睡眠百分率对抑郁症中精神病性与非精神病性进行鉴别，准确率为 75%。有人以 REM 潜伏期结合 REM 睡眠百分比进行抑郁症与广泛性焦虑症的鉴别，准确率为 86.7%。老年性非妄想性抑郁症的 REM 潜伏期明显缩短，第一个 REM 睡眠周期延长和睡眠维持率极低，在与老年性痴呆的鉴别中具有重要的参考意义。

3. 其他精神疾病引起的睡眠障碍也可各有其特点，多与其原发疾病有关。如广泛性焦虑常因焦虑情绪而致失眠。惊恐障碍可因害怕发作而失眠。精神病患者可因妄想、幻觉等症状而继发失眠。神经衰弱患者唯恐失眠、情绪紧张不安而结果更导致失眠，且对睡眠问题过于重视，总嫌睡眠时间不足、深度不够、梦境过多、影响第 2 日精神活动等。

## 十、自杀

自杀的原因很多，CCMD-2-R 中列出 5 种主要原因为：①悲观绝望。②委屈抗议。③畏惧罪责。④迷信驱使。⑤精神障碍。这说明有自杀行为和自杀意念者不一定都是患精神疾病，精神状态正常的人也会因境遇和信仰等因素的影响而发生自杀。因此，对自杀这种行为应作有病还是无病的鉴别诊断。

非精神障碍性的自杀，在行为前情绪可以低落，需与抑郁症相鉴别，区别的要点除前者无其他精神症状外，还在于行为有可理解性，与其思想方法、文化背景、个性特征和环境遭遇等是相称的；而抑郁症的情绪低落与境遇不相称。某些原因引起自杀，行为前还可有情绪气愤、恐惧、激昂、固执等表现，则与抑郁症不同。

但精神疾病自杀率终究是很高的，有报道各类精神疾病总的自杀率约为 51/10 万，较一般人口高

6~12倍。因精神疾病自杀者占全部自杀者的比例，各家报道不一。有人认为包括酒精中毒、药物依赖在内，占所有自杀者的20%~30%，但也有报道占90%以上的。引起如此巨大差异的原因很多，如不易识别精神疾病，自杀死后做回顾性的诊断不一定可靠。同时选样的方法也很有关系，到精神科诊治的自杀者有精神疾病者自然较多，到综合医院接受治疗的企图自杀者，精神疾病的比例就明显较低。

在各种精神疾病中，抑郁症的自杀率最高，而且患者大多死意坚决，自杀的成功率高。有报道因精神疾病自杀者，抑郁症的自杀率为650/10万，高于一般人口（12/10万）的50倍，约有15%抑郁症患者死于自杀，女性抑郁症患者自杀率更高于男性，重症女患者较无精神疾病者自杀率可高出500倍。而恶劣心境（抑郁性神经症）虽也有情绪低落，有自杀意念和企图，但抑郁症状较轻，常想死而又怕死，瞻前顾后，自杀态度不坚决，致死者少。抑郁症的自杀风险因素包括未婚、单独生活、早年丧亲，既往有自杀未遂史和自杀意念等。躁狂症一般不发生自杀，但双相患者由躁狂相转为抑郁相时可发生自杀。

抑郁症有自杀未遂史者比例更高，至少有过一次者占患者的25%~50%，女性也高于男性。

社会上很多自杀的报道，包括不少知名人士的自杀，找不到自杀的原因，使人们乱加猜测。有些媒体更是渲染得沸沸扬扬，其实若能收集到自杀前的病史，多可发现有情绪低落、郁郁寡欢等抑郁表现，只是程度较轻，不致引起人们注意，或虽已有所觉察，但缺乏精神卫生知识而未引起重视，也有是受到名人心理的作怪，由于其特殊的社会身份，不愿接受心理障碍的事实。

除抑郁症外，其他精神疾病也可能引起自杀。酒精中毒所致精神障碍在精神疾病中自杀率占第2位，对有自杀意念和企图者应了解有无饮酒嗜好和有无酒精中毒的表现，海洛因等毒品依赖和戒断都可能引起自杀。脑外伤、癫痫、脑炎、帕金森病、Huntington舞蹈病等器质性疾病，不但可引起患者情绪低落，而且也可能发生自杀行为。

精神分裂症的自杀率较高，是本病患者死亡原因之一（占精神分裂症患者死亡10%~13%）。抑郁症状在精神分裂症的全过程中都可能伴有，不论急性发作期、康复期和慢性期均有自杀的可能。而且精神分裂症患者的自杀，不一定是抑郁情绪所致，幻觉、妄想、逻辑倒错、冲动行为等均可能导致自杀行为。如强迫症、疑病症等神经症，因精神上深受疾病折磨之苦，医治无效，感到难以自拔，不堪忍受而自杀的。甚至人格障碍、神经性厌食症、贪食症等非精神病性精神障碍，自杀率也高于一般正常人群。其他疾病引发自杀意念和企图，应与抑郁症鉴别而采取相应的有效治疗和预防措施。

## 第三节　鉴别诊断

### 一、继发性心境障碍

脑器质性疾病、躯体疾病、某些药物和精神活性物质等均可引起继发性心境障碍，比如皮质醇、异烟肼和苯丙胺等导致躁狂样表现，利舍平、甲基多巴和可乐定等导致抑郁综合征表现。继发性心境障碍与原发性心境障碍的鉴别要点：

1. 前者有明确的器质性疾病，或有服用某种药物或使用精神活性物质史，体格检查有阳性体征，实验室及其他辅助检查有相应指标的改变。

2. 前者可出现意识障碍、遗忘综合征及智能障碍，后者除谵妄性躁狂发作外，无意识障碍、记忆障碍及智能障碍。

3. 器质性和药源性心境障碍的症状随原发疾病的病情消长而波动，原发疾病好转，或在有关药物停用后，情感症状相应好转或消失。

4. 某些器质性疾病所致躁狂发作，其心境高涨的症状不明显，而表现为易激惹、焦虑和紧张，如甲状腺功能亢进；或表现为欣快、易激惹、情绪不稳，如脑动脉硬化时，均与躁狂症有区别。

5. 前者既往无心境障碍的发作史，而后者可有类似的发作史。完善的病史追问，详细的躯体、神经系统检查，辅以相关辅助检查可提供重要证据。

## 二、精神分裂症

精神分裂症的早期可出现精神运动性兴奋，或出现抑郁症状，或在精神分裂症恢复期出现抑郁，类似于躁狂或抑郁发作。其鉴别要点为：

1. 精神分裂症出现的精神运动性兴奋或抑郁症状，其情感症状并不是原发症状，而是以思维障碍和情感淡漠为原发症状，虽然情感淡漠患者外表有时类似情绪抑郁，但两者的本质区别在于情感淡漠的患者缺乏情绪抑郁时悲观、绝望、自卑、自责等强烈的负性体验；与之相反，心境障碍则以心境高涨或低落为原发症状。

2. 精神分裂症患者的思维、情感和意志行为等精神活动是不协调的，常表现为言语零乱、思维不连贯、情感不协调，行为怪异；急性躁狂发作可表现为易激惹，亦可出现不协调的精神运动性兴奋，若患者过去有类似的发作而缓解良好，或用心境稳定剂治疗有效，应考虑诊断为躁狂发作。

3. 精神分裂症的病程多数为持续进展或发作性进展，缓解期常有残留精神症状或人格的缺损；而心境障碍是间歇发作性病程，间歇期基本正常。

4. 病前性格、家族遗传史、预后和药物治疗的反应等均可有助于鉴别。

## 三、心因性精神障碍

心因性精神障碍中创伤后应激障碍常伴有抑郁，应与抑郁症鉴别。心因性精神障碍与抑郁症的鉴别要点为：

1. 前者常在严重的、灾难性的、对生命有威胁的创伤性事件如被强奸、地震、被虐待后出现，是以焦虑、痛苦、易激惹为主的情感障碍，情绪波动性大，症状内容往往与创伤性经历密切相关，无晨重夕轻的节律改变；后者也可有促发的生活事件，但临床上以心境抑郁为主要表现，且有晨重夕轻的节律改变。

2. 前者精神运动性迟缓不明显，睡眠障碍多为入睡困难，有与创伤有关的噩梦、梦魇，特别是从睡梦中醒来尖叫；而抑郁症有明显的精神运动性抑制（迟缓），睡眠障碍多为早醒。

3. 前者常重新体验到创伤事件，有反复的闯入性回忆、易惊等。

## 四、抑郁症与恶劣心境障碍

国内外随访研究表明两者之间无本质的区别，同一患者在不同的发作中可一次表现为典型的抑郁发作，而另一次可为恶劣心境障碍，只是症状的严重程度不同，或病期有差异。更有一些研究发现许多恶劣心境障碍的患者在病程中会有抑郁症发作，从而构成所谓的"双重抑郁症"。但有人认为两者之间仍有区别。主要鉴别点为：

1. 前者以内因为主，家族遗传史较明显，血清 DST、$T_4$ 和 $T_3$ 有改变；后者发病以心因为主，与人格特点关系密切，家族遗传史不明显，血清 DST、$T_3$ 和 $T_4$ 改变不明显。

2. 前者临床上精神运动性迟缓症状明显，有明显的生物学特征性症状，如食欲减退、体重下降、性欲降低、早醒及晨重夜轻的节律改变；后者均不明显。

3. 前者可伴有精神病性症状，后者无。

4. 前者多为自限性病程，后者病期冗长，至少持续 2 年，且间歇期短。

5. 前者病前可为循环性格或不一定，后者为多愁善感，郁郁寡欢，较内向。

## 五、躁狂症和抑郁症与环性心境障碍

主要区别在于后者心境障碍的严重程度较轻，均不符合躁狂或抑郁发作的诊断标准，且不会出现精神病性症状。

## 六、单相抑郁和双相抑郁

双相抑郁（尤其是首次发作为抑郁发作的患者）极易被误诊和不恰当治疗，误诊为单相抑郁的比率高，双相抑郁与通常所指的抑郁障碍（单相抑郁、心境恶劣）必须鉴别。一些研究发现为数不少的双相抑郁（特别是双相Ⅱ型抑郁）最初都被诊断为单相重性抑郁。

必须认真鉴别的原因如下：

1. 70%的双相障碍患者以抑郁为首发；单相重性抑郁发作患者中约30%实为双相障碍而被误诊。

2. 双相抑郁与单相抑郁的治疗原则截然不同，以单相抑郁发作的治疗原则处理双相抑郁患者会产生严重后果，如引发药源性转相、快速循环发作、混合发作等难治状态。

3. 导致慢性反复发作率和自杀率增高（10%~20%）、合并躯体疾病增多、疾病负担增高。

具有以下症状特征的抑郁发作应高度警惕为双相抑郁：①25岁以前的早年发病者，年龄愈早，首发的抑郁是双相抑郁障碍的可能性愈大，高峰在15~19岁；②显著的心境不稳定、波动性大，如抑郁、焦虑、欣快、烦躁不安、紧张、激越、易激惹、冲动、愤怒甚至狂暴等短暂发作（持续1~2天），多预示为双相抑郁；③抑郁发作伴不典型特征，如食欲亢进、体重增加、睡眠过多、伴精神病性特征；④抑郁障碍频繁发作，一年内发作4次或4次以上，如发病急骤、频繁、缓解快，往往提示为双相抑郁；⑤有抗抑郁剂所致躁狂史；⑥有双相障碍家族史，特别是躁狂发作家族史，是双相抑郁的重要因素；⑦病前具有情感旺盛或循环气质的抑郁患者，又易于自然转躁或治疗性转躁的抑郁发作，应视为双相抑郁；⑧产后抑郁、季节性抑郁；⑨边缘人格障碍与双相障碍关系密切，双相患者与边缘人格障碍共患率是单相患者的8倍，全部边缘性人格障碍者中，有44%曾患有双相Ⅰ型或双相Ⅱ型障碍，如将抗抑郁药所致轻躁狂考虑在内，则上升至69%。

总之，典型病例一般鉴别起来较容易，为了提高诊断水平需要做好以下几个方面：①医师给予有关正确诊断的相关培训十分重要；②精确的收集病史资料；③仔细询问家族史；④从患者的家属和亲友中获取资料；⑤纵向的追踪（采用书写情绪变化日记的方法）；⑥增加患者对双相障碍症状的警觉性．特别是轻度的情绪高涨。

## 第四节 治疗

应采取药物治疗为主，心理治疗、物理治疗如无抽搐电痉挛等综合治疗原则，心境障碍复发率高，治疗的目标除缓解急性期症状外，还必须坚持全程治疗原则，长期治疗以阻断其反复发作。

治疗过程包括急性治疗期、巩固治疗期及维持治疗期。急性期治疗，主要目的是消除症状，一般8~12周，采用足剂量足疗程，可以采用药物治疗、电抽搐治疗等；巩固期治疗，主要目的是预防复燃（保持急性期相同的剂量），所有的患者至少应药物治疗9个月，WHO指出应至少6个月，否则约40%~60%患者病情复燃，多采用药物治疗和心理治疗；维持期治疗，主要目的是预防复发，多采用药物治疗、心理治疗、康复治疗。

### 一、双相情感障碍药物治疗

#### （一）心境稳定剂

心境稳定剂是双相情感障碍治疗的基础药物，其概念为能有效控制躁狂症状，不引起疾病转相或者变频，长期使用可预防复发。目前，比较公认的心境稳定剂包括碳酸锂及抗抽搐类药，如丙戊酸盐，卡马西平。已有大量临床研究显示，其他一些抗抽搐类药，如拉莫三嗪、加巴喷丁，以及某些抗精神病药物，如氯氮平、奥氮平、利培酮、喹硫平、阿立哌唑和齐拉西酮等，可能也具有一定的心境稳定剂作用，可列为候选的心境稳定剂。由于双相障碍的临床现象复杂，单药治疗常无法消除全部症状，此时应采取两种以上药物的联合治疗。

1. 锂盐　临床上常用碳酸锂，它既可用于躁狂的急性发作，有效率约80%，同时对躁狂和抑郁复发有预防作用。对抑郁障碍的治疗作用不够理想，但对双相抑郁有一定的疗效，对难治性抑郁有增效作用。可使双相情感障碍维持期治疗阶段的自杀行为减少85.7%。对混合发作和分裂情感性障碍效果相对较差，对双相情感障碍的快速循环发作的治疗作用不佳。

碳酸锂起效较慢，一般起效时间为 7～10 天，需要持续用药 2～3 周才能显效。急性躁狂发作时碳酸锂的剂量为 600～2 000mg/d，一般从小剂量开始，3～5 天内逐渐增加至治疗剂量，分 2～3 次服用；维持治疗剂量为 500～1 500mg/d。老年及体弱者剂量适当减少，与抗抑郁药或抗精神病药合用时剂量也应减少。由于锂盐的治疗剂量与中毒剂量比较接近，在治疗中除密切观察病情变化和治疗反应外，应对血锂浓度进行监测，并根据病情、治疗反应和血锂浓度调整剂量。急性期治疗血锂浓度应维持在 0.8～1.2mmol/L，维持治疗时为 0.4～0.8mmol/L，血锂浓度的上限不宜超过 1.4mmol/L，以防止锂盐中毒。红细胞内锂盐浓度测定更具有参考价值。

常见的药物不良反应包括口渴、多尿、震颤或金属味，也有迟钝和胃肠道不适等症状，可诱发甲状腺功能减退，少数病例也可引起肾毒性。当血锂浓度达到或超过 1.5mmol/l，会出现不同程度的中毒症状。早期中毒症状表现为不良反应的加重，如频发的呕吐、腹泻、无力、淡漠，肢体震颤由细小变得粗大，反射亢进。血锂浓度如超过 2.0mmol/L，即可出现严重的中毒症状，表现有意识障碍、共济失调、吐字不清、癫痫发作乃至昏迷、休克、肾功能损害。一旦发生中毒征象，应立即停药，注意水电解质平衡，应用氨茶碱碱化尿液，以甘露醇渗透性利尿排锂，不宜使用排钠利尿剂，严重病例必要时给予血液透析，并给予对症和支持治疗。

患者血锂浓度在临界水平时，应注意是否诱发甲状腺功能减退的情况。锂盐经肾脏完全排泄，有肾脏疾病者应该慎用，锂盐不经肝代谢，因此双相障碍有肝脏疾病者，选择锂盐是最佳的治疗方法，服药期间不宜使用低盐饮食。治疗急性躁狂发作时，在锂盐起效以前，为了控制患者的高度兴奋症状以防患者衰竭，可合并抗精神病药或电抽搐治疗。在合并电抽搐治疗时，由于锂盐具有加强肌肉松弛剂的作用，使呼吸恢复缓慢，故剂量宜小。

2. 抗惊厥药　此类药物主要有卡马西平、丙戊酸盐（钠盐或镁盐）和拉莫三嗪等。广泛用于治疗躁狂发作、双相情感障碍维持治疗及用锂盐治疗无效的快速循环型患者。丙戊酸盐对快速循环发作及混合发作效果均较好，并对双相情感障碍有预防复发作用。拉莫三嗪对双相抑郁疗效好，对躁狂发作的治疗及预防作用不及锂盐，对单相抑郁患者无效。

丙戊酸盐的治疗剂量均为 400～1 200mg/d，药物使用前，应检查血细胞计数和肝功能情况，以及妊娠试验检查，这是由于该种药物可致胎儿神经系统的损害，血小板减少和转氨酶升高，常为自限性过程，但仍然需要注意加强化验检查。研究报告，10 岁以下的患儿，予以某些抗惊厥药物治疗时，可出现致命性的肝损害。丙戊酸盐常见不良反应为胃肠道症状、震颤、体重增加等，少数可出现嗜睡、共济失调、脱发、异常兴奋与烦躁不安等，偶见过敏性皮疹、血小板减少症或血小板凝聚抑制引起异常出血或瘀斑、白细胞减少或中毒性肝损害，极少数发生急性胰腺炎，为一种罕见的特异性反应。丙戊酸盐可与碳酸锂联用，但剂量应适当减小。

卡马西平通常根据药物反应，而不是血药浓度确定用药剂量，一般的血药浓度为 4～12μg/mL。卡马西平用药前，需检查肝功能、血细胞计数、心电图、血清离子、网织红细胞和妊娠试验等，卡马西平常见不良反应包括呕吐、镇静和共济失调，少见肝脏毒性、低钠血症或骨髓抑制，有 10% 者出现皮疹，少数出现致命的剥脱性皮炎（Stevens-Johnson 综合征）。开始剂量为 200～600mg/d，并根据临床效果，每 5 天调整剂量，达到治疗剂量后 7～14 天，症状可有改善。由于卡马西平的药物互相作用复杂，因此成为二线药物，作为有效的酶诱导剂，卡马西平能降低其他精神药物（如氟哌啶醇）的作用；卡马西平有自身诱导作用，在治疗的最初几个月，通常需要逐渐增加药物剂量，并予以维持治疗。

拉莫三嗪目前认为是一种新型心境稳定剂。研究发现拉莫三嗪对双相抑郁患者有抗抑郁作用且不增加其转躁率、能预防或减少双相障碍患者的复发、延长心境稳定期、对抑郁复发的预防优于躁狂相、对双相Ⅱ型疗效优于双相Ⅰ型，对躁狂治疗及预防作用不及锂盐。主要用于双相抑郁急性期治疗、双相障碍患者维持期治疗，治疗剂量为 100～400mg/d。拉莫三嗪的不良反应为头痛、头晕、震颤、嗜睡、恶心、共济失调和皮疹。皮疹发生率为 9%，机制可能是过敏，多发生在第 5 天至第 8 周间，皮疹为点状、散发，无皮肤水肿，不波及眼、唇和嘴，无其他系统症状，多数轻微且为一过性。少数可发展成恶性皮疹称 Stevens-Johnson 综合征，严重者可导致死亡，皮疹特征与良性皮疹相反，多融合，波及多个系统等。如果拉莫三嗪剂量过大，加药速度过快，皮疹发生率便会增加，常规加量速度宜缓，一般前 1~2 周给予 25mg/d，3~4 周增至 50mg/d，以后每周增加 50mg。与丙戊酸盐合用时，拉莫三嗪加量速度是常规速度的 1/2。对良性皮疹，应减量或停止加量，直至皮疹完全褪去。对恶性皮疹，应立即停药，并检查是否有其他系统受损害，并积极治疗。

有研究表明，托吡酯治疗双相障碍有效，不良反应包括疲劳和认知迟钝，该药独特之处是可致体重减轻。某些体重超重的双相障碍患者，使用托吡酯作为辅助的药物治疗，平均体重减少 5%，通常开始剂量为 25~50mg/d，最高剂量至 400mg/d。

### （二）第二代抗精神病药

不论是第一代或第二代抗精神病药物在治疗双相情感障碍中疗效肯定，但是第一代抗精神病药因为不良反应大，可能影响认知功能，诱发抑郁发作，不适合长期维持使用。而第二代抗精神病药物不良反应较小，不仅对躁狂发作有效，更因其对抑郁发作有效，在双相情感障碍治疗中得到广泛应用。第二代抗精神病药物中的氯氮平、利培酮、奥氮平、齐拉西酮和阿立哌唑，在双相障碍的急性期治疗阶段，可作为主要治疗药物或与心境稳定剂联合使用。抗精神病药物的使用剂量视病情严重程度及药物不良反应而定。

### （三）苯二氮䓬类

在双相情感障碍的治疗中作为辅助用药，常用者有艾司唑仑、阿普唑仑、劳拉西泮、氯硝西泮等。口服适用于抑郁发作伴有焦虑和失眠者，但不宜长期大量服用，以免致药物依赖。当躁狂发作有过分兴奋或行为紊乱时，可予氯硝西泮注射剂，每次 1~2mg 肌注，每日可给药 1~2 次至症状控制。苯二氮䓬类药物中的劳拉西泮和氯硝西泮具有抗躁狂作用，起效快，作用时间短，并能肌注给药，在躁狂发作早期治疗阶段常与心境稳定剂短暂联合使用，以控制兴奋、激越、攻击等急性症状，在心境稳定剂的疗效产生后即可停止使用。这些药物并不属于心境稳定剂，不能预防复发，且长期使用可能出现药物依赖。

### （四）抗抑郁药物

在双相障碍治疗中，应用抗抑郁药物可能诱发躁狂或轻躁狂发作，或使发作频率增加，或促发快速循环发作，因此原则上慎用抗抑郁剂。必要时可在足够治疗剂量的心境稳定剂基础上，加用合适的抗抑郁剂治疗。应首先选用诱发躁狂发作较少的选择性 5-羟色胺再摄取抑制剂（SSRIs）及 NE 能和特异性 5-HT 能抗抑郁药（NaSSA）类药物，其次为三环类、四环类药物；当伴有焦虑时可选用 5-HT 及 NE 再摄取抑制剂（SNRIs）和 NaSSA 类抗抑郁药。一旦抑郁得到控制，即应逐渐酌情停用抗抑郁剂，并继续原心境稳定剂维持治疗。对伴有拒食或严重自杀观念或企图者，或难治患者，可以给予电抽搐治疗。对抗抑郁剂效果不好者可加用增效剂，抑郁缓解后继续用原心境稳定剂治疗。

### （五）增效剂的使用和药物联合使用

对于难治性双相障碍患者，特别是难治性双相快速循环发作患者，其他类型的心境稳定剂、钙通道拮抗剂、甲状腺素、5-HT1A 受体拮抗剂（如丁螺环酮、吲哚洛尔）等，可考虑作为增效剂与心境稳定剂联用。已有一些开放研究表明，吲哚洛尔能增强 SSRIs 的抗抑郁作用。临床上可以作为一种抗抑郁药的增效剂用于双相障碍的治疗。联合治疗药物组合要注意药物相互作用对疗效和安全性的影响。如快速循环发作的治疗除控制急性发作外，最主要的是阻断其反复频繁发作，锂盐疗效欠佳，以选用丙戊酸盐或卡马西平为宜，常需两种以上的心境稳定剂联合治疗。

## 二、抑郁发作的药物治疗

抑郁发作的治疗药物的选择应充分考虑患者的特点及药物的特点。如果患者为双相障碍的抑郁发作，最好选择诱发躁狂可能性较小的药物，同时使用心境稳定剂治疗，甚至有人主张，双相情感障碍患者即使为抑郁发作，也应尽量不用抗抑郁药。

抗抑郁药是当前治疗各种抑郁障碍的主要药物，能有效解除抑郁心境及伴随的焦虑、紧张和躯体症状，有效率约为 60%~80%。第一代三环类抗抑郁药（TCAs），疗效确切，价格低廉。但其安全性较差，过量中毒时致死率高。而且这类药物的不良反应较多，尤其是镇静、抗胆碱能和心血管不良反应。目前，治疗抑郁症的首选药是SSRIs，与TCAs相比，其过量服用安全性高、不良反应少，使绝大多数患者均可在门诊接受治疗，而且对其工作、生活等方面影响很小。每日1次的给药方案，使患者的服药依从性大大提高。其他新型抗抑郁药物尽管药理作用部位和抗抑郁作用机制各不相同，但均与NE和（或）5-HT系统有关。其疗效和起效时间与TCAs或SSRIs相当，不良反应低于TCAs，与SSRIs类似。

### （一）抗抑郁药的治疗原则

1. 治疗前向患者及家属阐明药物性质、作用和可能发生的不良反应及对策，争取他们的主动配合，能遵医嘱按时按量服药。

2. 尽可能避免单纯对症治疗（如专门针对激越、失眠、记忆障碍等症状的治疗），因为绝大多数症状均符合某种特定的诊断类型。

3. 针对疾病的病程特点采取相应治疗。如急性期治疗尽快控制症状；巩固治疗以预防复燃；维持治疗以减少疾病复发。倡导全程治疗，单次发作的重症抑郁，50%~85%会有第2次发作，因此常需巩固和维持治疗以防止复发。

4. 全面考虑患者的症状特点、年龄、躯体情况、对药物的耐受性、有无并发症等方面进行个体化合理用药；采取剂量逐渐递增的方法，尽可能使用最低有效剂量，小剂量疗效不佳时，根据不良反应和耐受情况逐渐增至足剂量并坚持足够疗程。如仍无效，可考虑换用其他药物。应注意氟西汀需停药5周后才能换用单胺氧化酶抑制剂（MAOIs），而其他的SSRIs亦需停药2周后才可换用MAOIs类药物。同样，MAOIs类药物停用2周后才能换用SSRIs类药物。

5. 尽可能单一用药，当足剂量、足疗程治疗和换药无效时可考虑2种抗抑郁药联合使用。

6. 治疗期间密切观察病情变化和不良反应，并及时处理。

7. 根据心理-社会-生物医学模式，心理应激因素在本病发生发展中起到重要作用，因此，在药物治疗基础上辅以心理治疗，可望取得更佳效果。

8. 积极治疗与抑郁共病的其他躯体疾病和物质依赖。

9. 所有的抗抑郁药物在停药时应逐渐缓慢减量，不要骤停。因为在较长时间使用后如果突然停药，可能出现"撤药综合征"，表现为头晕、恶心、呕吐、乏力、易激惹、睡眠障碍等症状；所有的抗抑郁药都可能增加转相为躁狂或循环加快的风险，对于双相障碍的抑郁发作，抗抑郁药应与心境稳定剂联合使用。对双相快速循环患者应禁止使用抗抑郁药，以免加重快速循环发作。

### （二）抗抑郁药分类

1. 选择性5-羟色胺再摄取抑制剂（SSRIs） SSRIs是新一代抗抑郁药，目前已在临床应用的有氟西汀、帕罗西汀、舍曲林、氟伏沙明、西酞普兰、艾司西酞普兰。大量临床的随机双盲研究表明，上述6种SSRIs对抑郁症的疗效优于安慰剂，与丙米嗪或阿米替林的疗效相当，而不良反应则显著少于三环类抗抑郁剂，患者耐受性好，且使用方便和安全。

（1）代谢及药理作用：SSRIs类药物的主要药理作用是选择性抑制5-HT再摄取，使突触间隙5-HT浓度升高而达到治疗抑郁障碍的目的。对NE、$H_1$、$M_1$受体作用轻微，故相应不良反应也较少。

SSRIs类药物口服吸收好，不受进食影响，血浆蛋白结合率高，$t_{1/2}$约20小时（氟西汀的去甲基代谢物长达7~15天），主要经肾脏代谢，少数从粪便排出。

（2）适应证：不同严重程度的抑郁障碍，非典型抑郁障碍，TCAs无效或不能耐受TCAs不良反应的老年人和伴躯体疾病的抑郁患者。

（3）禁忌证：①对SSRIs类过敏者；②严重心、肝、肾病慎用；③禁止与MAOIs、氯米帕明、色氨酸联用；④慎与锂盐、抗心律失常药、降糖药联用。

（4）用法和剂量：SSRIs类药物镇静作用较轻，可白天服药，为减轻胃肠刺激，通常在早餐后服药，如出现倦睡乏力可改在晚上服用。年老体弱者宜从半量或1/4量开始，酌情缓慢加量。由于SSRIs的半衰期都较长，一般每日服药一次。若患者对一种SSRIs无效或不能耐受，可换用另一种SSRIs治疗，有研究表明，对一种SSRIs无效的患者换用另一种SSRIs有效率可达48%~66%。

（5）不良反应：抗胆碱能不良反应和心血管不良反应较TCAs轻。主要有：

1）神经系统：头疼、头晕、焦虑、紧张、失眠、乏力、困倦、口干、多汗、震颤、痉挛发作、兴奋，甚至转为躁狂发作。少见的严重神经系统不良反应为中枢5-羟色胺综合征，这是一种5-HT受体活动过度的状态，主要发生于SSRIs与MAOIs合用的患者。由于SSRIs抑制5-HT再摄取，MAOIs抑制5-HT降解，两者均对5-HT系统具有激动作用，合用可出现腹痛、腹泻、出汗、发热、心动过速、血压升高、意识障碍（谵妄）、肌阵挛、动作增多、易激惹、敌对和情绪改变，严重者可导致高热、休克，甚至死亡。因此，SSRIs禁与MAOIs类药物及其他5-HT激活药合用。

2）胃肠道：较常见，如恶心、呕吐、厌食、腹泻、便秘。

3）过敏反应：如皮疹。

4）性功能障碍：阳痿、射精延缓、快感缺失。

5）其他：罕见的有低钠血症、白细胞减少。

（6）药物相互作用：①置换作用：SSRIs蛋白结合率高，如与其他蛋白结合率高的药物联用，可能出现置换作用，使血浆中游离型药物浓度升高，药物作用增强，特别是治疗指数低的药物如华法林、洋地黄毒苷等，合用时应特别注意；②诱导或抑制CYP（P450）酶：CYP（P450）酶诱导剂如苯妥英，将增加SSRIs类药物的清除率，降低SSRIs类药物的血药浓度，影响疗效；而抑制剂，会降低SSRIs类药物的清除率，使SSRIs类药物的血药浓度升高，导致不良反应。

2. 选择性5-HT及NE再摄取抑制剂（SNRIs）　　主要有文拉法辛、度洛西汀及米那普仑。

（1）文拉法辛：文拉法辛为二环结构，有快速释放剂型及缓释剂型两种。具有5-HT和NE双重摄取抑制作用，对$M_1$、$H_1$、$\alpha_1$受体作用轻微，相应不良反应亦少。疗效与丙米嗪相当或更佳，起效时间也较快，对难治性抑郁症也有较好的治疗作用。

1）代谢及药理作用：文拉法辛口服易被吸收，主要代谢物为去甲基文拉法辛，蛋白结合率仅为27%，因而不会与蛋白结合率高的药物之间产生置换作用。快速释放剂型$t_{1/2}$短，为4~5小时，故应分次服用；缓释剂型每天服药一次即可。文拉法辛及其代谢产物主要经肾脏排泄，对肝药酶P450 $2D_6$抑制作用小，提示药物相互作用可能较少。

文拉法辛及其活性代谢产物O-去甲基文拉法辛（ODV）在体外试验中证实能阻断5-HT和NE再摄取，但即使在极高剂量时对多巴胺（DA）的再摄取抑制作用也较弱。文拉法辛和ODV不抑制单胺氧化酶A（MAO-A）或者单胺氧化酶B（MAO-B）活性，体外研究认为对毒蕈碱样胆碱受体和组胺$H_1$受体以及$\alpha$-肾上腺素能受体的亲和力均较低或无，无明显的抗胆碱能作用和过度镇静等不良反应。近年来的研究还认为，文拉法辛等SNRIs类抗抑郁药对背侧缝际核（DRN）的5-HT神经元和蓝斑（LC）的NE神经元突触终端及胞体—树突的自身受体和异质性受体具有一定的抑制作用，从而增加了突触后5-HT和NE的释放和加快突触前膜自身受体的"脱敏"过程，也从机制上部分解释了SNRIs抗抑郁和抗焦虑的疗效。

2）适应证：主要为抑郁症、伴焦虑症状的抑郁障碍及广泛性焦虑症。

3）禁忌证：无特殊禁忌证，严重肝、肾疾病，高血压，癫痫患者应慎用。禁与MAOIs和其他5-HT激活药联用，避免出现中枢5-羟色胺综合征。

4）用法和剂量：最小有效剂量75mg，治疗剂量为75~225mg/d，一般为50~200mg/d，快速释放剂型分2~3次服；缓释胶囊每粒75~150mg，有效剂量75~225mg/d，日服1次。

5）不良反应：文拉法辛安全性好，不良反应少，常见不良反应有恶心、口干、出汗、乏力、焦虑、震颤、阳痿和射精障碍。不良反应的发生与剂量有关，大剂量时血压可能轻度升高。

（2）度洛西汀：度洛西汀是一种5-HT和NE的再摄取抑制剂，对DA再摄取的抑制作用相对较弱。度洛西汀与DA、肾上腺素、胆碱以及组胺受体没有明显亲和力，对单胺氧化酶没有抑制作用。

1）代谢及药理作用：口服吸收完全，代谢广泛，代谢产物多。度洛西汀主要的生物转化途径包括结合后萘基环氧化以及进一步氧化。血浆蛋白结合率高（>90%），消除半衰期大约为12小时（变化范围为8~17小时），在治疗范围之内其药代动力学参数与剂量成正比。主要经肝脏代谢，对肝药酶P450

$2D_6$ 和 $1A_2$ 有抑制作用。尿液中仅有少量未经代谢的盐酸度洛西汀原形（约占口服剂量的 1%），大部分（约占口服剂量的 70%）以盐酸度洛西汀代谢产物形式经尿液排出，大约 20% 经粪便排出。

度洛西汀在体内、外研究发现均能抑制 5-HT 和 NE 的再摄取，能显著提高大脑额叶皮质细胞外的 5-HT 和 NE 的水平，而且这种作用与药物剂量密切相关。对于 SNRIs 的"平衡"机制，度洛西汀在动物实验中相对于文拉法辛表现出更好的平衡性，对 NE 的再摄取影响高于对 5-HT 的再摄取抑制。对多巴胺转运体（DAT）的亲和力较弱；对其他神经递质的受体亲和力较低，包括毒蕈碱 M、α-肾上腺素，$D_2$、$H_1$、$5-HT_{1A}$、$5-HT_{1B}$、$5 \sim HT_{1B}$、$5-HT_{2A}$、$5-HT_{2C}$（和类吗啡样受体，所以与 TCAs 相比其不良反应少，特别是心脑血管及抗胆碱能方面的不良反应，如体位性低血压、跌倒、骨折、视力模糊和交通事故均较少。

2）适应证：主要用于治疗抑郁症。

3）禁忌证：禁用于已知对度洛西汀或产品中任何非活性成分过敏的患者；禁止与单胺氧化酶抑制剂（MAOIs）联用；未经治疗的闭角型青光眼患者。

4）用法和剂量：剂量为 40mg/d（20mg 一日 2 次）至 60mg/d（一日 1 次或 30mg 一日 2 次）。

5）不良反应：最常见的不良反应包括恶心、口干、便秘、食欲下降、疲乏、嗜睡、出汗增多。

（3）米那普仑：米那普仑属选择性 5-HT 与 NE 双重再摄取抑制剂。

1）代谢及药理作用：口服后迅速吸收，约 0.5~4 小时后达到峰值血浓度，几天后可达到药物稳态血浓度，肾脏和肝脏都参与米那普仑的清除，半衰期约为 8 小时，其中 50%~60% 以药物原形、20% 以葡萄糖醛酸苷结合物的形式排出，另一部分以 N-去甲基米那普仑及其葡萄糖代谢物的形式排出，多次给药也无蓄积现象。在肾脏受损时，药物代谢动力学受到一定影响，所以对一些肾脏受损的患者须调整药物的剂量。在老年患者中，若肾功能下降须调整剂量，若肾功能正常则无须调整剂量。蛋白结合率为 13%，且多为不饱和状态。

米那普仑具有改善情绪和焦虑作用，可能与 5-HT 和 NE 的双重再摄取抑制作用有关，但对 NE 的再摄取抑制要大于对 5-HT 的再摄取抑制。药物的作用机制在经典的抑郁模型研究中已得到证实，如学习无助试验和延髓敲除模型，5-HT 和 NE 对疼痛下行通路的作用，也可以解释药物对缓解躯体症状和疼痛综合征的治疗作用。

2）适应证：主要用于治疗抑郁症。

3）禁忌证：对本药过敏者；禁止与 MAOIs 联用；未经治疗的闭角型青光眼患者。

4）用法和剂量：剂量为 100~200mg/d，分 2 次服。

5）不良反应：其不良反应发生率总体上与 SSRIs 相似，常见的不良反应包括焦虑、眩晕、发热潮红、出汗、恶心、便秘、排尿困难等。

6）药物相互作用：对肝脏的细胞色素 P450 酶没有影响，很少发生药物相互作用。

3. 三环类及四环类抗抑郁药　阿米替林、丙米嗪（米帕明）、氯米帕明（氯丙米嗪）及多塞平（多虑平）是临床上常用的三环类抗抑郁药，主要用于抑郁症的急性期和维持治疗，总有效率约为 70%，对环性心境障碍和恶劣心境障碍疗效较差。三环类抗抑郁药的主要药理作用为突触前摄取抑制，使突触间隙 NF 和 5-HT 含量升高从而达到治疗目的。突触后 $\alpha_1$、$H_1$、$M_1$ 受体阻断，导致低血压、镇静、口干、便秘等不良反应。一般为 50~250mg/d，剂量缓慢递增，分次服药。

（1）适应证：各种类型及不同严重程度的抑郁障碍，氯丙米嗪可用于治疗强迫症。

（2）禁忌证：①严重心、肝、肾病；②癫痫；③急性闭角型青光眼；④ 12 岁以下儿童、孕妇、前列腺肥大患者慎用；⑤ TCAs 过敏者；⑥禁与 MAOIs 联用。

（3）不良反应：①中枢神经系统：过度镇静，记忆力减退，转为躁狂发作；②心血管：体位性低血压，心动过速，传导阻滞；③抗胆碱能：口干，视物模糊，便秘，排尿网难；④过量反应：TCAs 服用超过一天剂量的 10 倍时就有致命性危险，心律失常是最常见的致死原因，因此临床用药应注意从低剂量缓慢增加。急性期治疗 6~8 周，一般用药后 2~4 周起效。若使用充分的治疗剂量 4~6 周仍无明显疗效应考虑换药；若有效，应用原治疗剂量，继续巩固治疗 4~6 个月，以后再逐步减量。

三环类抗抑郁药的不良反应较多，表现为抗胆碱能和心血管等不良反应，常见的有口干、便秘、视物模糊、排尿困难、心动过速、体位性低血压和心率改变等。对这些不良反应，医师在治疗前应向患者进行介绍，以增加患者对治疗的依从性，老年和体弱的患者用药剂量要减小，必要时应注意监护，原有心血管疾病的患者不宜使用。三环类抗抑郁药都有镇静、嗜睡等不良反应。马普替林为四环抗抑郁药，其抗抑郁作用与三环类药物相似，也有明显的镇静作用，不良反应相对较少，主要有口干、嗜睡、视物模糊、皮疹、体重增加等，偶可引起癫痫发作。

4. 单胺氧化酶抑制剂（MAOIs） MAOIs按可逆性可分为可逆性和不可逆性，按选择性可分为选择性和非选择性。不可逆性的MAOIs，即以肼类化合物如苯乙肼及非异烟肼类的衍生物如反苯环丙胺为代表的老一代MAOIs；可逆性选择性单胺氧化酶A的抑制剂主要有吗氯贝胺，是新一代MAOIs。它克服了非选择性、非可逆性MAOIs的高血压危象、肝脏毒性、体位性低血压等不良反应的缺点及禁食含酪胺类食物的限制，抗抑郁作用与丙米嗪相当，有效治疗剂量为300～600mg/d，主要不良反应有恶心、口干、便秘、视物模糊及震颤等。

MAOIs具有广泛抑制单胺氧化酶的特性，所以与许多药物之间存在着相互作用的可能性，如与TCAs等杂环类抗抑郁药合用，会引起血压升高、抽搐发作可能；如与SSRIs合并使用，会引起5-HT综合征等。更重要的是还包括大量的非处方药物，特别是含有拟交感神经作用化合物的止咳糖浆，这类药物与MAOIs合用时可能出现高血压危象。对需进行手术并已使用MAOIs的患者，应引起注意，许多麻醉药物可与MAOIs发生相互作用，特别是哌替啶与苯乙肼或反苯环丙胺合用时会出现昏迷、高热和血压过高。目前的观点是，服用MAOIs的患者在麻醉前后，使用吗啡或芬太尼更合适。

5. NE能和特异性5-HT能抗抑郁药（NaSSAs） NaSSAs是近年开发的具有NF和5-HT双重作用机制的新型抗抑郁药。米氮平是代表药，其主要作用机制为增强NE、5-HT能的传递及特异性阻滞$5-HT_2$、$5-HT_8$受体，拮抗中枢去甲肾上腺素能神经元突触$\alpha_2$自身受体及异质受体。开始30mg/d，必要时可增至45mg/d，日服1次，晚上服用。

（1）适应证：各种抑郁障碍，尤其适用于重度抑郁和明显焦虑、激越及失眠的抑郁患者。

（2）禁忌证：严重心、肝、肾病及白细胞计数偏低的患者慎用；不宜与酒精、地西泮和其他抗抑郁药联用；禁与MAOIs和其他5-HT激活药联用，避免出现中枢5-羟色胺综合征。

（3）不良反应：本药耐受性好，不良反应较少，无明显抗胆碱能作用和胃肠道症状，对性功能几乎没有影响。常见不良反应为镇静、嗜睡、头晕、疲乏、食欲和体重增加。

6. 选择性NE再摄取抑制剂（NRI） 瑞波西汀为NRI的代表药物。通过对NE再摄取的选择性阻断，提高脑内NE的活性，从而具有抗抑郁作用。该药不影响DA以及5-HT的再摄取，它与肾上腺素、毒蕈碱，胆碱能组胺、DA以及5-HT受体的亲和力均较低。

（1）代谢及药理作用：口服吸收快，达峰时间2.5小时，$t_{1/2}$平均为12.5小时，因而一天服用两次。蛋白结合率98%，主要代谢途径可能是经过1,4-氧氮杂环乙烷的氧化，乙氧苯基环脱羟以及羟基化，大部分由尿排出。瑞波西汀对NE再摄取有明显抑制作用，比对5-HT和DA的再摄取抑制作用分别高出100倍和1000倍，对5-HT和DA的再摄取抑制作用几乎没有临床意义。对$\alpha_1$和$\alpha_2$和$\beta$-肾上腺素、多巴胺$D_2$、组胺$H_1$及毒蕈碱样受体（M型受体）仅有极弱的亲和力。

（2）适应证：主要治疗抑郁症，长期治疗能有效预防抑郁症的复发。

（3）禁忌证：妊娠、分娩、哺乳期妇女；对本品过敏者；肝肾功能不全的患者；有惊厥史者（如癫痫）；青光眼患者、前列腺增生引起的排尿困难者；血压过低（低血压）患者；心脏病患者，如近期发生血管意外的患者。

（4）用法和剂量：开始8mg/d，分两次服用，起效时间为2～3周。用药3～4周如疗效欠佳可增至12mg/d，分3次服用，最大剂量不超过12mg/d。

（5）不良反应：本药耐受性好，不良反应较少，常见不良反应为口干、便秘、失眠、勃起困难、排尿困难、尿潴留、心率加快、静坐不能、眩晕或体位性低血压。

（6）药物相互作用：该药主要经$CYP3A_4$酶代谢，凡是能抑制$CYP3A_4$酶活性的药物，如酮康唑，可能增加本品的血药浓度。与下列药物有协同作用：MAOIs 如吗氯贝胺，SSRIs，锂盐，TCAs；抗心律失常药如普萘洛尔；抗生素如红霉素；降压药以及利多卡因、美沙酮等药物。

7. 5-HT 拮抗剂和再摄取抑制剂（SARIs） 曲唑酮作用机制是阻断突触后 5-HT$_2$ 受体，是 5-HT2 受体强阻断剂。曲唑酮为四环结构的三唑吡啶衍生物，有相对强的 H$_1$、α$_1$ 受体拮抗作用，故有较强镇静作用，α$_2$ 受体拮抗可能与阴茎异常勃起有关，α$_1$ 受体拮抗可引起体位性低血压。

（1）代谢及药理作用：口服吸收好，约 1 小时达峰，蛋白结合率为 89%～95%，$t_{1/2}$ 为 5～9 小时，老人为 11.6 小时，4 天内达稳态，主要经尿排泄。曲唑酮在 5-HT 能系统的药理作用，相对比较复杂，其对 5HT 再摄取抑制的选择性作用明显较弱，对 NE 和 DA 的作用也很微弱。在大鼠实验中，给予曲唑酮可引起大鼠额叶皮质细胞外 5-HT 浓度升高 5 倍，引起细胞外 5-HT 浓度升高的作用机制涉及 5-HT 转运体（5-HTT）和 5-HT$_{2A/2C}$ 受体。另外，曲唑酮具有部分 5-HT 受体的拮抗作用，特别是对 5-HT$_{1A}$ 受体、5-HT$_{1C}$ 受体和 5-HT$_2$ 受体的拮抗。它的活性代谢产物 m-氯苯基哌嗪，是 5-HT 的直接激动剂，所以曲唑酮能被视作为 5-HT 平衡激动／拮抗剂。

（2）适应证：各种轻、中度抑郁障碍，重度抑郁效果稍逊；因有镇静作用，适用于伴焦虑、失眠的轻、中度抑郁。

（3）禁忌证：低血压、室性心律失常。

（4）剂量和用法：起始剂量为 50～100mg/d，每晚 1 次，每隔 3～4 日增加 50mg，常用剂量 150～300mg/d，分 2 次服。

（5）不良反应：常见者为头疼、镇静、体位性低血压、口干、恶心、呕吐、无力，少数可能引起阴茎异常勃起。

（6）药物相互作用：可加强中枢抑制剂，包括酒精的抑制作用，也不宜和降压药联用，和其他 5-HT 能药联用可能引起 5-HT 综合征，禁与 MAOIs 联用。

8. NE 及 DA 再摄取抑制剂（NDRIs） NDRIs 是一种中度 NE 和相对弱的 DA 再摄取抑制剂，不作用于 5-HT。主要有安非他酮，为单环胺酮结构，化学结构与精神兴奋药苯丙胺类似。

（1）代谢及药理作用：口服吸收快，2 小时达峰，蛋白结合率为 85%，$t_{1/2}$ 第一时相约 1.5 小时。安非他酮具有 DA 和 NE 增强作用，对 5-HT 无明显影响。最近的研究，发现安非他酮对乙酰胆碱受体存在非竞争性抑制作用，具有戒烟和抗抑郁作用。

（2）适应证：各种抑郁障碍。据报道该药转躁风险小，适用于双相抑郁患者。

（3）禁忌证：癫痫、器质性脑病的患者，禁与 MAOIs、SSRIs 和锂盐联用。

（4）用法和剂量：150～450mg/d，缓慢加量，因半衰期短，一般分为 3 次口服，每次剂量不应大于 150mg。

（5）不良反应：常见为失眠、头疼、坐立不安、恶心和出汗；少数患者可能出现幻觉、妄想；少见而严重的不良反应为抽搐，发生率与剂量相关。本药的优点是无抗胆碱能不良反应，心血管不良反应小，无镇静作用，不增加体重，不引起性功能改变，转躁可能性小，但可能会引起精神病性症状或癫痫大发作。

（6）药物间相互作用：安非他酮和羟化安非他酮是 2D$_6$ 酶的抑制剂，曾报道安非他酮与氟西汀或三环类抗抑郁药合用出现毒性反应，另外卡马西平也可影响安非他酮的代谢。

9. 5-HT 再摄取激动剂（SSRA） 5-HT 再摄取激动剂噻奈普汀，结构上属于三环类抗抑郁药，但并不同于传统的三环类抗抑郁药，具有独特的药理作用。经过多项研究证实，噻奈普汀具有广泛的、良好的抗抑郁作用，长期服用可减少抑郁的复发，对老年抑郁症也具有较好的疗效。

（1）代谢及药理作用：口服吸收快并完全，与蛋白结合率高（约 94%），生物利用度高，半衰期较短，为 2.5 小时。肝脏首过效应小，在肝脏通过 β-氧化和 N-脱甲基过程被广泛代谢，其代谢产物主要通过肾脏排泄。此药可增加突触前 5-HT 的再摄取，增加囊泡中 5-HT 的贮存，且改变其活性，突触间隙 5-HT 浓度减少，而对 5-HT 的合成及突触前膜的释放无影响。在大脑皮层水平，增加海马锥体细胞的自发性活动，并加速其功能抑制后的恢复；增加皮层及海马神经元再摄取 5-HT。通过增强 5-HT 再摄取，抑制了应激所致的海马细胞的萎缩，修复其损伤，并预防应激对海马细胞累积的损害。在抗抑郁的同时，对警觉性、记忆、注意等认知功能无明显影响。不阻断 M、H、$\alpha_1$- 受体，故极少引起心血管系统不良反应。

（2）适应证：各种抑郁症，尤其是老年抑郁症。

（3）禁忌证：对噻奈普汀或产品中任何成分过敏的患者；禁止与 MAOIs 联用；未满 15 岁的儿童。

（4）用法和剂量：推荐剂量为每次 12.5mg，每日 3 次（即 37.5mg/d）。肾功能损害者及老年人应适当减少剂量，建议服用 25mg/d。

（5）不良反应：较常见的有上腹疼痛、腹痛、口干、厌食、恶心、呕吐、便秘、胀气、失眠或多梦、虚弱、眩晕、头痛、心动过速等。

（6）药物间相互作用：此药与非选择性 MAOIs 可能发生药物间的相互作用，这两种药物合用会增加心血管疾病的发生或阵发性高血压、高热、抽搐和死亡的危险。与麻醉药物合用时，需注意可能出现药物相互作用，通常在手术前 24 小时或 48 小时必须停止使用噻奈普汀。

10. 其他药物

（1）氟哌噻吨/美利曲辛复方制剂：每片含相当于 0.5mg 氟哌噻吨的二盐酸氟哌噻吨，以及 10mg 美利曲辛的盐酸美利曲辛。

氟哌噻吨是一种抗精神病药，小剂量具有抗焦虑和抗抑郁作用。美利曲辛是一种抗抑郁剂，低剂量应用时，具有兴奋性。此药具有抗抑郁、抗焦虑和兴奋特性，适用于轻、中度的抑郁症，尤其是心因性抑郁，躯体疾病伴发抑郁，围绝经期抑郁，酒依赖及药瘾伴发的抑郁。

常用剂量为每天 2 片，早晨及中午各 1 片；严重病例早晨的剂量可加至 2 片；老年患者早晨服 1 片即可。不良反应少见，可能会有短暂的不安和失眠，长期使用可能出现锥体外系反应。不适用于过度兴奋或活动过多的患者，因药物的兴奋作用可能加重这些症状，大剂量长期使用突然停药会引起撤药症状。禁与 MAOIs 合用，在 MAOIs 停用 2 周后，方可换用本药。

（2）贯叶连翘植物提取物（SWE，L1 160）：从草药贯叶连翘（圣约翰草）中提取的一种天然药物。其主要药理成分为贯叶金丝桃素（hyperforin）和 Hypericum perforatum，其药理机制复杂，对 5-HT、NE、DA 再摄取均有明显的抑制作用，并具有相似的效价，这在已知的抗抑郁药物中很少见。疗效与马普替林、阿米替林相当，耐受性优于阿米替林。

适用于轻、中度的抑郁症，同时能改善失眠及焦虑。由于为天然药物，即使大量服用也是安全的。在欧洲及美国，该药作为非处方用药，剂量为每次 300mg，每日 3 次。有严重肝肾功能不全者慎用或减量，出现过敏反应者禁用。不良反应有胃肠道反应、头晕、疲劳和镇静，相对严重的是皮肤的光过敏反应。

## 三、电抽搐（痉挛）治疗

电抽搐治疗（ECT）包括有抽搐和无抽搐两种形式，目前大多采用无抽搐治疗，亦称改良电抽搐治疗（MECT），此方法见效快，疗效好。适用于抑郁发作时出现严重自杀意念和企图者，及拒食、木僵状态者，也用于严重躁狂，或双相障碍经药物治疗效果不好者，或快速循环反复发作不能控制的患者。在进行 ECT 治疗之前，最好降低或者停用精神药物以避免不良交互作用，而且尽量使用单一药物治疗。一般 6~12 次为一疗程，对 ECT 治疗反应良好者可作为维持治疗，每 4~6 周一次会起到预防复发的作用。常见不良反应为遗忘及谵妄，电抽搐治疗后仍需用药物维持治疗。

## 四、其他物理治疗

目前尽管重复经颅磁刺激（rTMS）尚处于实验阶段，但已显示出抗抑郁作用。rTMS 是利用磁场，激活大脑特定区域的病灶（如左额叶皮层），产生某种特定的作用。目前正在研究利用植入电极，刺激模糊神经的一种实验性治疗。

## 五、心理治疗

心理治疗配合抗躁狂药物如锂盐，比单一治疗更有效。但是在躁狂发作的急性期，心理治疗不适用，这时，患者和他人的安全问题是最重要的，需要采取药物治疗和加强护理稳定患者的情绪。

对有明显心理社会因素作用的抑郁症患者，在药物治疗的同时常需合并心理治疗。一些研究显示轻度至中度抑郁症单独使用心理治疗效果与药物治疗相当，心理治疗包括一般的支持性心理治疗及专门的心理治疗。支持性心理治疗可通过倾听、解释、指导、鼓励和安慰等帮助患者正确认识和对待自身疾病，主动配合治疗。而特殊的治疗方法如认知行为治疗、人际心理治疗、婚姻及家庭治疗等一系列的治疗技术，能帮助患者识别和改变认知歪曲，矫正患者适应不良性行为，改善患者人际交往能力和心理适应功能，提高患者家庭和婚姻生活的满意度。从而能减轻或缓解患者的抑郁症状，调动患者的积极性，纠正其不良人格，提高患者解决问题的能力和应对处理应激的能力，节省患者的医疗费用，促进康复，预防复发。

1. 认知治疗　可能有助于双相障碍患者，能够依从药物（如锂盐）治疗。
2. 行为治疗　躁狂发作患者，予以住院治疗效果最佳，可以通过正性或负性强化治疗和代币治疗，帮助控制冲动和不适当的行为。
3. 心理定向　分析躁狂症患者，能帮助他们了解诱发和刺激躁狂发作潜在的内心冲突，也有助于恢复疾病和增强治疗的依从性。
4. 支持治疗　用于急性期和早期的替代治疗。某些患者只接受支持治疗，而另一些患者只接受心理定向治疗。慢性双相障碍者，常用支持治疗，这些患者在两次发作的间歇期，常有明显的残留症状和社交能力衰退。
5. 分组治疗　帮助躁狂症患者正确认识和防止夸大，解决躁狂症患者常见的问题，如孤独感、羞愧、不适、害怕患精神疾病以及丧失自我控制能力，帮助患者恢复社会功能。
6. 家庭治疗　对于双相障碍的治疗非常重要，由于本病有明显的阳性家族性（一级亲属发病22%~25%），躁狂发作期会影响亲属关系和工作关系，患者乱花钱挥霍无度，或性行为不检点，发脾气、内疚和羞耻感，家庭治疗能够帮助提高治疗依从性，认识诱发疾病的应激事件。

## 六、预防复发

随访研究发现，经药物治疗已康复、的患者在停药后的一年内复发率较高，且双相障碍的复发率明显高于单相抑郁障碍，分别为40%和30%。长期追踪研究发现，绝大多数双相障碍患者多次复发；若在过去的两年中，双相障碍患者每年均有一次以上的发作，则主张应长期服用锂盐、丙戊酸盐或卡马西平等心境稳定剂预防性治疗。经双盲对照研究证实锂盐维持治疗两年的患者无效或复发只有11%，而安慰剂为75%。服用锂盐预防性治疗，可有效防止躁狂或抑郁的复发，且预防躁狂发作更有效，有效率达80%以上。预防性治疗时锂盐的剂量需因人而异，一般服药期间血锂浓度保持在0.4~0.8mmol/L的范围即可获得满意的效果。对抑郁症患者追踪10年的研究发现，有75%~80%的患者多次复发，故抑郁症患者需要进行预防性维持治疗。若第一次发作且经药物治疗临床缓解的患者，药物巩固治疗时间多数学者认为最少需要4~6个月；若为两次以上发作，且症状严重或有明确的家族史，则主张维持治疗至少3~5年，甚至终生服药。维持治疗的药物剂量多数学者认为应与治疗剂量相同，亦有学者认为可略低于治疗剂量，总的原则是以个体化原则摸索一个适合于患者的最低有效剂量，但应嘱患者定期随访观察。

心理治疗和社会支持系统对预防本病复发也有非常重要的作用，应尽可能解除或减轻患者过重的心理负担和压力，帮助患者解决生活和工作中的实际困难及问题，提高患者应对能力，并积极为其创造良好的环境，以防复发。

# 第五节　几种常见的情感障碍性疾病

## 一、躁狂发作

躁狂发作患者一般存在所谓的"三高"症状，即情感高涨、思维奔逸和意志行为增强。典型的躁狂发作与抑郁症表现相反并具有所谓"三高"症状，某些躁狂状态的变型中情绪已变得不愉快，已易激惹为主。瞻望性躁狂是一种极端形式，患者在一段时间的躁狂发作后由于过度耗竭而导致意识障碍。40岁以后首次出现躁狂发作者，应警惕症状可能是因一般躯体情况或物质使用所致。

### （一）诊断标准

1. 临床表现　以心境高涨为主要特征，表现与所处的境遇不相称的情绪高涨，或易激惹、激越；语量增多，滔滔不绝，言语内容夸大；活动增加，做事草率，精力充沛；睡眠需要减少。可出现与心境协调或不协调的妄想、幻觉等精神病性症状。严重者甚至可出现意识障碍。

2. 诊断　躁狂发作的诊断主要依据病史，结合精神检查以及必要的辅助检查。临床工作中可根据以下标准进行分析诊断。

（1）症状标准：以心境高涨或易激惹为主要特征，且至少有下述症状中的3项（若仅为易激惹，至少需4项）。

①注意力不集中，或者随境转移。
②语量增多。
③思维奔逸（语速增快、言语迫促等）、联想加快或意念飘忽的体验。
④自我评价过高或夸大。
⑤精力充沛、不感疲乏、活动增多、难以安静，或不断改变计划和活动。
⑥鲁莽行为（如挥霍、不负责任，或不计后果的行为等）。
⑦睡眠的需要减少。
⑧性欲亢进。

（2）严重标准：严重损害社会功能，或给别人造成危险或不良后果。

（3）病程标准

①符合症状标准和严重标准至少已持续1周。
②可存在某些分裂性症状，但不符合分裂症的诊断标准。若同时符合分裂症的症状标准，在分裂症状缓解后，满足抑郁发作标准至少1周。

（4）排除标准：排除器质性精神障碍，或精神活性物质和非成瘾物质所致躁狂。

### （二）治疗原则

1. 药物治疗

（1）心境稳定剂：目前认为锂盐仍是躁狂症，特别是轻躁狂的首选药。急性躁狂症治疗剂量一般为1 000~2 000mg/d，维持剂量为1 000~1 500mg/d，分2~3次口服，逐渐加至治疗量。治疗期间应及时监测血药浓度，急性治疗的最佳血锂浓度为0.6~1.2mmol/L，维持治疗的浓度为0.4~0.8mmol/L。酰胺咪嗪（卡马西平）、奥卡西平：躁狂维持治疗的效果与锂盐相当，急性期治疗剂量为600~1 200mg/d。丙戊酸钠：常用于锂盐、酰胺咪嗪禁忌或无效时，治疗剂量范围为800~1 800mg/d。候选的心境稳定剂包括拉莫三嗪、加巴喷丁以及非典型抗精神病药。目前认为非典型抗精神病药利培酮、奥氮平、喹硫平、阿立哌唑、齐拉西酮以及氯氮平具有情绪稳定作用，但仍需进一步研究。

（2）抗精神病药：很多抗精神病药对躁狂有效，尤其对高度兴奋的患者。最常用的第一代抗精神病药有氯丙嗪、氟哌啶醇等。

（3）苯二氮䓬类药：此类药物中劳拉西泮、氯硝西泮具有抗躁狂的作用，两药有起效快和作用时间短的特点，在躁狂发作的早期阶段，常与心境稳定剂短暂联合使用，一般不用于预防治疗。

（4）药物的联合应用：在治疗急性躁狂过程中，可以采取情感稳定剂与抗精神病药联合使用，比如碳酸锂加用氯丙嗪、氟哌啶醇等药物。联合治疗过程中，药物剂量应相对较小，密切注意药物不良反应，及时监测血药浓度；避免发生药物中毒。

2. 电痉挛治疗　主要适用于急性躁狂发作伴有冲动伤人、毁物或谵妄性躁狂以及精神药物治疗无效或对药物治疗不能耐受的患者。

3. 其他治疗　各种心理治疗、音乐治疗、丁娱治疗等结合药物治疗有利于疾病的彻底康复。

## 二、双相情感障碍

双相情感障碍又可分为双相Ⅰ型障碍和双相Ⅱ型障碍，前者指躁狂和抑郁循环发作，后者指轻躁狂和抑郁循环发作。患者的起病年龄平均为20岁，患病率男女之比为1∶1.2，这一趋势在各种文化和各种族人群中是一致的。据WHO统计，1990年双相情感障碍排在全球疾病总负担的第18位。在我国，双相情感障碍排在疾病总负担的第12位。

（一）诊断标准

1. 临床表现　以躁狂（或轻躁狂）发作与抑郁发作反复循环或交替发作或以混合方式存在为主要特征。躁狂发作时，表现为情感高涨、言语增多、活动增多；而抑郁发作时则出现情绪低落、思维迟缓、活动减少等症状等。病情严重者在发作高峰期还可出现幻觉、妄想或紧张性症状等精神病性症状。与抑郁障碍相比，双相情感障碍的自杀风险更大。

2. 诊断　双相情感障碍的诊断主要依据病史，结合精神检查以及必要的辅助检查。轻躁狂发作的诊断，临床工作中可根据以下标准进行轻躁狂的分析诊断。

（1）症状标准：以情感的不稳定性增加为主要特征，可分为核心症状（即情感增高或易激惹）和附加症状。

①情感增高或易激惹。

②必须具备以下至少3项，且对日常的个人功能有一定影响。

　A. 活动增多或坐卧不宁。

　B. 语量增多。

　C. 注意力集中困难或随境转移。

　D. 睡眠需要减少。

　E. 性功能增强。

　F. 轻度挥霍或其他类型轻率的或不负责任的行为。

　G. 社交性增高或过分亲昵（见面熟）。

（2）严重标准：核心症状①对个体来讲已达到肯定异常的程度；附加症状②对日常的个人功能有一定影响。

（3）病程标准：符合核心症状①持续至少4天。

（4）排除标准：排除器质性精神障碍，或精神活性物质和非成瘾物质所致轻躁狂发作。

（二）治疗原则

1. 药物治疗

（1）药物的联合应用：由于双相情感障碍的临床现象学复杂，单药治疗常无法解决全部症状。因此，原则上应采用两种以上药物的联合治疗。方法如下：两种心境稳定剂的联用，目的在于提高疗效或减少单药治疗时大剂量的不良反应；心境稳定剂与抗精神病药物或苯二氮䓬类药联用以控制精神病性症状或过度兴奋及行为紊乱；心境稳定剂与抗抑郁剂联用以控制病程较长的抑郁发作。联合治疗过程中，必须注意药物相互作用。

（2）增效剂的应用与药物的联合治疗：对于难治性双相情感障碍患者，候选的心境稳定剂、钙通道拮抗剂、甲状腺素、$5-HT_{1A}$受体拮抗剂等，可考虑作为增效剂与心境稳定剂联合应用，联合用药要注意药物相互作用对疗效和安全性的影响。

2. 电痉挛治疗　主要适用于双相情感障碍的严重抑郁、难治性抑郁或躁狂、极度兴奋躁动、药物治疗无效或不能耐受的患者，以及因躯体疾病不能接受药物治疗者。

3. 其他治疗　各种心理治疗、音乐治疗、工娱治疗等结合药物治疗有利于疾病的彻底康复。

## 三、抑郁发作

既往曾将抑郁发作概括为"三低"，即情绪低落、思维迟缓和意志消沉。这三种症状是典型的重度抑郁的症状，不一定出现在所有的抑郁症患者。在ICD-10中，抑郁发作不包括发生于双相情感障碍中的抑郁状态。因此，抑郁发作只包括首次发作抑郁症或复发性抑郁症。抑郁症的起病年龄平均为30岁，但其起病年龄近些年来有年轻化的趋势。据WHO统计，1990年抑郁症排在全球疾病总负担的第5位，预计到2020年将上升为第2位。

### （一）诊断标准

1. 临床表现　以心境低落为主要特征，表现为与所处的境遇不相称的情绪低落，悲观绝望，自责自罪，甚至出现想死的念头；思考能力下降，语量减少；兴趣丧失，精力不足，疲乏无力；各种躯体不适症状较多，食欲减退，失眠或早醒。严重者甚至发生木僵状态。可出现妄想、幻觉等精神病性症状，某些病例中焦虑与运动性激越比抑郁更为显著。

2. 诊断　抑郁发作的诊断主要依据病史，结合精神检查以及必要的辅助检查。临床工作中可根据以下标准进行分析诊断。

（1）症状标准：以心境低落为主要特征，并至少有以下症状中的4项。

①兴趣丧失、无愉快感。
②精力减退或疲乏感。
③精神运动性迟滞或激越。
④自我评价过低、自责，或有内疚感。
⑤联想困难或自觉思考能力下降。
⑥反复出现想死的念头或有自杀、自伤行为。
⑦睡眠障碍，如失眠、早醒或睡眠过多。
⑧食欲降低或体重明显减轻。
⑨性欲减退。

（2）严重标准：社会功能受损，给本人造成痛苦或不良后果。

（3）病程标准

①符合症状标准和严重标准至少已持续2周。
②可存在某些分裂性症状，但不符合分裂症的诊断标准。若同时符合分裂症的症状标准，在分裂症状缓解后，满足抑郁发作标准至少2周。

（4）排除标准：排除器质性精神障碍，或精神活性物质和非成瘾物质所致抑郁。

### （二）治疗原则

1. 药物治疗

（1）三环类抗抑郁药（TCA）：TCA目前仍被大多数人认为是治疗抑郁的第一线药物。各种TCA总的效果可能不相上下，临床可根据它们的振奋、镇静等作用和不良反应以及患者的耐受性进行选择。常用的药物有：阿米替林、多塞平、丙咪嗪、氯丙咪嗪。最常见的不良反应有：口干、便秘、视物模糊、手颤、心动过速，严重者可出现尿潴留、肠麻痹。

（2）四环类抗抑郁药：临床上对多种抑郁症状有效。抗胆碱能作用较三环类抗抑郁药弱，对心血管系统的不良反应少，显效比较快。其代表药物为马普替林，剂量100~200mg/d。用药时宜逐渐增加剂量（每日增加25mg），加药过快可能诱发癫痫发作。少数患者可出现过敏性皮疹。

（3）新型抗抑郁药物：主要是指选择性5-羟色胺再摄取抑制剂（SSRI）。当单独使用时，SSRI类药物具有安全、容易耐受且用药方便等特点。临床疗效与三环类抗抑郁药相当。少部分患者可出现以下副反应：口干、恶心、消化不良、腹泻、失眠、多汗等。常用的药物有：西酞普兰、艾司西酞普兰、氟西汀、氟伏沙明、帕罗西汀、舍曲林。此外，还有5-羟色胺及去甲肾上腺素再摄取抑制剂（SNRI），如文拉法辛、度洛西汀，去甲肾上腺素能和特异性5-羟色胺能抗抑郁药（NaSSAs），如米氮平等。

（4）单胺氧化酶抑制剂（MAOI）：当其他抗抑郁药治疗无效时，可以选用此类药物。但由于MAOI特殊的药理作用，与多种食物和药物存在相互禁忌，服用不方便。新型单胺氧化酶抑制剂吗氯贝胺具有较高的选择性，克服了传统药物的部分缺陷。

（5）药物联合治疗：在临床上，有些特殊类型的抑郁症患者往往需要一些特殊的联合治疗方案。抗抑郁药可与情感稳定剂、抗精神病药、抗焦虑药联合使用，提高治疗效果。

2. 电痉挛治疗　主要适用于伴有严重自杀观念和行为的抑郁症、抑郁性木僵、伴有精神病性症状的抑郁症、难以耐受药物治疗或对药物治疗无效的重性抑郁症患者。

3. 其他治疗方法　各种心理治疗、音乐治疗、工娱治疗等结合药物治疗有利于疾病的彻底康复。此外，睡眠剥夺疗法、光照治疗、传统医药治疗和精神外科治疗对抑郁症也有一定的治疗效果。

## 四、复发性抑郁障碍

根据其发作状态可分为以下亚型：复发性抑郁障碍，目前为轻度发作；复发性抑郁障碍，目前为中度发作；复发性抑郁障碍，目前为不伴精神病性症状的重度发作；复发性抑郁障碍，目前为伴精神病性症状的重度发作；复发性抑郁障碍，目前为缓解状态。

### （一）诊断标准

1. 临床表现反复出现抑郁发作中所标明的抑郁发作历史，不存在符合躁狂发作标准的心境高涨和活动过度的独立发作。发作间期一般缓解完全。

2. 诊断

（1）症状标准：复发性抑郁障碍的诊断主要依据病史，结合精神检查以及必要的辅助检查。临床工作中可根据以下标准进行分析诊断。

①目前发作符合某一型抑郁标准，并在间隔至少2个月前，有过另一次发作符合某一抑郁标准。

②以前从未符合任何一型轻躁狂、躁狂发作的标准。

（2）严重标准：社会功能受损，给本人造成痛苦或不良后果。

（3）病程标准

①目前发作符合症状标准和严重标准至少已持续2周。

②间隔期至少为2个月。

（4）排除标准：排除器质性精神障碍，或精神活性物质和非成瘾物质所致抑郁。

### （二）治疗原则

1. 药物治疗　同抑郁发作的药物治疗。有2次以上的复发，特别是近5年有2次发作者应维持治疗。多次复发者主张长期维持治疗。有资料表明，以急性期治疗剂量作为维持治疗的剂量，能更有效防止复发。

2. 电痉挛治疗　同抑郁发作，主要适用于伴有严重自杀观念和行为的抑郁症、抑郁性木僵、伴有精神病性症状的抑郁症、难以耐受药物治疗或对药物治疗无效的重性抑郁症患者。

3. 其他治疗方法　各种心理治疗、音乐治疗、工娱治疗等结合药物治疗有利于疾病的彻底康复。此外，睡眠剥夺疗法、光照治疗、传统医药治疗和精神外科治疗对抑郁症也有一定的治疗效果。

## 五、持续性心境（情感）障碍

持续性心境（情感）障碍包括恶劣心境和环性心境。如果需要说明是早发（少年后期或20岁左右）还是晚发（通常是在30～50岁继发于一次情感发作之后）。

### （一）恶劣心境

1. 临床表现　是一种以持久的心境低落状态为主的轻度抑郁，从不出现躁狂，常伴有焦虑、躯体不适和睡眠障碍，患者往往有求治要求。

2. 诊断

（1）症状标准：以持续存在的心境低落为表现，至少有下述症状中的3项。

①精力或活动减少。

②失眠。

③自信心丧失或感到自信心不足。

④集中注意困难。

⑤经常流泪。

⑥在性活动或其他乐事中失去兴趣和乐趣。

⑦无望感或绝望。

⑧感到无能力承担日常生活中的常规责任。

⑨对前途悲观或沉湎于过去。

⑩社会退缩。

⑪言谈比平时少。

（2）严重标准：社会功能受损较轻，自知力完整或较完整。

（3）病程标准

①符合症状标准和严重程度标准至少已2年。

②这2年中，很少有持续2个月的心境正常间歇期。

（4）排除标准：心境变化并非躯体病或精神活性物质和非成瘾物质的直接后果，排除各型抑郁。

3. 治疗原则

（1）药物治疗　抗抑郁药物的治疗效果比重性抑郁症要差，MAOIs比TCAs疗效好，SSRIs是比较好的选择，SNRI或NaSSAs也可选择。多需长时间的服用抗抑郁药物。

（2）电痉挛治疗　与单纯的抑郁发作相比，合并恶劣心境的患者得到充分改善的可能性变小。

（3）其他治疗方法　各种心理治疗、音乐治疗、工娱治疗等结合药物治疗有利于疾病的彻底康复。此外，睡眠剥夺疗法、光照治疗、传统医药治疗等对其也有一定的治疗效果。

（二）环性心境

1. 临床表现　反复出现心境高涨或低落，但不符合躁狂或抑郁发作的症状标准。

2. 诊断

（1）症状标准：在某些抑郁周期中至少存在下列症状中的3项。

①精力下降或活动减少。

②失眠。

③自信心丧失或感到自信心不足。

④集中注意困难。

⑤社会退缩。

⑥在性活动或其他乐事中失去兴趣和乐趣。

⑦言谈比平时减少。

⑧对前途悲观或沉湎于过去。

在某些情感高涨周期中至少存在下列症状中的3项。

①精力和活动增加。

②睡眠需要减少。

③自我评价过高。

④思维敏捷或具有不同寻常的创造性。

⑤比平日更合群。

⑥比平日更善辩或更诙谐。

⑦兴趣增加，对性活动或其他乐事的兴趣增强。

⑧过分乐观或夸大既往的成就。
(2)严重标准：社会功能受损较轻。
(3)病程标准
①符合症状和严重程度标准至少2年。
②这2年中，可有数月心境正常间歇期。
(4)排除标准
①排除躁狂或抑郁发作。
②心境变化并非躯体病或精神活性物质的直接后果。
3. 治疗原则
(1)药物治疗　参见双相情感障碍的药物治疗。
(2)其他治疗　各种心理治疗、音乐治疗、工娱治疗等结合药物治疗有利于疾病的彻底康复。

## 六、其他心境（情感）障碍

包括混合性情感发作和复发性短暂抑郁障碍。

### （一）混合性情感发作

持续至少2周的情感发作，特征是，或为轻躁狂、躁狂及抑郁症状的混合，或为上述症状的快速交替（通常在几小时内）。

### （二）复发性短暂抑郁障碍

反复出现的短暂抑郁发作，在既往一年中大约每月出现一次，每次抑郁发作持续时间都不足两周，但能符合抑郁发作的症状学标准。

## 七、未特定的心境（障碍）

该诊断仅在无其他术语时可选用，根据情况对症治疗。

# 第六章　神经症和应激性障碍

## 第一节　恐惧性焦虑障碍

恐惧性焦虑障碍，又称恐惧症，既往也称恐怖症、恐怖性神经症。本病是一种以过分和不合理地惧怕外界客体、处境或与人交往为主要特征的神经症性障碍。患者明知没有必要，但仍不能防止恐惧发作，恐惧发作时往往伴有显著的焦虑和自主神经症状。患者极力回避所害怕的客体、处境或人际交往，或是带着畏惧去忍受，因而影响其正常生活、工作或学习与社会交往。

### （一）诊断标准

1. 症状学标准　以恐惧为主，需符合以下4项。
（1）对某些客体、处境或与人交往有强烈恐惧，恐惧的程度与实际危险不相称。
（2）发作时有焦虑和自主神经症状。
（3）有反复或持续的回避行为。对恐惧情景和事物的回避必须是或曾经是突出症状。
（4）知道恐惧过分、不合理，或不必要，但无法控制。
2. 严重标准　患者的社会功能受到一定程度损害或表现出无法摆脱的精神痛苦，促使其主动求医。
3. 病程标准　上述症状存在且自我感到痛苦或影响社会功能至少已3个月。
4. 排除标准需要排除器质性精神障碍、精神活性物质与非成瘾物质所致精神障碍、各种精神病性障碍所引起的恐惧性症状，以及其他神经症性障碍。
5. 场所恐惧症
（1）符合恐惧性焦虑障碍的诊断标准。
（2）害怕对象主要为某些特定环境，如广场、闭室、黑暗场所、拥挤的场所、交通工具（如拥挤的船舱、火车车厢）等，其关键临床特征之一是过分担心处于上述情境时没有即刻能用的出口。
（3）排除其他恐惧性焦虑障碍。
6. 社交恐惧症（社交焦虑障碍）
（1）符合恐惧性焦虑障碍的诊断标准。
（2）害怕对象主要为社交场合（如在公共场合进食或说话、聚会、开会，或怕自己做出一些难堪的行为等）和人际接触（如在公共场合与人接触、怕与他人目光对视，或怕在与人群相对时被人审视等）。
（3）排除其他恐惧性焦虑障碍。
7. 特定恐惧症的诊断标准
（1）符合恐惧性焦虑障碍的诊断标准。
（2）害怕对象是场所恐惧和社交恐惧未包括的特定物体或情境，如动物（如昆虫、鼠、蛇等）、高处、黑暗、雷电、鲜血，外伤、打针、手术，或尖锐锋利物品等。
（3）排除其他恐惧性焦虑障碍。

### （二）治疗原则

恐惧性焦虑障碍的治疗主要是心理治疗与药物治疗，二者可以分别单独使用或联合使用。在特定恐惧症药物治疗很少，主要以心理治疗为主。场所恐惧症和社交恐惧症以心理治疗与药物联合治疗为主。

1. 心理治疗  主要的心理治疗方法包括支持性心理治疗、认知行为疗法和精神动力取向心理治疗。其中以认知行为治疗最为有效，认知行为团体治疗对社交恐惧症效果更好，在特定恐惧症中主要以认知行为治疗为主。认知行为治疗主要包括疾病知识教育，认知重组、暴露或冲击疗法、系统脱敏、放松训练、社交技能训练等技术方法。在治疗中一般每周进行1次，连续治疗12～18次，往往至少需要持续3个月。

2. 药物治疗  主要有抗焦虑药物、抗抑郁药物和β-受体阻断剂。

（1）抗焦虑药缓解恐惧症的焦虑症状疗效肯定，起效迅速，剂量调整方便。但作用持续时间短，且有依赖性的缺点。在临床上常短期使用，不宜长期服用。

（2）三环类抗抑郁药物、单胺氧化酶抑制剂、选择性5-HT再摄取抑制剂（SSRIs）都可用于恐惧性焦虑障碍的治疗，且具有肯定的疗效。目前临床上治疗恐惧性焦虑障碍常用的一线药物是SSRIs药物。其中，帕罗西汀是目前经过美国FDA唯一认证的治疗社交恐惧症的药物。

（3）β-受体阻断剂，具有缓解自主神经兴奋有关的躯体症状（如心跳加快、颤抖、出汗等）的作用。对于特定性社交恐惧症有效，特别是表演性焦虑效果更好。

恐惧性焦虑障碍的药物治疗主张单一用药，避免两种或多种精神药物的联用。起始剂量要小，逐渐增加剂量，避免药物不良反应使患者难以适应。治疗剂量与抑郁症的治疗剂量类似。目前临床上当恐惧症状消失后仍建议维持治疗1年。然后缓慢逐渐减药，直至停用。

## 第二节　强迫性障碍

强迫性障碍，即强迫性神经症，又称强迫症，是指一种以反复出现的强迫思维和（或）强迫动作或仪式行为为主要临床特征的神经症性障碍。强迫障碍者体验到强迫思维或动作是自己的，是自己主观活动的产物，但又不是患者自己所期望的，也非患者自己所能接受的，所以患者必须采取对策来加以有意识地抵抗，自我强迫与反强迫同时出现；为此患者感到痛苦，对症状有自知力，主动求治。

（一）诊断标准

1. 症状标准  以强迫症状为主，至少有下列1项。

（1）以强迫思维为主，包括强迫观念、回忆或表象，强迫性对立观念、穷思竭虑、害怕丧失自控能力等。

（2）以强迫行为（动作）为主，包括反复洗涤、核对、检查，或询问等。

（3）上述的混合形式。

2. 严重标准  社会功能受损或自我感到痛苦。

3. 病程标准  符合强迫症状标准连续存在2周以上（CCMD-3要求3个月）。

4. 排除标准  排除其他精神障碍的继发性强迫症状，如精神分裂症、抑郁症，或恐惧性焦虑障碍等；排除脑器质性疾病特别是基底节病变的继发性强迫症状。

（二）治疗原则

强迫性障碍的治疗包括心理治疗、精神药物治疗和精神外科治疗。

1. 心理治疗  最常用的心理治疗是认知行为治疗。证据显示，能够接受这种治疗的患者中大约有70%可获得疗效。约有30%的患者拒绝这种治疗。药物治疗可能有助于患者接受认知行为治疗。认知行为治疗的核心是暴露与反应阻止以及认知重组。对于混合性强迫症状患者可以选用认知行为治疗，对于只有强迫动作或仪式行为的患者主要以暴露与反应阻止技术治疗为主，对于只有强迫思维的患者，认知治疗是其主要的心理治疗手段。在对OCD患者的治疗中，家庭成员间的内部关系往往与患者的疗效和症状恶化或复发有密切的关系，家庭治疗也是非常必要的。

2. 药物治疗  强迫性障碍的治疗药物主要以5-HT再摄取抑制剂为主。常用的药物有TCAs类药物氯米帕明和SSRIs类药物氟西汀、舍曲林、帕罗西汀、西酞普兰、氟伏草胺等。这些药物治疗对

50%～70%的强迫性障碍患者有效，但不能完全消除强迫症状。氯米帕明抗强迫作用起效时间在2～3周，强迫症状明显缓解要在用药8～12周，治疗量150～250mg/d。SSRIs类药物因抗胆碱能和心血管不良反应小，又很少诱发癫痫，目前在临床上是治疗OCD的一线用药。

一般来说，强迫性障碍的药物治疗所需剂量较大，且显效较慢。一种药物治疗是否有效必须经过足量、10～12周以上的治疗才能确定。药物治疗有效后需要长期维持治疗，一般推荐在1年以上。认知行为治疗联合药物治疗是OCD的理想治疗模式。

3. 精神外科治疗　是强迫性障碍治疗最后迫不得已的选择。只有经过系统的心理、药物治疗，确实证明各种方法没有效果，而且OCD或其并发症给患者带来生命威胁，或严重的功能障碍，或严重的精神痛苦时才考虑选择这种治疗。目前主要的方法有传统意义上的内囊毁损、扣带回白质切除术和近年来新发展起来的深部脑刺激技术。

## 第三节　躯体形式障碍

### 一、概念

躯体形式障碍是一种以持久地担心或相信各种躯体症状的优势观念为特征的神经症。患者因这些症状反复就医，各种医学检查阴性和医生的解释均不能打消其疑虑。即使有时存在某种躯体障碍，也不能解释所诉症状的性质、程度，或其痛苦与优势观念。经常伴有焦虑或抑郁情绪。尽管症状的发生和持续与不愉快的生活事件、困难或冲突密切有关，但患者常否认心理因素的存在。本障碍男女均有，呈慢性波动性病程。

躯体形式障碍在DSM-Ⅳ中主要包括躯体化障碍、转换障碍、疑病症、未分化躯体形式障碍、体形障碍和疼痛障碍。在ICD-10中除将转换障碍归入分离性障碍外，主要包括躯体化障碍、未分化躯体形式障碍、疑病障碍、躯体形式的植物功能紊乱和疼痛障碍。CCMD-3的分类与ICD-10相同。

### 二、流行病学

由于对疾病认识的不同、疾病分类的变化，关于躯体形式障碍的患病率和发病率的资料变化很大，有的疾病形式尚无明确的流行病学资料。WHO在14个国家社区26 916人的调查发现，躯体形式障碍的患病率2.7%（1998）。美国躯体形式障碍的年发病率0.1%～0.4%，而未分化躯体形式障碍的患病率在普通人口中估计为4%～11%。疑病症在内科诊所患者中占4%～6%。持久的、反复的疼痛在一般人口中占1/3～1/2。我国上海的资料，躯体化障碍的患病率为4.23‰（1997），综合医院住院患者中4.15%（2006），门诊患者中18.2%（1999）。

### 三、病因与发病机制

躯体形式障碍的确切病因和发病机制不明。可能的病因和发病机制主要包括心理社会因素和生物学因素。

（一）生物学因素

遗传因素可能与躯体形式障碍的发病有关。在躯体化障碍女患者的一级亲属中，女性患该障碍的占10%～20%，而男性患反社会人格障碍、药物滥用和酒依赖的危险性增加。在躯体形式疼痛障碍患者的一级亲属中，疼痛性疾病、抑郁症和酒依赖发病率较一般人口高。

（二）心理社会、文化因素

躯体形式障碍在病前可有一定的心理社会因素作为发病的原因或诱因，但患者常常否认这一因素的存在。具有内向、孤僻、敏感多疑、易受暗示，对周围事物缺乏兴趣，对身体变化十分关注等自恋倾向人格特征的人易出现躯体形式障碍。同时也受到社会、文化和种族因素的影响。如在东方文化中，由于躯体症状较精神障碍易于受别人接受，所以患者更趋于将心理症状归结于躯体原因。在医疗实践中，由于医生对症状的治疗或做出的诊断名称不恰当，强化了患者对躯体疾病的认识等。心理动力学派认为躯体形式障碍的躯体症状和躯体痛苦是对愤怒、愿望等无意识满足的结果。躯体主诉是患者对需要照料、关心、同情或注意的愿望的无意识表达。学习理论认为，躯体形式障碍是患者条件学习的结果。通过某些躯体症状获得别人的关心、照顾或逃避责任，或发现自己的某些躯体不适可以操纵其他人的行为而得以强化。认知理论认为躯体形式障碍躯体症状的出现，与患者对正常的躯体感觉进行歪曲解释和错误归因于躯体疾病有关。

## 四、临床表现

躯体形式障碍是一种异源性疾病，躯体症状的表现多种多样。

### （一）躯体化障碍

躯体化障碍又称 Briquet 综合征。女性远多于男性，多在 30 岁以前发病。主要表现为多种多样、反复出现和经常变化的躯体症状，症状可涉及身体的任何系统或器官。最常见的是胃肠道不适，如疼痛、打嗝、返酸、呕吐、恶心等。异常的皮肤感觉，如瘙痒、烧灼感、刺痛、麻木感、酸痛等。皮肤斑点、性及月经方面的主诉也很常见。常伴有明显的抑郁和焦虑症状。病程常为慢性波动性，多在 2 年以上。

### （二）未分化躯体形式障碍

其临床表现类似躯体化障碍，但症状的典型性不够，涉及的部位不如躯体化障碍广泛和丰富。患者的躯体症状主诉具有多样性、变异性的特点，病程在半年以上，又不足 2 年。

### （三）疑病症

疑病症又称疑病障碍，男女发病机会均等。临床特征是患者存在先占观念，坚持认为自己患有一种或几种严重的躯体疾病。患者围绕自己所担心或相信所患的疾病，过分关注自己的躯体感受，对通常出现的生理现象和异常感觉做出疑病性解释，并表现出相应的躯体症状。患者因此到处反复就医，做各种医学检查。尽管各种检查结果阴性，不同医生的解释和保证均不能打消其疑虑。辗转于综合医院各科就诊，患者与医生之间很容易出现矛盾冲突。患者的痛苦与优势观念往往过分夸大了所患躯体疾病本身的症状。患者常伴有焦虑或抑郁症状。常为慢性波动性病程。有的患者对身体变形的疑虑或先占观念（躯体变形障碍）也归于本症。

### （四）躯体形式自主神经紊乱

本病特征为患者有明确的受自主神经支配的器官系统发生躯体障碍的症状。最常见受累的器官系统是心血管系统（心脏神经症）、呼吸系统（心因性过度换气）和胃肠道（胃肠神经症）。患者在自主神经兴奋症状，如心悸、出汗、脸红、震颤等症状基础上，又发生了非特异的，但更有个体特征和主观性的症状，如部位不定的疼痛、烧灼感、沉重感、紧束感、肿胀感，经检查不能发现有关器官和系统的结构和功能发生紊乱的证据。患者坚持将症状归咎于某一特定的器官或系统，为此痛苦。

### （五）持续的躯体形式疼痛障碍

这是一种不能用生理过程或躯体障碍予以合理解释的持续性的严重疼痛。发病高峰年龄为 30～50 岁，女性多见。情绪冲突或心理社会因素直接导致了患者疼痛的发生。患者常生动地描述其疼痛的部位和性质，如反复地头疼、持久的后背疼、盆腔疼，或刀刺样的后背疼、腹部烧灼痛等。经过检查不能发现相应主诉的躯体病变。病程迁延，常持续 6 个月以上。患者常以疼痛要求接受治疗，服用多种药物，甚至有镇静止痛药物的依赖。常伴有焦虑、抑郁和失眠，社会功能明显受损。

## 五、诊断与鉴别诊断

躯体形式障碍的诊断需要临床医生倍加小心。当患者的临床表现以躯体症状为主，主要表现为对躯体症状过分担心或对身体健康过分关心，但不是妄想。患者反复就医或要求医学检查，但检查结果阴性。患者的生活、工作、学习和社交活动等社会功能受到影响。症状至少持续 3 个月以上时可以考虑该障碍的诊断。

### （一）躯体化障碍

存在各种各样、变化多端的躯体症状至少两年，不断拒绝多名医生对其躯体症状解释的忠告和保证，社会功能受到一定的影响。病程不足两年，考虑未分化躯体化障碍的诊断。

### （二）疑病症

疑病症的诊断基本上与躯体形式障碍的诊断要点一致，只是在患者担心的躯体症状后面，患者怀疑自己得了某种躯体疾病，或存在持续性的先占观念，认为有畸形或变形。

### （三）躯体形式自主神经紊乱

患者持续存在自主神经兴奋症状，同时有涉及特定器官或系统的主观主诉，但无相应器官或系统的结构或功能紊乱的证据，医生的解释和保证无济于事。

### （四）持续的躯体形式疼痛障碍

以持续、严重、令人痛苦的疼痛为主诉，不能用生理过程或躯体障碍完全加以解释。情绪冲突或心理社会问题与疼痛的发生有关，且足以得出它们是主要致病原因的结论。

由于躯体形式障碍患者可以表现出各种各样的躯体症状，特别是有的患者本身就伴有躯体疾病，所以必须注意与躯体疾病进行鉴别诊断。一般来说，躯体疾病的症状表现确切、稳定，从医学的角度相对容易理解。特别是通过体格、实验室及其他辅助检查可以有明确的阳性发现以资鉴别。

另外有关其他精神疾病的共病问题也应引起临床医生的注意。相当一部分躯体形式障碍患者可以出现焦虑或抑郁症状，甚至符合焦虑症或抑郁症的诊断标准。这时可做出焦虑症或抑郁症的共病诊断。在抑郁症、精神分裂症和其他神经症也可出现躯体症状，甚至出现疑病观念或疑病妄想。这时需要认真进行精神检查，通过抑郁症、精神分裂症或其他神经症的特征性症状的发现来进行鉴别诊断。

## 六、治疗

躯体形式障碍的治疗较为困难，没有很好的治疗方法，多采用综合治疗。由于有躯体形式障碍的患者不认为自己的疾病归结于心理问题，往往辗转于基层医疗机构或大型综合医院，给有限的医疗卫生资源造成很大的浪费。如何减少患者过多使用医疗资源，也是在躯体形式障碍的治疗中应注意的问题。

### （一）心理治疗

现有的循证证据显示，认知行为治疗对于躯体形式障碍的躯体症状、心理痛苦和功能障碍具有确切的疗效。首先对躯体形式障碍患者一定要提供良好的支持性心理治疗。建立良好的医患关系对于本病的治疗是非常重要的。在治疗过程中应注意评价患者的社会支持系统，识别和降低促发或加重患者躯体症状的日常生活问题，减少躯体症状的继发性获益。针对患者的人格特点、个人生活史和疾病特点，评估患者的情绪与躯体症状的关系，盘诘与检验患者的威胁性负性信念，改变患者的回避性行为模式等有助于患者疾病的治疗。

### （二）药物治疗

针对患者躯体症状的药物治疗往往没有多大的效果。目前药物治疗的研究显示，抗抑郁药物对躯体形式障碍具有轻中度的疗效，但由于患者对药物不良反应的顾虑和错误认识，治疗的脱落率很高。如果患者伴有焦虑、抑郁等情绪症状，可应用适量的抗焦虑药物或抗抑郁药物。常用的药物有三环类抗抑郁药物

## 七、病程与预后

躯体形式障碍往往呈慢性、波动性病程。多则数年或几十年。随着患者在日常生活中的负性生活事件的出现而波动。如急性起病，诱因明显，病前人格健康者预后较佳；起病缓慢，病程长，病前人格缺陷者治疗困难，预后差。

# 第七章 精神活性物质所致精神障碍

## 第一节 概述

吸烟、酗酒和吸毒等精神活性物质的滥用已成为全人类共同面临的严重问题。根据联合国1998年的统计，全世界除烟草、酒的滥用外，各类毒品的滥用人数达1.91亿。这一数字几乎是20世纪80年代末吸毒人数的4倍。20世纪90年代以来的10年，吸毒人数增长最快，而且毒品流行的地域也在不断扩大，吸毒不仅是美国等西方国家的严重社会问题，而且已蔓延到越来越多的发展中国家。20世纪80年代末期，国际毒潮开始侵袭中国，毒品（主要为海洛因）滥用在我国死灰复燃。目前，海洛因滥用已由西南边境地区向邻近省份、沿海省份和内陆蔓延，吸毒人员已扩散到各个阶层，吸毒人数持续上升，危害日益严重。根据国家禁毒委员会办公室提供的统计数字，我国登记在册的吸毒人数已从1990年的7万人上升到2002年底的100万人。当前的吸毒人员以青少年、社会闲散人员为主，其中青少年已占总数的74%，无业人员占53%。从涉毒地域范围看，全国涉毒县（市、区）已经发展到2 184个。从登记在册吸毒人员吸食的毒品种类看，当前在我国流行的毒品主要是海洛因。国内吸食海洛因人员已占到吸毒人员总数的87.6%。值得注意的是，吸食新型毒品，特别是吸食冰毒、"摇头丸"等苯丙胺类毒品的人员比例正在迅速上升。遗憾的是，不少吸毒者对毒品及其危害认识不足，有的认为海洛因能"治百病"，有的把"摇头丸"看成是所谓的"俱乐部药"或"舞会药"，以致"摇头丸"等兴奋药的滥用，而且滥用者大多是一些青少年。

吸食毒品严重损害滥用者个体的身心健康，影响其工作、事业和前途。吸毒可导致机体免疫功能下降，肌注或静脉注射毒品往往引起感染性并发症。公用注射器和针头可传播各种传染性疾病，严重危害自己和他人的身体健康，造成严重的公共卫生问题。吸毒甚至可危及生命。近年来全国因吸食毒品过量导致死亡已达2.5万余人。采用注射途径吸毒是我国艾滋病传播的主要途径。2002年全国报道的4万多名艾滋病毒感染者中吸毒人员约占2/3。吸毒还会严重损害家庭关系，家庭成员中一旦出现了吸毒者，家庭经济不堪重负。往往导致其他家庭成员沾染上毒品，以致家庭破裂。吸毒妇女一旦怀孕，还会影响到胎儿的正常发育，造成胎儿宫内发育迟缓和早产，并可能通过母婴途径患上传染性疾病，新生儿还会出现毒瘾发作。毒品问题还会诱发大量的违法犯罪活动，影响社会稳定和经济发展。据统计，大多数省市发生的抢劫、盗窃等侵财性案件中，30%以上是吸毒人员所为，一些毒情严重地区甚至接近70%。

总之，吸烟、酗酒和吸毒等精神活性物质的滥用是人类共同面临的严重公共卫生问题和社会问题，它不仅严重损害吸毒者个人的身心健康，而且还会传播疾病，降低国民素质，扰乱社会安宁，引发各种犯罪活动，可谓祸国殃民。因此，对吸烟、酗酒和吸毒等精神活性物质的滥用问题必须给予高度重视。

### 一、基本概念

#### （一）精神活性物质

精神活性物质是指来自体外，可影响精神活动，并可导致成瘾的化学物质，又称成瘾物质或药物。

根据ICD-10，精神活性物质可分为酒类、阿片类物质、大麻类物质、镇静催眠药或抗焦虑药、中枢神经兴奋药、致幻剂、烟草和挥发性溶剂等。毒品通常指能使人成瘾并在社会上禁止使用的化学物质。

我国刑法规定，毒品为"鸦片、海洛因、吗啡、大麻、可卡因以及国务院规定管制的其他能够使人形成瘾癖的麻醉药品和精神药品"。国际禁毒公约将具有依赖特性的药物分为麻醉药品（包括阿片类物质、可卡因、大麻）和精神药物（包括镇静催眠药和抗焦虑药、中枢兴奋药、致幻药）两大类进行国际管制。它们有时候被统称为"精神活性药物"。这些药物如果滥用即是毒品。

不同类型的精神活性物质所导致的精神障碍在临床表现和严重程度上各不相同。根据国际疾病分类（ICD-10）和中国精神障碍分类与诊断标准（CCMD-3），精神活性物质所致精神障碍包括急性中毒、有害使用、依赖综合征、戒断状态、伴有谵妄（包括震颤谵妄）的戒断状态、精神病性障碍、遗忘综合征、残留性和迟发性精神病性障碍以及其他精神和行为障碍。

### （二）依赖综合征

药物依赖，俗称药物成瘾，由于"成瘾"易引起歧义，1964年WHO专家委员会建议使用"依赖"一词代替"成瘾"。依赖综合征是指对使用某种物质有强烈的渴求，对使用该物质的自控能力下降，反复使用该种物质，以取得特定的心理效应，且避免减量或停药后出现戒断症状的一种行为障碍。

药物依赖包含躯体依赖和心理依赖两个方面。躯体依赖又称生理依赖，是指长期使用成瘾特质造成机体的一种病理性的稳态，一旦撤药，这种稳态难以维持，导致以戒断症状为主要表现的生理功能严重紊乱。心理依赖又称精神依赖性，由于用药后产生欣快感、舒适感，多次用药后导致心理上对所用药物的渴求或持续的觅药行为。虽然滥用者能够认识到使用药物对个人的身体、前途、家庭等均产生极其有害的影响，但由于对药物的渴求非常强烈，以致不择手段获取药物。心理依赖是导致复吸的重要原因，如何消除心理依赖是戒毒治疗过程中面临的最大难题。

### （三）戒断综合征

戒断综合征，又称撤药综合征，指反复［通常是长期和（或）高剂量］使用某种精神活性物质后，在减量或停药时出现的一组症状。戒断症状的出现是依赖形成的一个标志。戒断综合征的出现和病程有时限性，而且与所使用的物质的类型有关。阿片类物质、酒类、巴比妥类物质的戒断症状较明显。

### （四）耐受

耐受是指长期使用某种药物以后，个体对该药的反应性下降，为了取得相同的药效，就必须增加该药的用量。一般来说，躯体依赖形成后，个体对该药物也会产生耐受。耐受的产生往往导致用药方式的改变。例如初始用药是采用烫吸，因欣快感产生耐受，为了取得原先或预期的效果，则改为静脉注射。

### （五）滥用和有害使用

物质滥用是指反复大量使用与医疗目的无关的、具有依赖特性的药物或化学物质，并导致社会功能显著受损或个体精神痛苦。物质滥用是一种适应不良性用药方式。在DSM-Ⅳ中有此诊断类别。

有害使用与物质滥用同义，在CCMD-3和ICD-10中使用这一名称。

## 二、病因学理论

### （一）社会环境因素

社会环境因素无疑对物质滥用和依赖有着重要影响。药物的可获得性是物质滥用和依赖的一个前提。鸦片战争前，英国的鸦片贩子就通过走私和行贿等手段大量输入鸦片，致使当时吸毒人员达数百万人。鸦片战争失败以后，鸦片大量流入，至1949以前，我国吸毒人口约有2 000万。新中国成立后，在全国范围内开展了禁烟运动，采取了包括切断毒品供应在内的一系列措施，至1952年就消除了毒品在国内的流行。到了20世纪80年代改革开放以后，国际贩毒集团利用我国当时尚属无毒品流行国家的声誉，将金三角地区的海洛因借道我国走私到港澳地区以及欧美等国，因此在我国靠近缅甸的边境地区又出现了吸食海洛因的现象。

社会文化背景、社会观念对物质滥用也有重要影响。例如，在我国吸烟、喝酒被认为是人际交往中的润滑剂，把敬烟、敬酒看成是一种表示友好和招待客人的方式。不少青少年甚至认为，吸烟才有男子汉气概。近年来，不少女青年把吸烟当作是一种时髦的行为，或以此表示自己的前卫和与众不同。这些因素均对烟酒的滥用造成了不良影响。

家庭环境也是影响物质滥用和依赖的一大因素。在临床工作中经常可以看到，夫妇双方一同前来接受戒毒治疗的并不少见。这些前来戒毒的夫妇，往往是其中一人先吸毒，另一方由于禁不住诱惑，或者出于怨恨情绪，抱着"你吸我也吸"的心态而沾染上了毒品；也有的出于善良的愿望，试图自己先吸毒再戒毒，以此向对方证明吸毒并非不能戒断，结果染上毒品，一发不可收拾。父母吸毒对子女也将造成不良影响。

由于儿童、青少年有好奇心、爱模仿，而明辨是非的能力又不足，因此，看到父母吸毒也就很可能染上毒品。如果家庭关系不良，家庭成员之间缺乏关爱，儿童、青少年也有可能从毒品中寻求安慰和解脱。

环境因素与复吸也有密切关系。有些人经强制戒毒后已经脱瘾，有些人甚至已经过了几年的劳教，但一旦回到原来的生活环境或见到以前的毒友，都会引起强烈的心瘾，导致复吸。

### （二）个体素质因素

生活在共同的环境之中，同样面对可获得的各种成瘾物质，为何有人使用药物和酒类物质并形成依赖，而有些人却不呢？为何有人尝试几次后可以停药，而有些人尝试几次后却产生依赖难以戒除呢？研究发现，除社会环境、家庭环境因素外，心理因素和生物学因素也与物质滥用和依赖有关。

心理因素中研究得最多的是个性。长期以来，人们一直试图用某些人格特征来解释成瘾行为。大多数研究采用明尼苏达多相人格测验（MMPI）、艾森克个性问卷（EPQ）等对物质依赖者进行测评，并与正常对照者作比较。研究发现，酒依赖者 MMPI 的抑郁（D）量表和精神病态（Pd）量表分高。吸毒者的人格特征有社会病态、反社会、自控能力差、对挫折的耐受力低、不能延迟满足感的获得、缺乏有效的防御机制等。有人采用三维人格问卷进行调查，发现药物依赖者有较高的"好奇寻求"。具有较高的"好奇寻求"者有冲动、爱探索、易激动、不守法、易分心等特点。值得注意的是，个性与物质滥用往往相互影响、互为因果，个性因素会促使物质滥用的形成，而长期使用成瘾物质又会导致个性的改变。除个性因素外，精神状态也与物质滥用有关。精神创伤、不良生活事件、情绪不稳、抑郁、焦虑均有可能导致物质的滥用和依赖的产生。

### （三）生物学因素

生物学因素在物质依赖的形成中发挥重要作用。研究发现，酒类依赖在不同的种族以及不同的家庭中发病率有差异。提示遗传素质与物质滥用有关。生物学因素还表现在不同个体对药物的反应不同。例如，使用阿片类物质后快感出现的早迟及强烈程度因人而异，有人第一次用药就有强烈的快感，而有人初次用药后却体验到不愉快的感觉。家系研究和双生子研究也提示，海洛因等阿片类物质的依赖有一定的遗传易感性。研究发现，中脑边缘多巴胺系统是多种成瘾物质（如酒类、阿片类物质、可卡因等）产生奖赏效应的神经基础，多巴胺（DA）是产生奖赏效应的重要神经递质。动物实验发现，阻断 DA 系统可使滥用药物的自身给药行为减少；多巴胺 $D_2$ 受体基因消除后，吗啡不再产生奖赏效应。因此，多巴胺系统相关基因是成瘾药物依赖的候选基因，但对多巴胺受体基因多肽性与海洛因或酒依赖进行关联分析，研究结果并不一致。

总之，物质滥用和依赖的产生与生物、社会、心理因素有关。

## 第二节　阿片类物质

阿片类物质是指任何天然的或合成的，对机体产生类似吗啡效应的一类药物。阿片是从罂粟果中提取的粗制脂状渗出物，含有吗啡和可待因等天然成分，吗啡是其中的主要镇痛成分。

### 一、分类

阿片类物质可分为 3 类：（1）天然的阿片生物碱，如吗啡、可待因；（2）半合成的衍生物，如海洛因（乙酰吗啡）；（3）合成的阿片类镇痛药，如哌替啶、二氢埃托啡、美沙酮等。

## 二、吸收与代谢

阿片类物质有口服、注射或吸入等给药途径。口服给药吸收不完全，血药浓度一般只有同等剂量注射给药的一半或更少。阿片类物质以非脂溶性形式存在于血液中，难以透过血-脑屏障。但当吗啡被乙酰化成为海洛因后，则较易透过血-脑屏障，这可解释为什么静脉注射海洛因所体验到的瞬间快感比注射吗啡更为强烈。阿片类物质可分布到机体包括胎儿在内的所有组织，故阿片成瘾的母亲所生婴儿一出生就可以出现戒断症状。阿片类物质在由肾排泄前大部分由肝代谢。多数阿片类药物的代谢较为迅速，平均 4~5 h，故成瘾者必须定期给药，否则会发生戒断症状。

## 三、药理作用

1973 年以来相继发现脑内和脊髓内存在阿片受体和内源性阿片肽。已知阿片受体有 μ、κ、δ 等多型，其中 μ 受体与镇痛和欣快作用关系最密切。内源性阿片肽已知有 β-内啡肽、脑啡肽和强啡肽，均能作用于阿片受体。阿片类物质通过上述受体产生以下药理作用：（1）镇痛、镇静。（2）抑制呼吸中枢。（3）抑制咳嗽中枢。（4）兴奋呕吐中枢：吸毒初期常有呕吐现象，随吸毒次数增多出现适应而呕吐明显减轻。（5）缩瞳：作用于第三对脑神经产生缩瞳效应，机体对此不易产生耐受，瞳孔较小或针尖样瞳孔是吸毒及吸毒过量的重要体征之一。（6）抑制胃肠蠕动：机体对此不易产生耐受，临床上常见吸毒者便秘、食欲缺乏等。（7）致欣快作用：阿片类物质能作用于中脑边缘系统，使多巴胺水平升高，产生强烈快感。

## 四、临床表现与诊断

### （一）阿片成瘾综合征

阿片类物质滥用方式有吸烟式、烫吸（追龙）和注射等。初用者并无快感，以恶心、呕吐为常见。首次获得快感而使用的次数因人而异。以静脉注射海洛因为例，屡用者的快感体验可分为 3 个时期：（1）强烈快感期，约持续 1 min 后进入似睡非睡的松弛状态；（2）松弛状态期，所谓的"麻醉高潮"，可延续 0.5~2 h；（3）精神振作期，可延续 2~4 h。但过后戒断症状就要来临，必须再次用药解除。

长期反复使用阿片类物质可导致成瘾综合征，具有以下特征：（1）有使用阿片类物质的强烈欲望；（2）对使用开始、结束或剂量的自控能力下降；（3）使用时体验到快感，减少或停止使用出现戒断；（4）再次使用能消除戒断症状；（5）耐受性升高；（6）明知有害但仍使用，主观上希望减少使用但总失败；（7）使用该物质常导致其他重要活动被放弃。

### （二）阿片戒断综合征

阿片类物质的代谢速度不同，戒断综合征出现的快慢不同。使用剂量、使用时间长短、使用途径和停药速度等不同，戒断综合征强烈程度也不相同。短效药物，如吗啡、海洛因一般在停药后 8~12 h 出现，极期在 48~72 h，持续 7~10 d。长效药物，如美沙酮戒断症状出现在 1~3 d，性质与短效药物相似，极期在 3~8 d，症状持续数周。

典型戒断综合征可从阿片类物质的药理作用反推而出，分为主观症状和客观体征两大类。主观症状可表现为恶心、肌肉疼痛、骨痛、腹痛、不安、食欲缺乏、疲乏、打喷嚏、发冷、发热、渴求药物等。客观体征可见血压升高、脉搏和呼吸加快、体温升高、多汗、瞳孔扩大、流涕、淌泪、震颤、呕吐、腹泻、失眠、男性自发泄精、女性出现性兴奋等。

在急性戒断症状消失后，往往会有相当一段时间存在失眠、烦躁不安、情绪低落、乏力、慢性渴求等症状，称之为稽延性戒断症状，是导致复吸的重要原因之一。

### （三）阿片类物质中毒

成瘾者在使用阿片类物质时，由于剂量掌握不好或戒断一段时间后药物敏感性的恢复等，可造成急性中毒。阿片类物质中毒的表现是其药理作用的延续，可以顺推而出。典型的中毒三联症是昏迷、呼吸抑制、针尖样瞳孔。急救时应尽早、足量地使用阿片受体拮抗药（纳洛酮）。

根据阿片类物质滥用史，结合阿片成瘾和戒断综合征的临床表现，参照成瘾和戒断综合征的诊断标准，阿片类物质所致精神障碍的诊断并不困难。

## 五、治疗

阿片类物质所致精神障碍的治疗主要涉及成瘾综合征的治疗。一般分两步，即急性期的脱毒治疗和脱毒后预防复吸治疗（包括药物和心理社会康复治疗）。

### （一）脱毒治疗

脱毒治疗是指通过躯体治疗减轻戒断症状，预防由突然停药而可能引起的躯体健康问题。阿片类脱毒治疗一般在封闭的环境中进行。

1. 替代治疗

利用与毒品有相似作用的药物来替代毒品，以减轻戒断症状，然后在一定的时间内（14~21 d）逐渐减少替代药物，直至停用。目前常用的替代药物有美沙酮和丁丙诺啡，使用剂量视患者情况而定。美沙酮首日剂量为30~60 mg，丁丙诺啡为0.9~2.1 mg，然后根据躯体反应逐渐减量，原则是只减不加，先快后慢，限时减完。

2. 非替代治疗

（1）可乐定、洛非西定：为$\alpha_2$受体激动药，能抑制阿片戒断症状，但对渴求、肌肉疼痛效果较差。开始剂量为0.1~0.3 mg，每日3次，住院可用到1.5~2.5 mg/d。不良反应为低血压、口干和思睡，剂量必须个体化。

（2）中药：能有效促进机体康复、促进食欲，不存在撤药困难问题。

（3）其他：针灸、镇静催眠药、山莨菪碱类。

### （二）预防复吸治疗

单纯给予成瘾者进行脱毒治疗的复吸率高达90%以上。故脱毒只是治疗的第一步，为降低复吸率，应尽可能让成瘾者接受纳屈酮防复吸治疗和心理社会康复治疗。

1. 纳屈酮防复吸治疗

纳屈酮是一种口服的阿片受体拮抗药，能阻断阿片类物质的致欣快效应，消除正性强化作用，可逐渐淡化、减轻乃至消除心理渴求，预防复吸。使用前需确定患者已经完全躯体脱毒，否则会激发戒断症状。该药口服吸收良好，长期使用无蓄积作用。开始剂量25 mg，观察1 h无戒断症状，再追加25 mg，即给足首日治疗量。维持剂量一般为50 mg/d。维持期推荐6个月以上。目前仅有30%的戒毒者能坚持使用，如何提高依从性是关键。

2. 心理社会康复治疗

心理社会干预尽管显效较慢，但能有效解决某些问题而降低复发率。

（1）认知行为治疗：目的在于改变导致适应不良行为的认知，改变导致吸毒的行为方式，帮助患者应对急性或慢性渴求，促进患者社会技能、强化不吸毒行为。认知治疗的基本思想是找出并进而改变适应不良的思维方式从而减少负性情绪及行为。行为治疗是通过正性强化及负性强化以及惩罚来增加不吸毒行为和减少吸毒行为。

（2）群体治疗：能使患者有机会发现共同问题、制订切实可行的治疗方案；能促进相互理解，学会如何表达情感和意愿；有机会共同交流戒毒经验和教训；在治疗期间相互监督、相互支持。戒毒匿名会和治疗集体模式可视为两种特殊形式的群体治疗。

（3）家庭治疗：强调人际间、家庭成员间的不良关系是导致吸毒成瘾、治疗后复发的主要原因。有效的家庭治疗技术能打破否认，打破对治疗的阻抗，促进家庭间的团结。

3. 美沙酮维持治疗

指无限期地使用充分剂量的口服长效阿片受体激动药美沙酮来替代海洛因的治疗方法。与纳屈酮维持治疗理论取向截然相反。美沙酮维持治疗能有效地减少毒品相关犯罪，防止艾滋病等传染病的传播，提高就业和升学率等，在实际应用中不断得以推广。这是阿片成瘾防治策略中减少危害策略的直接体现。

治疗方法和给药剂量因人而异，原则上是在不出现不良反应的前提下，使用足够剂量来保证 24 h 内不出现戒断症状和心理渴求，起到防止再度滥用街头毒品的效果。维持剂量一般在 60～120 mg/d。

阿片类物质成瘾治疗过程中必会有多次的反复。疗效评价不应该是单维度的（只盯着戒断），而应该从成瘾物质使用减少、躯体健康水平提高、心理社会功能改善、减少违法犯罪行为等多个维度评价治疗效果。

## 第三节 酒精

精神活性物质中，酒使用最为广泛，在日常生活、社会经济、文化活动中起重要作用。一次大量饮酒可造成急性酒精中毒，长期大量饮酒可造成躯体损害（酒精性肝硬化）、精神损害（酒成瘾、精神病性障碍、智能和记忆障碍）、社会损害（交通肇事、违法犯罪），给个体、家庭和社会带来严重不良影响。

### 一、代谢

饮酒后乙醇多在小肠上部吸收，主要在肝脏内通过乙醇脱氢酶系统代谢。乙醇由乙醇脱氢酶代谢为乙醛，乙醛再由乙醛脱氢酶代谢为乙酸，最后代谢成水和二氧化碳，并供能。其中乙醛脱氢酶是限速酶。若乙醛脱氢酶活性降低，则饮酒后乙醛在体内大量蓄积，可使饮酒者出现"酒精红晕"反应，表现为血管扩张、面红发热、心动过速、头痛、头晕、嗜睡、恶心、呕吐等不愉快体验。从此可以推出饮酒后容易脸红的人不易成为酒成瘾者。酒代谢过程中可产生一些中间产物，如氢离子、丙酮酸、嘌呤类物质，故临床上常可见到大量饮酒后出现高乳酸血症、高尿酸症（痛风发作）。

### 二、药理作用

乙醇是一种亲神经性物质，具有中枢神经抑制作用。人对乙醇的反应个体差异很大，敏感性不一样。一般来说，饮酒量或血液内乙醇浓度不同，其抑制程度及范围也不同。其中枢抑制作用可分 3 个阶段。

（1）皮层下释放，表现为健谈，控制能力下降，情感高涨至欣快，轻度行为障碍。

（2）皮层下释放到中枢抑制，表现为自控能力明显降低，讲话随便，动作精确性差，步态不稳。

（3）中枢抑制，表现为深睡至昏迷，严重者可因呼吸衰竭而死亡。当血液中乙醇浓度超过 0.40% 时，死亡的可能性很大。有人饮酒后先兴奋继而抑制，有人饮酒后即表现为抑制状态。

酒还具有抗焦虑和致欣快效应。抗焦虑作用主要与 $GABA_A$ 型受体的增强有关；致欣快效应与中脑边缘系统"犒赏中枢"DA 释放量的增加有关。长期使用可引起耐受、精神及躯体依赖性。长期大量饮酒可产生直接的神经毒性作用，导致不同程度的营养不良，使体内脂肪氧化受阻，损害肝细胞等。

### 三、临床表现与诊断

#### （一）急性酒中毒

一次饮酒造成急性酒精中毒可分为普通性醉酒、病理性醉酒与复杂性醉酒。

1. 普通性醉酒

又称单纯醉酒或生理性醉酒，一次大量饮酒引起的急性中毒，是个体对酒的正常生理反应。临床症状的严重程度与血液中乙醇含量及乙醇代谢速度有关，遵循量效反应曲线。经数小时或睡眠后恢复正常。

2. 病理性醉酒

属于异常醉酒，是个体特异性体质对乙醇的变态反应，发生率极低。没有量效反应曲线。一次少量饮酒就出现较深的意识障碍、片段的幻觉和被害妄想、明显的焦虑紧张、无明显目的的攻击、伤人行为等。发生突然，持续数十分钟至数小时，多以深睡结束，醒后对发作过程不能回忆或仅有片段回忆。

3. 复杂性醉酒

介于普通性醉酒和病理性醉酒之间。发生在有脑器质性疾病或肝脏疾病的个体，个体对酒耐受力下降，少量饮酒即出现类似于病理性醉酒的表现。持续数小时，醒后对发作过程有片段回忆。

### （二）慢性酒中毒

1. 酒成瘾综合征

长期反复饮酒导致的特殊生理和心理状态。酒成瘾一般多在 5～10 年内形成，女性进展过程快于男性。具有以下特征。

（1）对酒有强烈渴求，强迫饮酒，无法控制。

（2）固定的饮酒模式，必须定时饮酒，以解除或避免戒断症状。

（3）饮酒成为一切活动的中心，不顾事业、家庭、社交活动等。

（4）耐受性逐渐增加，饮酒量增多，但酒成瘾后期耐受性会下降，每次饮酒量减少，饮酒频数增多。

（5）反复出现戒断症状，当减少饮酒量或延长饮酒间隔，血浆中乙醇浓度明显下降时，就出现戒断症状。

（6）以饮酒解除戒断症状。继续饮酒可迅速解除戒断症状；很多酒成瘾患者经过一夜的睡眠代谢后血中乙醇浓度下降，故一早醒来即饮酒，即"晨饮"现象，对诊断酒成瘾有重要意义；白天为了解除随时产生的戒断症状，患者常携带酒瓶随时饮酒。

（7）戒断后重饮。尽管清楚饮酒带来的不良后果，很难保持长期戒酒或曾多次试图戒酒而失败；如戒断后重新饮酒，就会在较短的时间内再现原来的成瘾状态。

2. 酒戒断综合征

（1）单纯性戒断反应：停止饮酒或减少饮酒量数小时后出现手抖、出汗、恶心，继之出现焦虑不安、无力等，伴有强烈饮酒欲望。断酒后 24～36 h 可见发热、心悸、唾液分泌增加、恶心、呕吐等，可有眼球震颤、瞳孔散大、血压升高等体征。戒断反应在 48～72 h 达高峰，之后逐渐减轻，2 周后基本消失。少数患者在戒断过程中可有短暂性的幻觉和错觉。

（2）震颤谵妄：长期大量饮酒者如果突然断酒，大约在 48 h 后出现震颤谵妄。谵妄表现为意识模糊，时间、地点和人物定向障碍，伴大量知觉异常，如恐怖性幻视，患者极不安宁、激动、大喊大叫。震颤表现为全身肌肉的粗大震颤。尚有发热、大汗淋漓、心搏加快，部分患者可因高热、衰竭、感染、外伤而死亡。震颤谵妄持续时间不等，一般 3～5 d，常经睡眠而缓解，对病中经过大部分遗忘。

（3）酒戒断性癫痫：戒酒期间出现全身强直—痉挛发作，一般 5～15 min 意识恢复。

3. 酒精性幻觉症

主要表现为在意识清晰状态出现生动、持续性的视听幻觉。可能发生在慢性酒成瘾患者的饮酒过程中，也可发生在酒成瘾者突然停饮后，但无明显的自主神经系统功能亢进表现。

4. 酒精性妄想症

主要表现为在意识清晰的情况下的妄想状态，特别是嫉妒妄想。

5. 酒中毒性脑病

长期大量饮酒引起脑器质性损害的结果，以谵妄、记忆障碍、痴呆和人格改变为主要特征，绝大部分患者不能完全恢复。

（1）韦尼克脑病：为维生素 $B_1$ 缺乏所致，临床表现为眼球震颤、眼球不能外展和明显的意识障碍，伴定向障碍、记忆障碍、震颤谵妄等。大量补充维生素 $B_1$ 可使眼球症状很快消失，但记忆障碍恢复较为困难，一部分患者转为 Korsakoff 综合征，成为不可逆的疾病。

（2）柯萨可夫综合征：多在酒成瘾有营养缺乏的基础上缓慢起病，也可在震颤谵妄后发生。主要表现为记忆障碍、虚构、定向障碍三大特征，可伴有幻觉、夜间谵妄等。

（3）酒精性痴呆：长期大量饮酒后出现的持续性智力减退，表现为短时、长时记忆障碍，抽象思维及理解判断障碍，人格改变，皮层功能受损，如失语、失认、失用。一般不可逆。

诊断乙醇（酒精）所致的精神障碍的主要依据为具有确定的饮酒史，以及有充分理由推断患者上述的精神症状是直接由饮酒或戒断引起的。急性酒中毒与饮酒量密切相关，常在一次大量饮酒后急剧发生。

慢性酒中毒则根据明确的长期慢性饮酒史，具有酒成瘾特征，出现幻觉、妄想、记忆障碍、痴呆、震颤谵妄等精神障碍，导致了明显不良后果和家庭社会功能受损等，并参照相应的诊断标准即可诊断。

# 四、治疗

急性酒中毒的治疗除催吐、洗胃、维持生命体征、促进代谢等一般性措施外，可用阿片受体拮抗药纳洛酮救治。一般用法为每次 0.4～0.8 mg 肌内注射，或加 5% 葡萄糖溶液中静脉滴注，可重复使用，直至患者清醒为止。慢性酒中毒的治疗除针对性地处理精神症状（如应用抗精神病药物治疗幻觉和妄想等）外，主要涉及成瘾综合征的治疗。

## （一）戒酒治疗

戒酒治疗是针对乙醇戒断症状的治疗，通过躯体治疗减轻戒断症状，预防由突然停饮可能引起的躯体健康问题。戒酒应考虑酒成瘾的严重程度，轻者可一次性戒断，重者可用递减法逐渐戒酒，也可一次性戒断，但应充分治疗戒断症状，并且要求住院，以免发生意外。根据交叉耐受的原理，可使用苯二氮䓬类药物，如地西泮、氯硝西泮、劳拉西泮等来缓解戒断症状。急性戒酒期消除戒断症状后，应进行药物、心理社会康复治疗，预防复饮，回归社会。

1. 单纯性戒断反应的治疗

主要选用与乙醇有类似药理作用的苯二氮䓬类药物来缓解戒断症状。首次要足量，不仅可以抑制戒断症状，并且还可预防震颤谵妄、戒断性癫痫的发生。通常用地西泮 10～20 mg 静脉注射，或每次 10 mg，每日 3 次，口服，2～3 d 后逐渐减量，不必加用抗精神病药物。用药时间不宜太长，以免发生新的药物成瘾。如戒断后期有焦虑抑郁和睡眠障碍，可试用抗抑郁药物。

2. 震颤谵妄的治疗

首选苯二氮䓬类药物。地西泮每次 10 mg，每日 2～3 次。如口服困难则选择注射途径，地西泮 30～40 mg 加入补液中静脉滴注，可根据严重程度调整剂量，最大剂量一般不超过 120 mg/d，一般持续 1 周，直到谵妄消失为止。控制精神症状可选用氟哌啶醇肌内注射，5 mg/次，每日 1～3 次，剂量可根据反应增减；也可选用非典型抗精神病药物。恰当的护理、水电解质和酸碱平衡紊乱的纠正、维生素的补充、感染的预防等也十分重要。

3. 戒断性癫痫的治疗

可选用丙戊酸或苯巴比妥类药物治疗。原有癫痫病史的患者，在戒断初期就应使用大剂量的苯二氮䓬类药物或预防性使用抗癫痫药物。

## （二）药物康复治疗

1. 戒酒硫

戒酒硫能抑制乙醛脱氢酶，使酒代谢停留在乙醛阶段，属于酒增敏药。服用戒酒硫期间，一旦饮酒，5～10 min 后即出现面部发热、潮红、血管扩张、搏动性头痛、呼吸困难、恶心呕吐、出汗、口渴、低血压、直立性晕厥、极度不适、软弱无力等，严重者出现精神错乱和休克，甚至死亡，该现象称为乙醇—戒酒硫反应。应在医疗监护下并停酒 24 h 后使用。每次口服 0.25～0.5 g，每日 1 次，可持续 1 个月至数月。应特别警告患者服药期间不要饮酒，否则会发生危险。患有心血管疾病和年老体弱者应禁用或慎用。呋喃唑酮也有类似作用，可供临床选用。

2. 纳屈酮

研究发现阿片受体阻滞药纳屈酮能减少实验动物饮酒量，也能减少酒成瘾患者饮酒量，减轻渴求和复饮率，特别是与心理治疗联合使用时。剂量为 25～50 mg/d。

3. 乙酰高牛磺酸钙（阿坎酸钙）

GABA 受体激动药，有一定的抗渴求作用，能减少戒酒后复发。口服 660 mg/次，每日 3 次。

4. 抗抑郁药

不仅可治疗酒成瘾伴发的抑郁及焦虑障碍，也可降低对酒的渴求和饮酒量，如选择性 5-HT 再摄取抑制药。

## （三）心理社会康复治疗

心理社会康复治疗的目标有：（1）激发戒酒动机，提高治疗依从性；（2）矫正心理行为问题，提高应对应激的技能；（3）复饮预防；（4）改善家庭关系；（5）建立社会支持系统；（6）重建健康生活方式与矫正不良人格等。

1. 动机促进和强化治疗

遵循表达通情、发现差距、避免争论、化解阻力、支持自信等原则，采用"一对一"的咨询访谈法，通过给予合理建议、消除求助障碍、自由提供选择、减少危险因素、及时给予反馈等方法，激发内在戒酒动机，促进行为改变。

2. 认知行为治疗

改变导致乙醇滥用者适应不良行为的认知过程；对导致乙醇使用的一系列事件进行干预；帮助患者有效应对乙醇的心理渴求；促进发展不滥用乙醇的行为和社会技能。目标是提高自我控制与社会技能来降低饮酒程度。

3. 复饮预防训练

明确促发心理渴求的高危情境；学习应付高危情境的技能；学习放松和应激处理技能；思考酒成瘾短期和长期后果；检验目前生活方式，发展替代性行为。线索暴露治疗可作为复饮预防训练的一个内容。将戒酒者暴露于促发心理渴求的环境中，结合放松技术、拒绝训练而又真正防止饮酒，这样反复训练就可逐渐消除心理渴求。

4. 其他

参加匿名戒酒会；通过正性强化与负性强化机制以及惩罚等措施来改变患者的行为；帮助家庭成员认识和解决家庭问题，促进相互理解与相互帮助等。

## 第四节　镇静催眠、抗焦虑药

此类药物包括范围较广，在化学结构上差异也较大，但都能抑制中枢神经系统的活动。目前，在临床上主要有两大类：巴比妥类和苯二氮䓬类。

巴比妥类是较早的镇静催眠药，根据半衰期的长短可分为超短效、短效、中效及长效巴比妥类药物，临床上主要用于失眠，滥用可能性最大。

苯二氮䓬类药物的主要药理作用是抗焦虑、松弛肌肉、抗癫痫、催眠等。由于这类药物安全性好，即使过量，也不致有生命危险，目前应用范围已远远超过巴比妥类药物。

镇静催眠药中毒症状与醉酒状态类似，巴比妥类的戒断症状较严重，甚至有生命危险。症状的严重程度取决于滥用的剂量和时间。在突然停药 12～24 h 内，戒断症状陆续出现，如厌食、焦虑不安、失眠，随之出现肢体的粗大震颤；停药 2～3 d，戒断症状可达高峰，出现呕吐、心动过速、血压下降、四肢震颤加重、全身肌肉抽搐或出现癫痫大发作，有的出现高热谵妄。

苯二氮䓬类戒断症状虽不像巴比妥类那样严重，但易感素质者（如既往依赖者或有家族史者）在服用治疗剂量的药物 3 个月以后，如突然停药，可能出现严重的戒断反应，甚至抽搐。

在巴比妥类的戒断脱瘾时减量要缓慢。以戊巴比妥为例，每日减量不超过 0.1 g，递减时间一般需要 2～4 周，甚至更长。苯二氮䓬类的脱瘾治疗可采取逐渐减少剂量，或用长效制剂替代，然后再逐渐减少长效制剂的剂量。

# 第八章 精神分析治疗

## 第一节 精神分析治疗

精神分析治疗是由奥地利维也纳的精神神经科医生西格蒙德·弗洛伊德于1896年创立的，这是以他的精神分析理论为指导思想而提出的心理治疗方法。该疗法在心理治疗发展史上具有非常重要的地位，其治疗思想和方法对当今的心理治疗有着极大的影响力。

### 一、精神分析治疗的机理

精神分析理论很庞杂，对其治疗机理，可以从以下几个方面进行探讨。

#### （一）潜意识的矛盾冲突破坏心理功能

弗洛伊德提出了被压抑在潜意识里的情绪冲突，是成为人体机能失调的致病动因。弗洛伊德十分强调幼年时的经历，他认为童年时的各个心理期（口腔期、肛门期、性器期）的发展不顺，心理创伤和挫折所形成的痛苦经验，会一直存留或被压抑在潜意识里，即使成年后也不能完全抹掉，它对于成年后心理障碍的形成具有重要的促发作用。该学派的另一主要代表人物阿勒森德提出了"心身障碍的特殊冲突"理论，他认为被压抑到潜意识中的心理冲突可以导致某些躯体疾病，如被压抑的愤怒情绪容易引起心血管系统机能障碍；性的矛盾容易引起呼吸系统的机能障碍；剧烈的心理冲突容易引起消化系统溃疡等。由此，精神分析治疗强调从幼儿期生活环境与发展过程中的异常经历，深挖压抑在本人潜意识里的矛盾冲突，找出原因，释放焦虑情绪，消除心理症状。

#### （二）"三我"之间的失衡会破坏心理功能

精神分析假设，人格结构中的本我、自我与超我这三个"我"彼此不和谐会导致心理冲突，冲突是在自我与本我，或超我与本我之间产生的，这些冲突使人不可避免地处在两种相互对立且不可改变的力量矛盾中。两种力量如果能够调整并保持动态平衡，则达到心理健康状态；若失去平衡则产生心理冲突，导致神经症而产生一系列的症状。

#### （三）负性心理防御机制破坏心理功能

精神分析认为，心理防御机制是人与冲突之间的一道防御体系，是防止冲突引起焦虑的能力，但有一些心理防御手段是自我在满足本我、超我、现实需要、降低自身焦虑时发展出来的方法。当自我不够强大时，这些方法常常以虚假的方式满足需要，如果运用得当的话，可以暂时化解焦虑情绪；如果过度使用的话，则容易获得虚假满足，从而陷入症状之中。

### 二、精神分析治疗的步骤

#### （一）自由联想

自由联想是精神分析治疗的第一步，这是开启当事人潜意识之门的钥匙，它可使当事人在毫无拘束的心态中，使思想较少地受到自我意识的控制，从而将被压抑在潜意识中的欲望、幻想、冲突以及各种不被社会认可、未曾获得满足的动机释放出来。潜意识中积存的痛苦得到释放之后，必然会减轻内心深处的紧张压力。因此，自由联想过程本身就具有心理治疗作用。自由联想的程序是：让当事人舒服地躺在床上或沙发上，治疗者在旁边启发当事人无拘无束地随意谈话，要求他把每个想法都说出来，尤其要说出他以往的经验、目前的感觉，并表达他的愿望和情绪；还要求他把被压抑的内容回忆起来，然后治疗者再以疏泄法剔除其内心潜伏的不合理意识，帮助当事人整理心情以得到康复。

### （二）移情分析

当事人在治疗过程中，可能会把以往对别人的感情转移到治疗者身上，称此现象为"移情作用"。移情分为二种：积极移情（正移情），当事人表现出对治疗者的友爱、亲热、依恋和温存；消极移情（负移情），当事人把仇恨、愤怒和敌视等情绪转移到治疗者身上。移情被认为是治疗过程中一个必不可少的部分，通过移情使本来单纯的治疗者与当事人的关系转变为类似"亲人"的关系，治疗者可根据当事人移情时的表现，了解他以往的人际关系和感情经验。移情是一种消除阻抗的方法，能够打消当事人的疑虑，深入其内心深处，把他从潜意识状态拉上意识层面去领悟问题，然后去解决问题。但是，治疗者在移情分析之后，要帮助当事人从不真实的感情世界中解脱出来。因此，治疗者要冷静而正确地对待当事人的移情。

### （三）梦的分析

当事人在自由联想时，很可能提到做梦的经验，对于梦的分析是弗洛伊德很重视的一个环节。弗洛伊德于1895年开始研究自己的梦经验，以后又研究当事人的梦经验，并于1900年出版了《梦的解析》。该书对梦进行了详细的研究。他认为，梦可能是重要情绪材料的丰富源泉，梦能对心理障碍的发生原因提供有价值的线索，因为梦是由个人潜意识中的内容所引起的一种思维活动。

关于梦的意义，弗洛伊德认为，组成梦象的主要来源有三个方面：

（1）日间生活的残迹　梦表达的大致内容是：各类人物、各类事物、人际交往、幸运经历与不幸经历、成败经验、户内与户外运动、空间与物体、情绪反应等。

（2）躯体内外的感知觉刺激　如渴、饥或手压胸部时的压迫感，也会被象征性地编入梦境之中。

（3）早已遗忘的童年体验　童年的体验作为印迹保存在潜意识中，可能会在某种特定的环境中出现于梦中。

### （四）阻抗分析

当事人在自由联想的过程中，可能会对其痛苦经验或隐藏在内心的感情或欲望有所保留，不肯全部陈述出来，使分析治疗不能顺利进行，这种不合作态度称为"阻抗"。根据弗氏解释，阻抗是一种防卫作用，防卫潜意识中的不合理欲念浮现到意识层面以免令其感到羞愧和焦虑。由此可知，凡是当事人在自由联想过程中，对其生活经验的陈述表示阻抗时，其中必有原因，而原因可能就是心理病因之所在。因此，当事人在谈话中的阻抗表现，应该成为治疗者注意的焦点。治疗者要积极化解当事人的阻抗，让其把心中任何隐秘都说出来的方法，称为"阻抗分析"，分析可以使当事人内心压抑的矛盾冲突得到尽情倾诉，从而缓解其紧张情绪。

### （五）阐释

阐释，这是精神分析治疗过程中最重要的一个步骤，它是治疗者根据自由联想、梦的陈述、移情以及阻抗中所得到的一切资料，耐心并真诚地向当事人解释，让他了解自己所表现的一切有什么深层的意义，从而领悟心理困扰的原因。就精神分析的目的而言，阐释的过程就是治疗，只要治疗者的阐释能够获得当事人的信服，则不需要任何药物，就能解除当事人的心理痛苦。

精神分析治疗的适应证很广，主要适用于各种类型的神经症、人格障碍以及心身疾病。关于治疗的时间问题，经典精神分析是每周5～6次。许多国家的治疗师是每周3～4次，每次50～60分钟。由于该治疗方法是挖掘当事人潜意识的方法，因此整个疗程时间比较长，一般需要1～2年，至少也要持续1年以上。近年来，也流行一些短期精神分析治疗方法，时间只需要半年左右，以消除症状为主要目的。

## 第二节　行为治疗

### 一、行为治疗的机理

行为治疗又称"行为矫正疗法",这是建立在行为学习理论基础上的治疗方法。行为理论的创始人是华生(J.B.Watson)。他认为心理和隐藏在内心的欲望驱力以及内心矛盾冲突是不能进行客观定量研究的,因此他主张心理学应该研究行为,通过行为了解心理活动,故被称为"行为主义"。行为治疗的着眼点主要放在可观察到的外在行为上,或可以具体描述的心理状态上,它是一种以客观实验为基础的技能性治疗方法,其理论基础包括巴甫洛夫的条件反射学说、桑代克的"尝试错误"学习理论、斯金纳的操作性条件反射,以及班杜拉的社会学习模式等,现在已经发展成为一套有体系的心理治疗方法了。

华生认为,人的病理行为与正常行为一样都是通过学习获得的。行为理论始终强调,人的病态行为究其原因,是在生活经历中尤其是在心理创伤的体验中,通过学习并经过强化固定下来的。同样道理,通过再学习、条件反射和强化手段,就能纠正这些不良行为而重建新的行为,或者使不适应行为转变为适应行为,这就是行为理论和行为疗法的观点。行为治疗的信条是:与其寻找失眠者的原因,不如教会当事人一种放松的技巧。

行为治疗的共同特征有:

1. 强调异常行为是后天环境中不良学习的结果。行为理论认为,一切行为都是由学习而得来的习惯性反应,而心理异常和行为异常也是通过学习而得来的结果。比如恐惧症就是人在特定情境下产生的一种恐怖情绪并伴有回避行为,这是人在后天环境中习得的结果。

2. 强调重建条件反射以形成新的行为方式。行为治疗就是要改变当事人的不良行为习惯,帮助人们重新学习一种新行为,也就是在某一种特定刺激情景下,重新建立刺激与反应之间的联系,建立适应性反应,替代非适应性反应,重新形成良好的行为模式。

3. 强调行为的改变而不重视既往的经历。行为治疗强调习惯性行为的实质性改变,并不重视当事人以往的生活经历,不强调被压抑的内在潜意识的释放,不揭露问题的历史根源以及人际关系等原因。其治疗原理是打破问题行为与条件强化之间的依存关系,针对当时的问题行为,不给予强化而让其自然地消退,同时建立新行为的强化关系,并发展健康的行为。

4. 强调操作性治疗技术和治疗的效果。治疗技术通常是从实验中发展而来,治疗者根据当事人的问题及有关情况,采用适当的行为治疗技术。其基本特点是:①着眼于个体行为问题的解决;②以明确的学习理论和实验研究为基础;③强调环境等外在变量的作用,教育色彩浓厚;④强调对治疗方法和治疗效果的定量描述。

5. 强调治疗过程中的技术步骤与评估。①"靶行为"发生的情景及其机制分析;②"靶行为"的量化与标定;③制定矫正目标和方案;④通过监测、调整和干预来增加积极行为,减少消极行为;⑤结束后关注防范与处理问题行为的复发。

### 二、行为治疗方法一——系统脱敏疗法

系统脱敏疗法也称为"缓慢暴露法",它适用于矫正恐怖症和焦虑症等。基本方法是让当事人按照事先设计的恐怖事物分级,然后逐级地暴露脱敏,直到最后消除恐怖症状,即一开始接触当事人时,只作一些简单了解,然后慢慢地触及当事人的症状,逐步深入,直至症状消除。

#### (一)实施放松训练

采用松弛意念训练使当事人学会肌肉放松,采用渐进性的训练方法,使当事人由局部到全身,由紧张到松弛,在指导语的支配下,从头部开始,循着颈部、肩部、上肢、胸腹、臀部、下肢、双足的顺序,渐渐地对各组肌肉进行先收缩后放松的练习,直至全身放松。

### （二）确定焦虑等级

焦虑等级是指当事人对某一刺激情景所表现出的焦虑程度。下面以幽闭恐惧症者不敢独自乘电梯为例，说明如何确定焦虑等级（也可采用百分制）：他与熟人搭乘电梯上到低层时，焦虑反应最低；他与熟人搭乘电梯上到高层时，焦虑反应稍高；他与陌生人搭乘电梯上到高层时，焦虑反应更高；他独自一人搭乘电梯上到高层时，焦虑反应最高。确定当事人焦虑等级的目的，使治疗从最低层开始，低层"脱敏"奏效后，再循序渐进地减缓对上高层的焦虑反应，这也是本治疗方法之所以称为"系统"脱敏的缘故。

### （三）在想象中试验

学会心身放松技巧和确定焦虑等级后，先在想象中实施系统脱敏试验，如让幽闭恐惧症者想象他与熟人乘电梯上低层时的情景。想象时运用放松技巧，以平常之心去感受想象中的情景，奏效后再想象乘电梯上高层时的情景，直至想象到独自乘电梯上高层时，焦虑反应也不出现为止。在当事人想象过程中，如果未观察到其面色苍白、神情紧张、手心出汗、发冷颤抖等症状，表明想象试验成功。

### （四）在观察中验证

当事人认为在想象中不再感到恐怖与害怕，就可以在现实中进行验证。让当事人放松心身地去面对原来引起惧怕反应的情景，达到完全不怕的状态，接着从最低焦虑等级开始，运用心身放松技巧放松自己，乘电梯上楼，奏效后再乘电梯上高层继续验证，直至独自一人乘电梯上高层也不再害怕时，表示系统脱敏治疗成功。

## 三、行为治疗方法二——厌恶疗法

厌恶疗法也称为"条件反射治疗"，适用于酒精依赖、吸毒和性变态者，也适用于消除某些获得性不良行为。其原则是每当不良行为出现时，同时或随后给予一种痛苦刺激，如电刺激或药物催吐等，经过反复强化训练后，使其不良行为与不愉快体验之间建立条件反射，从而促使不良行为消退。

厌恶疗法有三种，即经典条件反射法、惩罚法和回避训练法。

### （一）经典条件反射法

这种方法是将引起不良行为的条件刺激与厌恶刺激配对，如将当事人喜欢的酒类颜色、气味与电刺激同时呈现，反复刺激和训练后，形成对这种条件刺激即酒类的厌恶感觉。

### （二）惩罚法

行为惩罚会导致行为反应的弱化或消失。其方法是在不良行为之后紧跟着施加惩罚，如当饮酒者向杯中倒酒准备饮用时，运用"厌恶治疗仪"使其手指产生一个强烈的电抽搐，并且一直延续到将酒倒掉后才停止。惩罚法使用时应该慎重，尤其是在使用痛苦刺激或其他负性刺激的惩罚时更应慎重。

### （三）回避训练法

这种方法是指如果当事人回避不良行为，他就可以避免有害的刺激，如在服用戒酒硫之后，只要体内还有该物质存在，即使饮用很少量的酒也会产生严重的恶心呕吐反应。使用此方法应取得当事人的同意，并做好解释工作，避免给当事人造成伤害。

## 四、行为治疗方法三——代币疗法

代币疗法是指出现适当的行为时，即给予正性强化物以强化该反应，从而建立个体新的适当行为，达到养成良好行为习惯的治疗方法。该疗法适用于消除心理异常和习得性不良行为。从个体需要的反应中选择正性强化物，强化物的出现增加了个体以后在同样情景下重复该行为的概率，这表示强化物对个体的反应产生了加强作用。这种作用即称为"强化作用"，因强化作用是由个体反应后产生的效果所决定的，故又称为"后效强化"，它是行为主义治疗学派的重要概念。在人和动物的行为中有很多行为是受后效强化所支配的，比如人为什么会赌博呢？因为赌才有赢钱的机会，"赢"是"赌"的后效，强化了赌的行为。

心理异常者难以听进劝告，但仍有心理和生理的需求，治疗者针对他们的需求，让其积蓄象征性代币，将它作为获取需求满足的条件，从而纠正不良行为，达到心理治疗的目的。

### （一）确定行为治疗的目标

由治疗者分析确定儿童的学习行为问题，明确制定如何改变其学习习惯，达到消除问题的目的。如将学习习惯改变为：1. 按时完成作业；2. 每天写一篇日记；3. 每周做学习小结。确定目标后，循序渐进，逐步改进。

### （二）代币使用方法

1. 采用象征性代币；2. 代币的给予标准，如做到一项给予一个代币，连续做好三项给予 4 个代币，没有完成或退步则扣发一个代币；3. 代币交换方法，如积存 6 个代币，踢一次足球。

### （三）由外因作用变为自我控制

代币法使用一段时间后，新行为形成习惯，良好习惯继续巩固与保持。除代币奖励外，其他社会性的心理鼓励以及自尊心满足都可以作为奖励作用，促使儿童转变或增强其内在的自我控制能力，形成规范的学习行为。

## 五、行为治疗方法四——生物反馈疗法

生物反馈疗法是利用现代化的电子仪器，将来访者平时体察不到的体内生理信息放大并显示出来，并将这种生理信息通过视觉、听觉等通道再反馈给来访者，让其获得内脏活动的信息，然后通过自我意识来控制生理过程，使生理功能得到改善。如此反复训练或治疗之后，来访者就能在一定程度上调控自己的生理过程，实现心理生理功能的恢复。此方法重要之处在于，使来访者认识到心理因素与生理变化的关系，如紧张或松弛的心理因素引起的生理变化各不相同，通过反复进行治疗性训练，逐渐形成不依赖仪器也能进行自我调节和控制的能力。

### （一）常用的生物反馈疗法

1. 心血管反馈　　这种方法主要是控制高血压。在来访者治疗时，其血压被监测，并将血压变化的动态信息反馈给本人，以训练其控制自己血压的调控能力。治疗开始时，先训练来访者全身肌肉放松，进行缓慢而平静的呼吸，使来访者通过放松训练体验到肌肉松弛时的舒适感和血管扩张时手足的温热感，并进一步体验外周血管阻力下降，血压下降时的躯体感觉和情绪体验。经过一段时间训练后，来访者可以不用借助仪器，只凭训练时获得的感受经验，就能运用意念再现这种感受以控制血压不再升高。

2. 肌电图反馈　　这种方法适用于治疗痉挛性斜颈、肌紧张、偏头痛等。操作方法是将肌电活动信号放大，以视、听方式加以呈现，并测量和监视骨骼肌的紧张度，使来访者直接感受到自己的肌肉活动。如紧张性头痛是由于额肌或枕肌的紧张收缩，造成头前部或后部疼痛。治疗时对肌肉活动进行监控，然后把肌肉紧张收缩的信息通过视、听觉反馈给来访者，使其能准确地知道肌肉活动的水平，从而及时进行全身松弛和神经肌肉功能重建的训练。

3. 脑电图反馈　　这是监控脑电波活动的一种方法，多用于训练癫痫患者，以减少其发作次数。脑电图反馈的方法是将脑电波活动的信息反馈给来访者，使其心身放松弛，学会增加或者减少某些脑波频率的发生。

4. 皮肤温度反馈　　这是测量皮肤温度的变化，再反馈给来访者。由于皮肤温度与血液容量变化一致，血流又取决于受交感神经支配的血管平滑肌所调节的周围血管舒缩功能，所以，皮肤温度是反映自主神经功能的一个窗口，而舒缩功能可以进行反馈训练。该方法适用于治疗偏头痛、雷诺氏症和手足发凉的血管性障碍。

### （二）生物反馈治疗的程序

1. 选择姿势　　训练时的姿势可以取卧式、半卧式或坐式，坐式时头、背和上肢要有依托。

2. 确定主观症状等级　　要求来访者在有 10 个等级的症状表上确定当时的症状程度，作为检查治疗效果的主观指标。

3. 安放传感器（电极）　　电极安放位置可以选择额肌或前臂肌肉，两个记录电极和参考电极要等距排列，参考电极置于两个记录电极的中点。

4. 测量基线值　　在来访者放松状态下测量肌电基线值，并做记录。

5. 选择反馈　形式训练中既可以选择声反馈，也可以选择光反馈，一般以选择声反馈为多，因为卧式时光反馈会受到限制。

6. 确定本次治疗目标　确定一个预置值作为训练目标，预置值要适中，其大小应依基线值的高低而定，一般以小于基线值 1～2uV 为宜。不可将目标定得过高，以免使来访者难以看到治疗效果。

7. 引导放松训练　引导的方式可以口述，也可以播放录音，如放松功和神经调节训练等。

8. 记录肌电值　为了观察动态变化，在一次治疗中应每隔几分钟记录一次肌电值，直到治疗结束。

9. 治疗结束　结束时让来访者确定此时的症状等级并做记录，并要求谈一谈治疗感受。

每 10 次为一疗程，每次 30～40 分钟，每周 2～4 次。如果经过两个以上疗程治疗后，能掌握治疗要领，体验到放松的感觉，便可以摆脱仪器，自行在家中治疗并定期复查。

# 第九章 心理应激及其相关疾病

心理应激是人生中不可避免的。适当的心理应激不仅可以提高机体的警觉水平，而且可以提高人们适应生活的能力，促进心身健康。然而，突然、强烈或持久的心理应激既会损害人们的社会功能，又会降低机体对外界致病因素的抵抗力，造成许多疾病的易罹患状态，从而在其他因素的共同影响下，导致精神和躯体性疾病。

## 第一节 一般概念

### 一、应激学说的由来

应激（stress）一词源于拉丁语 stringere，意思是"用力地提取"或"紧紧地捆扎"。在古法语和古英语中，它以"stress"和"straisse"等形式出现，含有"困苦"或"逆境"等意思。在现代英语中，应激的通俗含义是"紧张"或"压力"。

"应激"一词由坎农（W.B.Cannon）在1925年首先使用，他观察了在实验条件下暴露于寒冷、缺氧和失血中的个体出现的战斗-逃避反应（fight-flight reaction），认为这就是个体处于应激情况之下。他的工作是塞里应激概念发展的重要基础。加拿大著名生理学家塞里（H.Selye）于1936年首先把"应激"概念用于生物医学领域。根据对动物和人的大量理论实验研究结果，塞里提出了著名的应激学说——塞里学说。塞里认为"应激是机体对向它提出的各种要求做出的非特异性反应"。所谓非特异性反应是说各种各样的不同因素都可以引起这种反应，它表现为一种特殊症候群，塞里将其称为全身适应综合征（general adaptation syndrome，GAS）。综合征的全过程可分为警觉、抵抗、衰竭三个阶段。首先是在任何时候，机体受到任何刺激都会诱发机体内变化，以实现动员自身进行防御的阶段，就是警觉期（或叫唤醒期）。随之，被唤醒了的机体出现肾上腺分泌增加、心率和呼吸加快、血压升高、血糖升高等适应性反应，称为抵抗期。这种抵抗如果有效，机体就重新平衡稳定，如果刺激过强或持续过久，机体适应能力被耗尽，健康受损，就进入疾病状态，即耗竭期（或叫衰竭期）。

塞里的应激适应学说对人类健康的研究有着重大贡献，但在当时受到生物医学模式的局限，过分侧重于应激生理反应的研究，忽略了应激对心理过程的影响。为此，许多学者从心理学角度对应激做了大量研究，并提出了应激的心理学理论，认为心理社会因素在应激中起重要作用。它们既可作为应激源，又可成为机体理化或生物应激活动的中介环节。

### 二、应激与应激源

1. 应激

应激也被称为紧张刺激、紧张反应、紧张状态、心理压力等。一般认为，应激是机体与环境之间缺乏适应，是机体对各种各样的刺激（包括环境的、心理的、生物的刺激）所呈现的一种非特异性的反应。当人们的需求与满足这些需求的能力不相适应或者说发生矛盾的时候（这也可能来自识别和判断上的问题），心理上就会出现不平衡。如果这种情况是轻微或短暂的，可以迅速得到调整，但如果这种状况十分强烈或持久，必然要出现心理应激。

应激是一个动态过程，它包括应激源、应激反应、整个应激系统的各种因素间的互相影响以及动态过程各阶段的反馈作用。

2. 应激源

凡是向有机体提出适应要求，并引起应激反应的客观变化都是应激源，也可称为刺激源或刺激。应激源作用的大小取决于其性质、强度、频度、数量、持续时间、突发性、新颖性、可预测性及多种应激源的协同程度。

应激源在自然界和社会环境中大量存在，按应激源的性质可分为五类：（1）生物性应激源，或叫躯体性应激源，指直接作用于躯体的理化与生物性刺激物，如高温、噪音、疾病等；（2）自然性应激源，主要指自然灾害，如水灾、火灾、地震等；（3）文化性应激源，指要求人们适应和应对的生活和文化方面的因素；（4）心理性应激源，指人们头脑中不切实际的预期、不祥预感、工作压力以及个体在生活过程中所遇到的冲突，在满足基本需要和愿望过程中所遭受到的挫折等；（5）社会性应激源，指那些造成人生活风格上变化，并要求个体对其适应和应对的社会生活情境和事件，例如政治动乱、战争、升学或就业、结婚、离婚等。

## 三、心理应激的概念

心理应激是指以心理社会因素造成的精神紧张刺激为应激源，作用于人体后引起的非特异性适应性反应，这种反应不仅是生理的，也是心理的。

心理应激是人类日常生活中普遍存在的正常现象。在大多数情况下是必要的和无害的，只有过于强烈的急性应激和较强且持久的慢性应激，才有可能对一部分社会成员的心身健康造成损害。因为遗传、个性、社会环境、生活方式等的差异，个体对于心理应激的承受能力有很大差别。但是任何人的承受能力都是有限度的，随着当今社会生活中精神紧张压力的加大，将有越来越多的人难于承受日益加剧的应激反应。如何合理地减少社会和家庭生活中的应激事件，减轻应激强度，提高社会人群对应激的承受能力，是当前研究应激所面临的突出问题。

# 第二节　应激反应及其形式

大量的试验与观察证实，当机体处于应激状态时可产生一系列生理及心理行为等方面的变化。这些变化往往是暂时的，当应激因素去除后，又逐渐恢复正常。但如刺激持续下去，可进而导致组织结构的变化，甚至发生疾病。由应激引起的反应是一个整体，为了叙述方便，我们将生理反应和心理反应分开叙述。

## 一、生理应激反应

1. 神经内分泌方面的变化

在应激反应中，下丘脑-垂体-肾上腺皮质系统、下丘脑-垂体-甲状腺系统和下丘脑-垂体-性腺系统起着重要的调节作用。当机体处于应激状态时，下丘脑-垂体的机能兴奋性增高，靶腺机能亦亢进，分泌激素增多。同时，又受到自身反馈机制的调节，抑制性反馈机制使反应的促激素分泌减少，使分泌活动趋于平衡状态。例如处于惊恐状态的小鼠，其下丘脑-垂体-肾上腺轴功能活跃，垂体的促肾上腺皮质激素释放因子分泌增加，进而使肾上腺皮质激素分泌增加。

一般来说，应激的早期反应是由肾上腺髓质分泌儿茶酚胺和交感神经活动增强所引起，在两者的协同作用下，体力立即得到增强，使机体可以迅速应对所面临的问题，如参加考试、住院、驾驶汽车等都可以引起儿茶酚胺含量的增加，而且，儿茶酚胺分泌的水平与受试者情绪唤醒程度相当。

如果应激源作用强烈而持久，下丘脑-垂体-肾上腺皮质系统也会参与活动，肾上腺皮质分泌氢化可的松增加，由此可引起一系列生理变化，包括阻滞炎症、升高血糖、降低抵抗力等。

此外，在精神创伤或寒冷刺激时，垂体促甲状腺激素分泌增加，从而使甲状腺功能增强。

性腺在应激反应中也受到直接影响，性腺功能失调，性激素分泌减少，甚至性腺萎缩，都是全身适应综合征的表现。一般认为肾上腺皮质激素与性激素有拮抗作用。应激与性腺功能之间的关系十分密切，在临床上最常见的是应激引起的月经紊乱。

2. 内脏器官的变化

Mason根据研究提出了在急性应激下常出现双相生理反应，在慢性应激下常出现多相生理反应的假说。如电击鼠的足，可见鼠的胃酸分泌开始时受到抑制，然后分泌过盛，如电击持续刺激则出现胃溃疡。又如惊恐刺激，在开始时血糖升高，然后降低到正常水平以下。他提出这种波动与交感神经样反应及副交感神经样反应有关。

在日常生活中，如果人们遇到一些新的生活事件，如参加考试、接受一项重要任务等，此时释放的肾上腺素会不断增加通向心、脑等器官的血流，提高机体感知能力和增加能量，以便应付这类事件。同时也引起一系列生理变化，如心率加快、心排出量及血压增加、胃酸分泌增加、胃肠蠕动减慢、支气管扩张、呼吸加快、尿频、尿急、出汗、手足发冷、厌食、恶心、腹胀乃至失眠等。如果人们遇到一些意外灾祸，面临某些紧张场面或强烈持久的精神刺激，通常的方法已不能顺利应付时，则将发生一系列更为显著的生理变化：肾上腺素大量释放，会引起心肌收缩，产生心动过速；分解代谢加速使血糖升高，耗氧增加；去甲肾上腺素释放，使外周血管收缩，皮肤苍白，血压升高等。可见，应激因素对人体各器官的功能均有明显的影响。

3. 免疫方面的变化

大量的研究证明，应激可唤醒免疫系统，增强机体抵抗力，但过强过久的耗竭性应激则可降低免疫功能，如T淋巴细胞和K淋巴细胞减少，杀伤活力下降，体内抗体生成减少，胸腺、淋巴结、脾脏萎缩。1978年Looke等人研究在应激状态下应对很差的一组大学生，发现其自然杀伤细胞活性下降。

## 二、心理应激反应

所有的心理反应都是个体为着应对、适应、缓解紧张的措施。有些是有利于应对应激的，如稳定的情绪、积极的思考、恰当的预期等；也有些是妨碍或干扰人们应对应激的，如焦虑不安、抑郁、愤怒等。应激引起的心理反应主要表现在认知、情感和行为三方面。

1. 情绪反应

1）焦虑 人们对环境中一些即将来临的，可能会造成危险和灾祸或者要做出重大努力的情况进行适应时，主观上引起紧张和一种不愉快的期待情绪，就是"焦虑"。焦虑是一种保护性反应，但焦虑过度、不适当或持续时间过长时，可以影响人们的应对能力及心身功能，甚至导致心身功能障碍。

2）悲伤 悲伤是一种惋惜、悲哀的情绪。如离婚、亲人伤亡、患病久治不愈等，均可使人们产生悲伤情绪。

3）抑郁 抑郁指情绪低落，心境悲观，愉快感丧失，自我感觉不良，兴趣减退，自责，自我评价低和各种躯体不适。研究表明，灾害性的生活事件易使人们产生抑郁反应，失恋、失业、患病久治不愈等也可产生抑郁。抑郁的人常萌生消极自杀念头，故对有抑郁情绪的人应当深入了解有无消极厌世观念，严密观察与抑郁有关的心理生理症状，防止自杀和意外。

4）愤怒 愤怒是与挫折和威胁有关的情绪反应，是由于应对失败而引起的情绪爆发。愤怒可以公开的形式表达，如冲动性、攻击性行为。愤怒也可能被掩盖，以其他形式表达，如烦躁、无主见等。

5）恐惧 恐惧是面对威胁产生的伴有回避倾向的不愉快的情绪反应。适当的恐惧使人行为有所自控，三思而行，促使人投入战斗或逃避。如驾驶员由于害怕发生意外，才更加注意行车的安全。严重的恐惧可以导致心理性休克、习得性失助、抑郁、情绪释放（大哭及尖叫）。

2. 行为反应

行为反应指外在表露的活动，可分为"战斗"或"逃避"两大类。"战斗"指努力接近应激源和排除应激源的行为；"逃避"指回避应激源的行为。

3. 认知反应

认知反应主要指应激状态时的不良认知活动，通常包括：①感知混乱，表现为对某些事物感知迟钝，对另外有些细节却过度关注和敏感，感知的选择性高度狭窄；②思维迟钝或固执于错误观念中；③言语混乱；④歪曲的或不现实的想象；⑤注意的病态强化或分散；⑥无效的或不恰当的自我防御；⑦不良的自我评价；⑧认知失去对情绪和意志的指导调控作用。

## 第三节　心理应激与健康

心理应激对健康的影响是双向性的，既可以有害于健康，也可以有利于健康，关键在于应激的种类、性质、强度、频度和持续时间，以及个体的先天素质、经历、知识、能力和社会环境等。

### 一、心理应激对人体健康的积极作用

适度应激可增强人体适应生活的能力。幼儿时期娇生惯养未经受过任何挫折的孩子，长大后社会适应、独立生活及应对能力均差，易受到各种刺激的伤害。相反，在生活道路上遇到过种种挫折的人，由于在同逆境的搏斗中提高了自己的应对能力，因此他独立生活及社会适应能力就强。看来，幼儿期一定程度的应激，对正常适应性行为的发展是必需的。

适度应激使人体处在维持一定张力的准备状态，有利于机体在遇到突发性刺激时全面动员。如参加升学考试或大型的体育比赛，对参加考试的学生或参赛运动员来说，是一种很强烈的心理应激。但如果平常训练有素，大考前多次参加小考，大赛前多次参加小赛，使机体处于适度的紧张状态，对可能出现的应激有足够的精神准备，在大考或大赛来临时便会临危不乱，取得好的成绩。

### 二、心理应激对人体健康的消极影响

强烈而突然的应激造成机体唤醒不足，使心身功能和社会活动迅速出现障碍或崩溃。强烈的精神创伤，如亲人死亡、失恋、离婚、突然破产等，常使个体产生抑郁、绝望、愤怒等消极情绪及各种躯体症状，采取不恰当的防御机制，严重者出现自杀、攻击行为及心理障碍，如心因性精神障碍。

持久的慢性应激，使人长期紧张，个体的心理和生理抵抗力均会耗竭，导致疾病。大量研究证明，心身疾病（冠心病、糖尿病、高血压等）、精神病、神经症的发生均与生活事件有明显的关系。

多次未转向良好适应的应激，破坏适应力，造成原来的社会活动和心理适应能力下降，甚至遇到新的轻微的应激时即出现退缩反应和过度反应，或对强烈的刺激出现"无反应"。例如，一个在事业上多次受挫折但不能很好应对的人，常常有自卑心理，低估自己的能力，工作会变得缺乏活力，如果他在生活中再遇到小的挫折，常常会出现明显的抑郁情绪，甚至悲观厌世，产生自杀念头或行为。

## 第四节　心理应激的预防与应对

良性应激（指适度应激）对人的心身健康有积极意义。不良应激（指过强或持续过久的应激）往往起着干扰和妨碍作用，不仅可直接影响工作效率、事业成就和生活质量，而且还有碍于个体的心身健康。从这一角度看，心理应激必须加以控制，或者使用妥善的办法加以应对。

### 一、避免与应激源接触

在自然界和社会生活环境中应激源比比皆是，因此，想用完全消除应激源的方法防止心理应激是做不到的。但是，在某些情况下采用回避、不接触的办法，还是可以防止或减少某些心理应激的产生。例如，在发生争吵时，某一成员可以暂时离开现场。对于身患"绝症"者，可不让其参加朋友的遗体告别

仪式，这样可以避免势必出现的心理应激。

## 二、应用心理防御机制

### （一）概念

心理防御机制又称为心理防卫反应，是指人们为了应付心理压力或挫折、适应环境而使用的一种策略。这种心理上的策略大多是在不知不觉中被运用的，它能使人心安理得，可以减轻人们由于心理压力或挫折而引起的紧张不安、焦虑和痛苦。

心理防御机制是常见的心理现象，应具有以下特点：①无意识性；②特异性，即个体都有惯用方式，且这些方式成为个体的一部分；③本质上大都是自我欺骗，基本机制是伪装和否认；④目的性，即防御机制是有目的的，但不具有因果性，挫折和焦虑并非必然导致自我防御；⑤多样、交叉和协同性，强调各方式有一定交叉，且常以数种方式并用，以求协同效果；⑥可见于正常和异常心理活动，既可达到正常适应，也可导致病态。

### （二）心理防御机制的常见方式

1. 否认

否认是一种比较原始而简单的心理防御机制。它把已经发生而又不能接受的不愉快事件加以否定，认为根本没有发生，以逃避心理上的痛苦。如亲人突然死亡，自己身患癌症，有的人根本不予相信，认为这样的事不可能发生。这种否认，可以保持暂时性的心理平衡，减少心理痛苦，避免精神崩溃，但这毕竟是"自我欺骗"，最终还是必须承认现实。

2. 转移

由于某些原因，对某人或某事无法发泄自己的感情，便在潜意识之中，把它转移到可以替代的人或物上去。例如"迁怒"，丈夫受上司批评，回家对妻子出气，妻子打孩子，孩子踢小狗。

3. 退化

退化是指当人们遇到挫折或心理压力时，便以比较幼稚的方式来应对现实，满足自己的需要和欲望。退化机制在日常生活中比较常见，比如，一些成年女性在遇到挫折或疼痛难忍时会失声痛哭。这就是运用幼稚的方式来应对，是一种退化现象。患者角色的强化，即躯体逐渐痊愈，但心理上不愿退出患者角色也是退化现象。从医学心理的观点来看，退化机制主要是为了争取别人的同情、帮助和照顾，减轻心理上的痛苦和压力。

4. 合理化

人们在受到挫折或行为表现不符合社会规范时，给自己找一些合理的借口来解释，原谅自己，以得到自我安慰，这就是合理化。如"酸葡萄效应"，凡是自己得不到或者没有的东西一律都不好。与此相反，在得不到葡萄只有柠檬时，认为柠檬也是甜的。这就是"甜柠檬效应"，即凡是自己有的东西都是好的。"财去人安""知足常乐"等，就是合理化的典型例子。

5. 压抑

人们把一些不能忍受或引起内心痛苦的念头、感情或行为尽量抑制下来，不主动去思念，以保持心境的平静，这就是压抑的心理防御机制。比如，人们常把痛苦的事件、不幸的经历"遗忘"，别人问起时，总是说"不知道""记不起来"，这就是为了避免提起此事而引起痛苦。这种心理防御机制对解决实际问题不一定有效，但可以使人们的心境暂时平静。从心理治疗的角度来看，压抑情绪是有害的，适当的宣泄才有益于心身健康。

6. 转化

转化是指将内心冲突或消极的情绪躯体化的潜意识机制。临床上癔症患者瘫痪、失明、内感性不适等症状的出现可能是因为机体处于应激状态时内心焦虑，为了摆脱心理上的痛苦，潜意识地将内心冲突转换成为功能性躯体症状。

7. 升华

升华是一种积极的心理防御机制。人的某些行为或欲望不能为社会所认可时，将其导向比较崇高的方向，使其具有创造性、建设性，有利于社会和本人，这就是升华机制。据说歌德年轻时，曾经遭受过失恋的痛苦，几次想自杀，把匕首放在枕头底下睡觉，但他终于抑制了这种轻率的行为，把自己破灭的爱情作为素材，写出了世界名著《少年维特之烦恼》。而普希金在发觉自己的妻子另有新欢时，却采用了与情敌决斗的愚蠢举动，结果中弹身亡，成为失败的英雄。一个人遇到挫折，一味地生气、灰心丧气，是无济于事的。振作精神，把愤怒化为力量，才是生活的强者。

8. 幽默

幽默也是一种积极的防御机制。当一个人遇到挫折时，常可使用幽默来化解困境，维持心理平衡。幽默是精神的消毒剂，一个得体的幽默往往可以使一个本来紧张的气氛变得比较轻松，使一个窘迫尴尬的场面在笑语中消逝，使愤怒、不安的情绪得以缓解。在恰当的情境使用恰当的幽默，可以显示一个人成熟的人格及其修养水平。

心理防御机制，原为精神动力学派的基本概念，许多解释常源于精神分析学说，是否恰当有待进一步讨论。从实际情况来看，采取心理防御机制，并不能从根本上消除人所遭遇的心理挫折和压力。心理防御机制是人们受到挫折和压力时所表现出来的一种心理状态和行为，是日常生活常有的心理现象。心理防御机制的种类很多，对于每个人来说，当遭遇挫折时，究竟采用哪一种心理防御机制，除了挫折的背景外，还与他的人格特征、生活经历及文化背景等有关。了解这一点，我们在心理治疗的实践中，可以帮助和指导患者，根据不同的场合、不同的时间，采用恰当的应对方式，以减轻或消除心理挫折或压力引起的痛苦。

## 三、培养良好的个性

在现代社会中，生活事件普遍存在，但是对同一应激事件，每个人所产生的应激反应强度不同，采取的应对方式亦各异，其原因主要与个人经验、个性及社会支持等因素有关。个性影响着人们对应激源的认知和评价、对社会支持的态度、对应激的处理方式以及应激反应中的行为表现。例如，一个内向、顺从、依赖、缺乏独立生活能力、不喜欢与人交往、胆小害羞的人，往往过低估计自己的应对能力，遇到应激事件精神高度紧张，不知所措，在严重的应激事件前，甚至可出现心理休克。具有这种个性的人情感不愿外露，得不到恰当的心理宣泄和社会支持，较难从应激困境中解脱出来。相反，乐观、自信、善社交的人，遇事能冷静、沉着对待，善于思索，且主动寻求社会支持，常"急中生智"，能较好地处理各种应激事件。因此，培养良好的个性特点，能增强自身的应对能力。

（1）树立正确的生活态度和信念。态度和信念是个性的核心组成部分。人们对事物所采取的态度和信念影响应对能力，一个精神世界充实、乐观、有进取心的人，会有效处理各种紧张情境和事件；一个有明确奋斗目标的人，在紧张的场合会更快地恢复心理上的平衡。但作为人的生活态度和信念，不是一朝一夕的产物，应从小开始培养。

（2）主动参加社会实践，不断提高自己适应应激的能力。人们在不断地社会实践中可培养自己处理各种复杂事件的能力及遇事沉着对待、善于思索的个性特点，能较好地处理各种紧急事件。相反，极少参加社会实践的人就会遇事慌张、不知所措。

（3）正确估计自己的应对能力，培养乐观、自信的个性，主动参与社交活动，正确处理人际关系，遇事积极寻求社会支持，使自己能较好地适应各类应激环境。

## 四、争取社会支持

社会支持是指他人及社会团体对处在适应困难情境中的人，通过人际关系，采用各种方式，帮助其尽快适应的过程。当个人遇到各种困难时，来自社会各方面的精神上和物质上的支持是非常重要的，事实已证明这种支持系统对应激能够起缓冲作用。例如，有人观察到存在应激因素时，人们对疾病的易感性并不很高，只有在既面临应激性因素而又缺乏家庭社会支持系统时，疾病的易感性才提高。在1974年澳大利亚达尔文市遭受飓风袭击的事件中，90%的房屋倒塌，3万多人流离失所，有人对疏散人群进行了实际调查，发现在同一紧张处境下，得到社会支持较多的人未发生精神崩溃，自认为社会支持少的人则很快发生精神紊乱，调查人员认为社会支持在紧张过程中起着缓冲作用。

社会支持的方式是多种多样且联合起作用的，主要包括：①安慰，这是最基本的方式，这建立在同情和分担痛苦的基础上；②提供信息，这是从理智上支持，在恰当的时候帮助当事人客观地分析事态特点、转机、后果，采取某种处理方式可能出现好的结局；③创造条件，使被支持者不失尊严地发泄，这是用行为告诉对方，别人理解、同情、宽容你，并愿与你共同忍受痛苦；④帮助被支持者寻求回避应激源和消除应激源的途径；⑤帮助被支持者与其他人和机构建立联系及获得更多支持；⑥改变生活、学习和工作环境，协调人际关系；⑦没有大应激事件出现时，对某些个性不良者应保持适当的微小刺激，以提高应激的耐受力和适应力；⑧借助药物、器械及其他心理疗法，改善当事者的认知、情绪和行为。

## 第五节　急性应激障碍

急性应激障碍（acute stress disorder），又称急性心因性反应，是由突发且异乎寻常的强烈应激生活事件所引起的一过性精神障碍。本病可发生于任何年龄，但多见于青年人，男女患病率无明显统计学差异。个体易感性强、适应能力差、躯体处于疲劳状态、年老体弱者，急性应激障碍的发生率可能增加。急性应激障碍的流行病学研究很少，严重交通事故后的发生率为13%～14%；暴力伤害后的发生率约为19%。集体性大屠杀后的幸存者中发生率约为33%。

突如其来且超乎寻常的威胁性生活事件和灾难是发病的直接因素，应激源对个体来讲是难以承受的创伤性体验，并对生命安全具有严重的威胁。应激源大体上可分为下列几类：

1. 严重的生活事件　如重大交通事故，亲人突然死亡，遭遇歹徒袭击，被强奸或家庭财产损失等创伤性体验。

2. 重大自然灾害　如特大山洪暴发，大面积火灾、水灾或强烈地震。

3. 战争场面。

### 一、临床表现

临床表现的初期为"茫然"阶段，注意范围缩小、意识清晰度下降、定向困难、对外界刺激反应缓慢，运动迟缓，动作减少，可出现运动性抑制、木僵状态；随后，出现变化多端的丰富症状，包括对周围环境处于高度警觉状态或茫然、激越、愤怒、恐惧性焦虑、抑郁、绝望或假性痴呆症状以及自主神经系统亢奋症状，如心动过速、震颤、出汗、面色潮红等。有时，患者不能回忆应激性事件，有时也可因触景生情而出现闪回（flash-back）或重现创伤性经历。这些症状往往在24～48小时后开始减轻，持续时间一般不超过一周。如果症状存在时间超过4周，应考虑诊断为"创伤后应激障碍"。急性应激障碍的另一个临床亚型，称为"急性应激性精神病"，由强烈并持续一定时间的心理创伤性事件直接引起的精神病性障碍。以幻觉、妄想、严重的情感障碍为主要表现，症状内容与应激源密切相关，较易被人理解。病程短暂，一般病程时间也不超过1个月。有的患者在脱离创伤性环境后，症状可以迅速缓解，事后对发作情况可部分或全部遗忘。有的患者在及时治疗后精神状态完全恢复正常。

### 二、诊断和鉴别诊断

#### （一）诊断

急性应激障碍诊断主要依据临床特征、实验室检查及其他辅助检查，多无阳性发现。

ICD-10的诊断标准如下：

（1）异乎寻常的应激源的影响与症状的出现之间必须有明确的时间上的联系。症状即使没有立刻出现，一般也在几分钟内出现。此外，症状还应包括：①表现为混合性且常常是有变化，除了初始阶段的混合性状态外，还可有抑郁、焦虑、愤怒、绝望、活动过度、退缩，且没有任何一类症状持续占优势；②如果应激环境消除，症状迅速缓解。如果应激持续存在或具有不可逆转性，症状一般在24～48小时开始减轻，并且往往大约在 3 天后症状变得十分轻微。

（2）本诊断不包括那些已符合其他精神科障碍标准的患者所出现的症状突然恶化。但是，既往有精神科障碍的病史不影响这一诊断的使用。

### （二）鉴别诊断

1. 癔症　癔症症状表现具有多样化，可涉及各个系统的表现，常带有夸张性或表演性，给人以做作的感觉。病前性格有自我中心、富于幻想、好表现自己特点。发作具有暗示性，且具有反复发作的特点。

2. 心境障碍　患者意识清晰，无明显生活事件，主要表现以情绪高涨或低落为特点，病程漫长，易于反复发作，大部分在春秋季节发作。

# 第十章　心身健康与心身疾病

## 第一节　心身医学的重要性

### 一、心身健康的需要

在20世纪初，人类的主要死亡原因是与感染、营养不良等生物、躯体因素相关联的疾病。到了20世纪中期，随着近现代社会的发展，西方发达国家的主要死亡原因逐渐转变为心脏病、恶性肿瘤、脑血管病和意外死亡等。而据分析，其中约有半数的死亡直接或间接与包括吸烟、酗酒、滥用药物、过量饮食与肥胖、运动不足和对社会压力的不良反应等生活方式有关。

研究发现，这些疾病发病率升高的一个重要原因，是现代社会发展迅速，生活节奏不断加快、职业竞争不断加剧，对人的内部适应能力包括保持心理的健全和情绪的平衡造成很大的挑战所致。

另外，通过几十年的生物行为科学研究，对心理社会紧张刺激造成躯体疾病的中介机制有了较深入的了解和认识。并以科学的方法证明，心理活动的操作和调节对维持健康具有积极的作用。

同时，与社会物质文明发展相对应的是人们对心身舒适的要求也不断提高。在这样的背景下，人们追求健康的目的也自然而然地由要求解决身体疾病，转向要求减轻心身痛苦，建立心理上的舒适和健全方面。

在这样的背景下，作为健康服务职业，不论是医学工作者或是心理健康工作者，其职业观念、工作方式、内容与目标，也就相应地需要改变。

### 二、对医学的重要性

19世纪末，西医作为一门现代科学传入我国。在相当长的一个时期，西医是以生物的观念、知识和技能为基础的，也就是所谓的生物医学模式。这种情况甚至延续到现在。

目前，随着社会经济的发展，我国居民的死亡原因与发达国家一样也发生了根本性变化，与心理社会因素密切相关的一类疾病即心身疾病的死亡率也已跃居首位；我国广大人民对医疗的需求也已开始向更高层次发展。为适应这种新的形势，需要在我国建立一种生物、心理和社会医学模式。

开设心身医学课程，对我国的医学模式转变有重要的意义。医务工作者学习心身医学知识，并将其融会到自己的知识框架之中和应用于日常工作中，我国的总体医疗服务水平就会上一个新的台阶。甚至可以这样说，现代医学的发展方向实际上就是广义的心身医学。

### 三、对应用心理学的重要性

心理卫生、临床心理学、心理咨询等学科在近年来已经逐渐被我国大众所熟知。作为这些学科知识和技能在我国的实际应用，国内近年来开设的应用心理学专业，其将来的服务对象同样会涉及心身医学问题。在实际工作中，你往往很难将一位心理门诊求助者的心理问题和其身体问题分开来；在有的时候，甚至无法单独通过心理学的知识、方法和技术解决他们的综合问题。因此，应用心理学专业的学生需要学习心身医学。通过对该门知识和技能的基本掌握，将对今后实际工作有极大的促进作用。

## 第二节　心身医学的形成和发展

### 一、历史背景

人类认识自然，改造自然，利用自然与认识自我，完善自我，发展自我是相互作用而同步发展的过程；医学科学则是人类认识自然与认识自我相互统一的科学。然而，医学发展是曲折而复杂的，它与人类认识自然与认识自我的水平相关联，它与整个科学技术的发展相一致，它与认识论和方法论的突破相同步，并受哲学思想的影响，受时代伦理道德观念的制约，还受不同的医学模式的支配。

古代经验医学时期，不论是东方还是西方，都是在整体医学模式指导下，把人与自然、心与身作为统一整体来观察和研究。同时，那时的东方与西方医学都具有心身统一的医学思想或医学观。然而，东方与西方的国家和民族，由于长期的历史与地域的隔离，文化背景、思维方式、研究方法有所不同：东方主要是重心性、重整体、重内求；西方主要是重理性、重个性、重外求。因此，东方与西方认识自然和认识自我的医学模式、理论体系、研究方法、发展方向也有相当差异。自从16世纪文艺复兴以来，随着自然科学的发展，西方开始重视对人的主体进行研究。在医学方面，则是把人单纯作为自然客体进行客观的人体解剖、生理、生化和病理的实验研究，于是便产生了近代生物医学模式及其指导下的西方心身分离的生物"躯体医学"发展道路。

近代医学在生物医学模式指导下，取得了举世瞩目的成就。然而，由于它认识自然与认识自我没有同步发展，忽略了人类社会的心理因素与健康和疾病关系的研究，因此在由经验医学向实验医学、躯体医学的次第发展过程中，相继出现了"医学与哲学分离""心与身分离"，产生了"医生与患者分离"的倾向。同时，生物医学对由于现代生产方式、生活方式、行为方式改变而引起疾病谱和死亡顺位的变化感到茫然，对其相应产生的现代文明病、癌症、心身疾病感到束手无策。世界对医学目的和作用的反思，提出生物医学模式必须向生物－心理－社会医学模式转变，这是心身医学发展的历史必然。

### 二、早期的基础

心身医学是在生物医学模式指导下，躯体医学蓬勃发展，而精神医学却相形见绌且面临危机时，首先由精神医学界经过反思提出来的。德国精神病学家海因罗斯（Heinroth）在研究睡眠障碍的有关心理－躯体（心－身）问题时，提出"心身医学"一词。杜克（Tuke）又将以往零星的心理因素对人类健康和疾病相关的临床观察资料，汇编成册，为以后的心身医学的发展开拓道路。然而，由于生物医学模式占统治地位，特别是受生物医学建立在器质改变基础上病理观念的影响，以及社会心理学不够成熟，心身医学尚缺乏坚实的理论基础和令人信服的实验依据。因此，那时有一些相当于现代心身疾病的研究则被认为是自主神经失调的躯体异常，在当时还不可能建立起有关心身医学的相对独立的科学和专门研究体系。

弗洛伊德（Freud）创立精神分析理论，它强调在潜意识中心理冲突的致病作用，这是心身医学中心理动力学派的理论基础；巴甫洛夫（Pavlov）提出条件反射学说，其后贝柯夫（Baikov）发展了巴甫洛夫的学说，确定了大脑皮层与内脏之间神经过程的功能联系，证实了内脏可以通过内感受器的传入而形成条件反射；坎农（Cannon）提出"应付急变"的理论，强调交感神经－肾上腺髓质轴的作用，以及下丘脑与情绪反应等；塞里（Selye）证明了在应激条件下肾上腺皮质激素引起一般适应综合征，他假设：应激时全身动员，血液从胃肠道分流到心脏、脑与肌肉，在长期持久的应激下，可致应激性溃疡。巴甫洛夫和坎农的研究对高级神经活动以及内脏活动的条件反射、情绪与内环境关系的研究，为现代心身医学中的心理－生理学奠定了基础。

### 三、学科化的进程

西方推动心身医学研究的直接动因是第一次世界大战。战争是人类最大的精神应激。战争中出现大量的心身反应和疾病，例如奥本海姆（Oppenheim）命名的"神经循环衰弱症"、"黏液性结肠炎"等，战后引起医学界和心理学家广泛研究的热潮。最早的心身医学体系是美国芝加哥亚历山大（Alexander）领导的心理分析研究所发展起来，并经许多美国学者研究推行，成为初期有一定理论基础和实践工作的新兴边缘医学科学。邓巴（Dunber）不仅发表专著，而且还创办了《心身医学杂志》，建立"美国心身医学会"。恩格里希（English）等发表著名经典著作《心身医学》，提出"生物、心理、社会医学模式"的著名论点。20世纪对现代心身医学的研究，以美国为中心，逐渐向全世界扩展。

20世纪30年代以后，由于产业化社会的发展和生产方式的改变，精神、心理、情绪导致的疾病逐渐增多，于是精神病学、心理学开始对人类主体的主观因素进行研究。第二次世界大战期间，人们发现：从士兵到灾民，因紧张、焦虑、恐惧，使许多人发生精神病和心身疾病；第二次世界大战后，由于生产方式、生活方式和行为方式的改变，如，工作和生活节奏加快、人际关系复杂、竞争激烈，应激源日益增加，促使疾病谱和死亡顺位明显发生改变，因此，驱策着精神病学家、临床医学家、神经生理学家等以新的眼光，在各自从事的领域进行相关研究。日本学者在接受心身医学思想的基础上，加以独创性的发展和创造，显示出雄厚基础，在基础理论与临床实践结合上，提出简明实用的心身疾病分类方法，创立森田疗法、自律训练法等，为国际心身医学界所推崇。

苏联经历了与精神分析相对应的方法和过程而发展心身医学，把巴甫洛夫的条件反射学说发展成为精神与躯体相关的理论，阐明大脑皮质对内脏器官影响的机制，并以皮质-内脏病理学的形式表现出来。其后，根据贝柯夫、米亚尼柯夫等的研究，完全证明了属于心身疾病的胃溃疡、高血压、甲状腺功能亢进症等疾病，都具有心身相关的（皮质-内脏）事实，而且可以用催眠疗法等方法进行治疗。

## 四、我国心身医学发展状况

我国是医学、心身医学和医学心理学的发源地之一，心身医学思想源远流长。但是近百年来倍遭摧残，未能充分发扬。新中国成立后，又受到苏联学术思想的影响，长期以来将其视为毒草，列为禁区，不予以介绍。基本上处于"空白"状况，更谈不上深入研究。

20世纪70年代后期，国内陆续介绍和选摘了心身医学和心身疾病的文章。医学院校逐步开设与医学心理学和心身医学有关课程。夏镇夷主编的《中国医学百科全书——精神病学分册》对心身医学的历史和现状以及研究方向，做了简要介绍。北京医学院医学心理学教研组编写了医学心理学讲义，心身疾病为其主要教授内容。在学校交流方面，全国第二届心理学年会后，在北京举行医学心理学座谈会，决定单独成立医学心理学专业委员会。这标志着我国医学心理学和心身医学进入了新的发展阶段。80年代后期，相应的学会建设也趋于成熟。我国现有四个学术组织：即中国心理学会医学心理学专业委员会心身协作组、中国心理卫生协会心身专业委员会、中国心身医学研究会经批准为中华医学会心身医学学会，及最近成立的中西医结合学会心身医学学会以及中医心身医学会。由此可见，虽然我国心身医学研究起步较晚，但起点高，具有东方与西方、现代与传统医学相结合的性质，如果采取东方与西方医学、传统与现代医学，择优而从，适者包容，并存整合，则会使中国心身医学出现"跨文化"认同和"跨时代"发展的良好前景。中医对心身医学的认识在几千年的中医发展史中，虽然没有"心身医学""心理学"这些概念，但是却有着极其丰富的"心理学"内涵，心身相关思想始终贯穿了中医关于病因、病机、诊断、治疗、养生的各个环节，心身相关理论至今仍有效地指导着中医临床实践，实际上已构成了中医学的一个重要内容，心身相关理论与医疗实践最早可追溯到先秦时期，自秦汉以来更是代代有发展。历经各个朝代，使心身相关理论渐趋系统与完善，自成体系。

# 第三节　心身医学与心身疾病

## 一、心身医学的概念与发展

心身医学又称心理生理医学，是研究心身相互关系的科学。它的狭义概念，是研究心（心理）与身

（躯体、器官）之间的相互关系及其在疾病发生、发展和转归中的作用，其主要实际研究领域是心身疾病。广义的概念是研究正常和异常的心理与生理之间的相互作用，从而为疾病的多因素发病机制提供科学的理论基础。因此，心身医学是医学的一个分支，是医学、心理学和社会学等多学科交叉的边缘学科。

回顾历史，心身问题一直就是医学关注的焦点。中医学用"形神合一论"精辟描述了心身相关思想，构成中医整体观的核心和基本内容，形与神是相互依附、不可分割的统一体，形是神的物质基础，神是形的主宰（《黄帝内经》）。形衰则神无主，神乱则形有所伤，形神统一是健康的象征，形神失调是患病的依据。

西方医学对心身关系的认识最早被置于哲学领域，认为疾病是由于某种精神力量造成的；"没有灵魂就不能治愈躯体""要治愈人的躯体（疾病），必须有关于事物整体的知识"。公元前100年至公元400年间，身心一体化的疾病观曾经占据统治地位。中世纪则是宗教神学统治医学的时期。从文艺复兴时期（15～17世纪）一直到18世纪，西方医学逐渐抛弃了心身整体观。19世纪由于各学科的全面发展，心身同一论又成为心身相关认识的主流。"心身的"一词最早见于德国哲学家和精神病学家Heinroth的一篇文章中。"心身医学"是由Deutsch提出。Dunbar创办最早的《心身医学》杂志，于1944年成立美国心身医学会，其影响至今。"心身疾病"提出应归功于Halliday，特别是Alexander的大力提倡。自20世纪20～30年代开始，弗洛伊德的精神分析学说被引入心身疾病领域，认为心理冲突在疾病发生中起重要作用，心理冲突是被压抑的精神活动能量的来源，当这种能量通过生理渠道被释放时，就会对人体构成损害，从而导致心身疾病的产生。

## 二、心身疾病的概念与发展

心身疾病或称心理生理疾患，是介于躯体疾病与神经症之间的一类疾病。

目前，关于心身疾病可以有狭义和广义两种理解。狭义的心身疾病是指心理社会因素在发生、发展过程中起重要作用的躯体器质性疾病，例如原发性高血压和溃疡病。至于心理社会因素在发生、发展过程中起重要作用的躯体功能性障碍，则被称为心身障碍，例如神经性呕吐和偏头痛。广义的心身疾病就是指心理社会因素在发病、发展过程中起重要作用的躯体器质性疾病和躯体功能性障碍。显然，广义的心身疾病包括了狭义的心身疾病和狭义的身心障碍。本教材基本上采用这种广义的概念。为帮助理解，作为一种直观的思维方式，图10-1列出了身心疾病概念的相关关系，仅供参考。

顺便指出，身心疾病和心身障碍在目前文献中有时被混合使用。心身疾病和心身障碍之间本身也存在交叉和重叠。一些著作中提到的心身障碍有时还会笼统包括一部分心身疾病和一部分神经症，故广义的心身障碍和广义的心身疾病有时几乎是同义语。

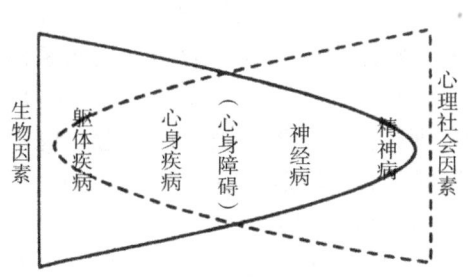

图10-1　心身疾病示意

心身疾病的概念在医学临床上一直就在变化。美国精神病学会（APA）制定的《精神障碍诊断与统计手册》（DSM），其中心身疾病相关内容不断变化：DSM-Ⅰ设有"心身疾病"一类。DSM-Ⅱ将其更名为"心理生理性自主神经与内脏反应"，定义为"由情绪因素引起的单一器官系统的躯体症状"，并按累及器官分类，如哮喘为"心理生理性呼吸系统反应"。DSM-Ⅲ及DSM-Ⅲ-R均用"影响身体状况的心理因素"分类，诊断标准为：（1）有心理因素引起的躯体症状，心身有时间相关；（2）躯体有器质性变化或明确的病理性过程（如呕吐）；（3）不符合躯体疾病及神经症的诊断。DSM-Ⅳ又将与心身疾病有关的内容列入"影响医学情况的心理因素"中，它是指对医学疾患起不良影响的心理或行为因素。

这些因素会引起或加重疾患，干扰治疗和康复，或促使发病率和死亡率提高，心理因素本身可能构成疾病的危险因素，或者产生放大非心理危险因素的效应。过去的分类使精神病学家忽视躯体障碍，而其他专科的医生又无视心理障碍，DSM-IV 的诊断分类反映了心身相互作用的关系，是"心身的设计"，要求人们同时兼顾心、身两个方面。

像 DSM 一样，世界卫生组织（WHO）制订的《国际疾病分类》（ICD）也曾有过"心理生理障碍"及"精神因素引起生理功能"的分类。目前 ICD-10 将传统的"心身疾病"分别纳入不同分类，归为"神经症性、应激相关的及躯体形式障碍"（F4），还有一些内容分散在"伴有生理紊乱及躯体因素的行为综合征"（F5）及其他分类中。我国1958年的精神疾病分类中没有心身疾病。1981年，反复修订的《中华医学会精神病分类-1981》将精神性疾病分为13类，"心身疾病"列最后。1995年的《中国精神障碍分类与诊断标准第2版修订版》（CCMD-2-R）虽然取消了心身疾病分类，但把相关内容放进"神经症及与心理因素有关的精神障碍"（分类4）和"与心理因素有关的生理障碍"（分类5）中，另有一些放在"儿童少年期精神障碍"中。CCMD-3 则是在"癔症、应激相关障碍、神经症"（分类4）和"心理因素相关生理障碍"（分类5）中体现相关内容。

德国及日本等国对心身疾病很重视。日本心身医学会经过修订，把心身疾病定义为"躯体疾病中，其发病及经过是与心理社会因素密切相关的、有器质或功能障碍的病理过程，神经症（如抑郁症）等其他精神障碍伴随的躯体症状除外"。

如果严格按照该定义，那么诊断心身疾病就需要满足以下三个条件：①明确的躯体症状（或疾病）；②导致或促进这些躯体症状（或疾病）的明确心理社会因素；③排除躯体疾病和神经症的诊断。但在目前的实际工作中，往往执行起来有难度，其中的重要原因是学术界在心身疾病的认识和具体实际操作程序方面并未取得一致。

## 三、心身疾病的范围及发病率

在早期，心身疾病指的是具体的某一疾病，如 Heinroth 提到的睡眠障碍，Oppenheim 命名的神经循环衰弱症。20世纪30年代，Alexander 将心身疾病扩大，提出七种心身疾病，包括消化性溃疡、溃疡性结肠炎、甲状腺功能亢进、局限性肠炎、类风湿性关节炎、原发性高血压及支气管哮喘，亦称为"神圣七病"，并认为与特定的心理冲突有关。Qurbas 则认为冲突是非特异性的，而人格类型则有重要发病意义。40年代，"神圣七病"已不能涵盖心身疾病的范围，Heinroth 索性提出凡是符合心身疾病六项临床特征的即可。60年代，Engel GL 提出新的心身疾病临床特征：首次发病无年龄区别（青春期后期较为常见），发病过程缓慢，呈单发或复发，引发过程中心理忧伤起决定作用；特定的精神动力条件造成了与此相关的特定躯体疾病的出现；患者的心理特征异常明显。70年代，日本更进一步将心身疾病按照各临床学科和内科各系统分15大类，每一大类均注明具体的心身疾病名称（表10-1）。至此，心身疾病的范围大体上确定下来。初步统计下，心身疾病几乎占人类疾病总数的80%。

随着现代医学模式及多因素发病理论在医学界扎根，心身疾病从狭义的心理社会因素引起躯体疾病，扩大到广义的"凡是疾病的发生、发展、治疗、康复各环节有受心理社会因素影响者，都属心身疾病。"这样，心身疾病的范围就成为一个值得探讨的问题。

显然，早期的心身疾病发病率可以通过统计上述"神圣七病"的发病率而获得。到20世纪中叶以及此后随着医学模式讨论的展开，心身疾病的范围随之扩大，但仍继续以传统医学的疾病名称来确定心身疾病。在生物医学的各种疾病名单中，有许多被认为是心身疾病，主要涉及受自主神经支配的系统与器官，其种类甚多。按此计算，有关心身疾病的发病率相当高，当时国内外的报告是在门诊与住院患者中约占其中的1/3。其中国外调查发现人群心身疾病的患病率为10%～60%；国内徐俊冕等对大型综合性医院1 108例门诊患者的调查表明，368人患心身疾病（32.2%），心身疾病患者在各科患者中所占的比例依次为：内分泌科75.4%，心血管专科60.3%，肺科55.6%，普通内科30.8%，皮肤科26.6%。

表 10-1　日本心身疾病分类方法及各类主要疾病

| 分类 | 主要疾病名称 |
| --- | --- |
| 循环系统 | 原发性高血压、冠心病、冠状动脉痉挛、神经性心绞痛、阵发性心动过速、心脏神经症、血管神经症、功能性期前收缩、雷诺病、β-受体高敏症、原发性循环动力过度症等 |
| 呼吸系统 | 支气管哮喘、过度换气综合征、神经性咳嗽、心因性呼吸困难、喉头痉挛等 |
| 消化系统 | 消化性溃疡，溃疡性结肠炎、部分慢性胃炎、过敏性结肠炎、食管痉挛、贲门或幽门痉挛、反胃症、返酸症、胆道功能障碍、神经性厌食、神经性嗳气、神经性呕吐、异食癖、心因性多食症、习惯性便秘、直肠刺激综合征、气体潴留证、腹部饱胀感等 |
| 内分泌系统 | 肥胖症、糖尿病、神经性低血糖、心因性尿崩症、心因性烦渴、甲状腺功能亢进等 |
| 泌尿生殖系统 | 夜尿症、过敏性膀胱炎、原发性性功能障碍、尿道综合征等 |
| 神经系统 | 偏头痛、肌紧张性头痛、自主神经功能紊乱、心因性知觉障碍、心因性运动障碍、慢性疲劳症、面肌痉挛、寒冷症、神经症等 |
| 妇产科 | 痛经、原发性闭经、假孕、月经失调、功能失调性子宫出血、经前紧张症、妇女不适感综合征、更年期综合征、心因性不孕症、原发性外阴瘙痒症、孕妇焦虑症、产妇疼痛症、泌乳障碍、扎管后综合征等 |
| 骨骼肌肉系统 | 慢性风湿性关节炎、全身肌痛症、脊柱过敏症、书写痉挛、痉挛性斜颈、局限性肌痉挛等 |
| 外科 | 外伤性神经症、频发手术症、手术后神经症、器官移植后综合征、整形术后综合征等 |
| 儿科 | 哮喘、直立性调节障碍、复发性肚疝、心因性拒食、神经性腹痛、遗尿症、神经性尿频、心因性发热、夜惊症、口吃、睡眠障碍、心因性咳嗽等 |
| 皮肤科 | 神经性皮炎、原发性皮肤瘙痒症、银屑病、斑秃、多汗症、慢性荨麻疹、过敏性皮炎、慢性湿疹等 |
| 耳鼻咽喉科 | 眩晕综合征、嗅觉异常、过敏性鼻炎、咽喉易感症、神经性耳鸣、神经性耳聋、晕动症、癔症性失声等 |
| 眼科 | 原发性青光眼、飞蚊症、精神性大小变视症、眼部异物感、癔症性视力障碍、心因性溢泪、眼肌疲劳、眼睑痉挛、眼睑下垂等 |
| 口腔科 | 特发性舌痛症、口臭、口腔黏膜溃疡、部分口腔炎、心因性牙痛、异味症、唾液分泌异常、口腔异物感、原发性颞颌关节痉挛、心因性三叉神经痛等 |
| 老年病科 | 老年冠心病、老年原发性高血压、老年心律失常、老年脑血管异常、老年脑血管疾病、老年性甲亢、老年糖尿病、部分老年癌症、老年性痛风、吸收不良综合征、老年尿失禁、老年肥胖症等 |

但由于心身疾病划分方法上的一些问题，使得有关数据往往只具有理论上的意义。一方面，被列入心身疾病名单的许多患者所患的疾病未必都符合心身疾病诊断标准。例如，从实证的角度，一些原发性高血压患者病因中并无明显心理社会因素。另一方面，许多未列入传统心身疾病名单的疾病，其发病发展与心理社会因素同样有明显的相关性，例如，近年来越来越引起人们重视的乙型肝炎患者中就存在较多的心身或身心问题。因此，要正确表述心身疾病的发病范围和发病率，实际上是困难的。

目前，国内以心身疾病或心身医学为名义的教学、医疗和研究等单位，其关心的对象已不再停留在传统的身心疾病名单之中，而是扩展到心理社会因素与各种躯体疾病发生发展过程中的相互作用问题。心理社会因素与医学临床各种疾病的相关性已越来越引起人们的重视。基于这样的现实，近年来有逐渐淡化心身疾病诊断的倾向，代之以从心身相关的角度来考虑临床疾病问题。如果按此来估计心身疾病发病率，其范围将会更广。

## 四、身心反应

在心身疾病的研究中，往往比较注重"心身"的联系。而实际工作中可以发现，躯体疾病也可以成为心理应激源引发心理反应，即存在着"身心"的联系问题。由于身体原因引起的心理反应不但影响患者的社会生活功能，又可以成为继发的躯体障碍的原因。这样，身心反应也就成为目前心身医学实际工作所关注的一个重要方面了。

1. 躯体疾病引起患者的心理反应

疾病的性质、轻重及病程等因素可以影响：①患者的感知；②自我意识转变；③对疾病的理智反应；④情绪反应。

2. 躯体疾病通过神经系统影响心理

不同的躯体疾病可以通过对神经系统的直接、间接作用而影响心理活动，如脑血管意外或心脏病引起的脑缺氧；电解质代谢紊乱导致的心理障碍，如高血钾可致意识障碍和知觉异常；高血钙可致淡漠、幻觉等。

3. 躯体疾病对患者的心理社会影响

可分为两种：（1）原发性心理障碍：是指功能障碍引起的心理后果，如视力、听力或运动功能的丧失。任何功能障碍都可对个体心理带来限制，有人以"投石入水"譬喻，石头入水溅起的水花是机体障碍后的功能丧失，水面的层层涟漪则是一系列心理问题；（2）继发性社会后果：是指患病后社会关系改变引起的后果，如患病后与家人的关系，对学习工作的影响等。

## 第四节　常见心身疾病

内科的很多疾病在发生、发展、变化以及防治过程中都与心理社会因素有密切的关系，本节侧重介绍其中的几种。

### 一、原发性高血压

原发性高血压是一个关系到国计民生的重大公共卫生问题。调查结果显示，我国居民原发性高血压患病率18岁以上人群达18.8%，估计原发性高血压患者已达1.6亿，比1999年提高31%，因此目前的形势还相当严重。进入21世纪，原发性高血压的患病率在不断升高，原发性高血压的防治任务任重而道远。

原发性高血压的发病除了与年龄、遗传、饮食、体重、地区等诸多因素有关以外，还与心理、人格特点、社会因素关系密切，亦称心身疾病。随着医学模式的转变，人们已认识到原发性高血压不再是简单的生物学疾病问题，而且关系到心理、社会问题和行为医学问题，原发性高血压与心理障碍还是共病问题。

#### （一）心理社会因素与原发性高血压的病因学

1. 社会和环境应激因素

流行病学调查结果显示，原发性高血压患病率城市高于农村，发达国家高于发展中国家，经济发达地区高于不发达地区，脑力劳动者高于体力劳动者。一般认为，原发性高血压与工业化程度有关，工作紧张、竞争激烈、生活节奏加快、城市化的加剧、噪声、大气污染等皆可使原发性高血压的患病率上升。关于社会和环境应激与原发性高血压的研究，Valdman等报道，第二次世界大战期间，苏联彼得格勒被围困达3年之久，战后原发性高血压患病率从战前的4%上升到64%。即使战争过后大多数人血压仍不能恢复正常，并造成许多人过早死亡。这种特定因素与原发性高血压的关系称为环境高血压。实验证明，动物长期处于应激状态，如让猫或鼠在摄取食物时都遭受电击（或经过一场厮打而造成应激状态），动物可患原发性高血压。Cobb和Rose报道，精神紧张、慢性应激、注意力高度集中、长期处于警觉状态、体力活动较少的职业，以及对视觉、听觉形成长期刺激的工作环境，原发性高血压发病率高。这说明环境因素所致心理应激与原发性高血压相关。

2. 情绪因素

大量临床流行病学研究和动物实验的资料都证明，长时间的精神紧张和各种负性情绪（如消极、焦虑、恐惧、愤怒、抑郁、敌对等情绪），可导致血压升高。许多研究证实，焦虑情绪反应和心理的压抑是原发性高血压患者发病的主要心理因素；有的学者认为，严重焦虑情绪反应是原发性高血压发生、发展的独立危险因素，并影响原发性高血压的治疗和预后。

3. 不良行为因素

流行病学研究证明，原发性高血压发病与高钠饮食、大量吸烟、酗酒、缺乏运动、超重肥胖、鼾症、生活无规律等不良行为有关。这些不良行为直接或间接受心理和环境因素影响。据美国统计，原发性高血压、高胆固醇血症、吸烟的男性死亡率比对照组高出 5 倍。

4. 人格特性

原发性高血压的发生还与人格特征、行为习惯、生活方式有关。Bunber 认为，焦虑、强迫性、反对权威、求全责备是原发性高血压患者的人格特征。Friedman 和 Rosenman 首先提出 A 型人格容易罹患冠心病后，国际心肺和血液病学会上得到公认，并确定 A 型人格（行为）是冠心病、原发性高血压的危险因素。

### （二）原发性高血压的心理生物机制

目前认为，心理应激是影响心血管的危险因素，而血压的升高是判断受心理应激影响最敏感指标之一。有的学者认为，A 型行为是原发性高血压的危险因素，是原发性高血压遗传易感性的一个内在表现，受同样强度的生活事件刺激，A 型行为更易于被激发而出现原发性高血压。实验研究证实，同卵双生子 A 型人格与原发性高血压之间存在显著的一致性，而且在异卵双生子表现得不明显。除了基因易感性之外，原发性高血压还与长期精神紧张和心理压力过大，使大脑皮质与边缘系统功能失调有关，通过神经内分泌系统，使全身细小动脉痉挛、外周血管阻力增加、血压上升。其心理生物学机制有①丘脑功能失调，交感神经兴奋，肾上腺髓质内分泌增加，心排血量增加，导致血管痉挛、血压上升。②丘脑功能失调，垂体-肾上腺皮质轴活动增强，皮质激素分泌增加，使水钠潴留、血压升高。③丘脑功能失调，垂体加压素分泌增多，导致肾缺血，通过肾素-血管紧张素-醛固酮系统引起水钠潴留，导致血压升高。长期血压高状态引起细小动脉硬化、组织器官缺血，反过来又加重大脑皮质与边缘系统功能紊乱，形成恶性循环而导致高血压。在原发性高血压发病早期，有内皮功能障碍，主要表现为内皮素（ET）、一氧化氮（NO）等血管活性物质产生效应。ET 为迄今发现作用最强、最持久的缩血管活性多肽，而 NO 是神经心血管系统重要的保护因子。在实验中发现，伴有 A 型行为的原发性高血压患者血浆中 ET-1 水平显著增高，血清 NO 明显降低，提示内皮功能障碍可能是 A 型行为引起高血压的重要生理机制之一。心理社会因素影响个体的情绪，个体对应激的情绪反应，取决于个体对应激的评价，这种评价受到 A 型行为和个性特征的影响。Vonuexkull 等提出原发性高血压的身心模型——情境循环观点，指出机体的调节过程包括所处环境及个体的"评估"，调节系统是根据个体生理、心理、社会及情绪外部刺激加工组合进行的"评估"。

### （三）原发性高血压患者的心理特点

1. 轻视心理

原发性高血压隐匿起病，临床症状轻，血压波动在临界水平，患者往往对疾病的危害性和严重性缺乏正确的认识，而产生轻视或否认心理，不遵从医嘱行为，延误治疗。

2. 焦虑抑郁

原发性高血压易合并焦虑和抑郁，焦虑达 63%，抑郁发生率为 20%~40%，此外还有敏感、多疑、紧张、烦躁不安、易怒等心态。由于心理压力大，对疾病预后及需长期服药治疗感到焦躁，患者表现出悲观、自卑的心态。

3. 内向投射心理

患者具有自我压制，感情易冲动。性格内向者对己严、对人宽，患病后易产生自责自卑，失去信心、退缩、厌世，严重者有自杀行为。

4. 外向投射心理

有些患者责己少、责人多，以自我为中心，对躯体上微小的变化即极为敏感，好激动、易挑剔，人际关系紧张，常责怪医护人员未精心治疗和护理，责怪家人照顾不周，主观感受到社会支持少。遭受负性生活事件后，常消极主观放大其影响。

### 5. 认知变化

表现为血管性认知损害（VCI）。国内外研究发现，高血压与认知障碍有明显的关系。动物实验证明，自发性高血压大鼠学习及记忆力受损，可能与大脑烟酸、乙酰胆碱受体减少有关。临床资料显示，原发性高血压患者在认知功能方面低于健康人，存在血管性认知损害。Elias 观察 1 702 例无脑卒中的原发性高血压患者，在 10 年期间，这些患者的逻辑记忆、数字记忆、视觉再认、语言能力、注意力、学习执行功能与血压水平呈负相关。

### （四）原发性高血压的心理治疗

传统的原发性高血压治疗往往过多注意药物治疗，而忽略心理治疗的作用。社会人群中高血压三低（知晓率低、治疗率低、控制率低）一高（发病率高）现象显著。原发性高血压对患者心理状态的影响主要有：疾病的症状，如头晕、头痛等不适对患者心理的影响；治疗中就医的环境、医务人员不良的态度引起的医源性暗示；疾病诊断的"标签"效应，由于人们对原发性高血压的错误理解，一旦诊断为原发性高血压后产生害怕、恐惧，忧心忡忡。因此，除了药物治疗之外，还要关注心理社会因素对患者的影响，加强心理干预，调整患者的认知、情绪、性格和应对方式，纠正认知偏差，矫正不良行为，干预危险因素，遵从医嘱，治疗要持之以恒。常见的原发性高血压心理治疗方法介绍如下。

#### 1. 健康教育、心理咨询

根据新的医学模式观点，讲解原发性高血压防治的健康知识，告诉患者情绪、行为模式以及紧张生活事件与原发性高血压的关系，提高服药的依从性等。耐心回答患者的提问。

#### 2. 运动疗法

运动疗法是行为治疗方法之一。临界原发性高血压、Ⅰ期原发性高血压和部分Ⅱ期原发性高血压可以进行有规律的不很剧烈的运动，如散步、太极拳、体操等。运动可降低心搏次数，减少血压波动，改善左心室功能，降低血浆肾素活性与醛固酮浓度，降低收缩压和舒张压。

#### 3. 松弛疗法

适用于焦虑、烦躁、紧张、恐惧、易怒情绪的原发性高血压患者，采用渐进松弛疗法，坚持不懈、持之以恒，会取得较好疗效。

#### 4. 生物反馈治疗

该疗法不仅是临界原发性高血压与Ⅰ期原发性高血压患者的首选治疗，也是Ⅱ、Ⅲ期原发性高血压患者的辅助疗法。

## 二、冠状动脉粥样硬化性心脏病

### （一）心理社会因素与冠状动脉粥样硬化性心脏病的病因学

冠状动脉粥样硬化性心脏病是一种多病因、多危险因素、最常见的心身疾病，简称冠心病。大量资料表明，年龄、性别、吸烟、血脂异常、糖耐量异常以及高血压都是冠心病的危险因素。欧洲心脏病学会（ESC）年会上，Yusuf 公布了一项由 52 个国家 262 个医学中心参与的大型研究的结果，确定腹型肥胖、高血糖、高血压、血脂异常、吸烟、酗酒、过分紧张、缺少运动及每日蔬菜、水果摄入不足，这 9 个普遍的危险因素。将过分紧张首次确立是引起严重心脏病的危险因素。Rozanski 等又明确提出"行为心脏病学"的概念。

#### 1. A 型行为

Friedman 和 Rosenman 发现，冠心患者群中有一种特征性行为模式即 A 型行为，并提出具有 A 型行为的人群易患冠心病的假说。A 型行为模式包括行为倾向性（如雄心勃勃、攻击性、竞争性和缺乏耐心）、特定行为外形（如肌紧张、警戒、快速而有力的语调和行为，速度加快）以及相应情感反应（如激惹、敌对、容易发怒）。与这种性格相反的行为特征称 B 型行为，即一种相对悠然自得的生活方式。西部协作组研究计划（WCGSP）对 3 000 多名男性进行 8 年的追踪观察，发现 A 型行为人群罹患冠心病概率是对照组的 2 倍，心肌梗死的复发率比对照组高出 5 倍。近年来，由于多危险因素介入试验（MRFIT）研究结果显示 A 型行为与心脏病发作没有明显关系，以后的研究结论也不一，所以 A 型行为模式受到挑战。更多研究认为，组成 A 型行为模式的 60 多个因子中，只有少数几个具有病理意义，其中与冠心病关系最密切的是愤怒和敌意，它是冠心病的独立危险因素。近来有研究者转而提出 D 型人格是促发冠心病的独立危险因素。

2. D 型人格

荷兰学者 Denollet 将冠心病有关心理因素和现代人格理论进行聚合及因素分析，经过长期追踪观察，提出新的冠心病检测因子——D 型人格。D 型人格包括 2 个稳定的人格特质，即负性情绪（NA）和社交抑制（SI）。在 D 型人格量表中，如果 NA 和 SI 两个分量表分同时高于中位数，可评定为 D 型人格。D 型人格的特征包括：对生活悲观、担忧、紧张、不愉快、容易愤怒，不能体验积极情绪，担心遭到拒绝和不赞同，常向他人倾诉其负性情感，D 型人格者与其他人的联系很少，尤其与陌生人在一起时会感到不舒服。Denollet 报道，105 例心肌梗死患者的死亡病例中，73% 是 D 型人格。因心血管因素引起死亡者中，D 型人格患者是非 D 型人格的 6 倍，提示 D 型人格对冠心病预后有不良影响。且 D 型人格结构中包括抑郁情绪、耗竭感等负性情绪及社会性压抑。具有 D 型人格的患者的治疗效果和预后都比非 D 型人格患者差。因此 D 型人格还可对预后、健康受损状况进行预测。

3. 心理社会环境因素

心理社会环境因素在冠心病发病中具有重要作用。当今科技飞速发展，各种竞争激烈、工作和生活节奏加快、噪声、大气污染及个人需求与社会环境的矛盾冲突等，致使个体精神紧张、心理压力过大，使心理反应和生理反应过于缓慢，适应能力下降，落后于社会和生产活动的节律，产生了社会 - 生物无节律，这些无节律是心血管病（尤其是冠心病）等一些疾病的诱发因素。流行病学资料显示，冠心病发病率西方国家高于东方国家，发达国家高于发展中国家，城市高于农村，脑力劳动者高于体力劳动者。生理危险因素是导致冠心病发病的重要因素，而社会心理因素则加剧了冠心病发病的危险性。

4. 过分紧张、惊恐发作

过分精神紧张、严重焦虑可引起冠状动脉痉挛或斑块破裂，出现心绞痛、心律失常、心肌梗死及猝死等。惊恐发作，灾难性或威胁性心理创伤，可引起濒死感、严重失眠、急性冠状动脉综合征（ACS）、恶性心律失常或心源性猝死（SCD）。

5. 不良生活行为

吸烟、酗酒、贪食和缺少运动，经常大量食用红肉、海鲜和火锅，大量饮啤酒，容易出现腹型肥胖。腹型肥胖者容易出现胰岛素抵抗（IR）、血脂异常、高血压、糖耐量减退、高尿酸血症。BOS 认为，不良饮食行为导致肥胖和高尿酸血症是促发冠心病和心脑血管疾病的危险因素。此外，高蛋白质饮食、业余生活单调、睡眠不足、社会适应不良等也与冠心病发病有关。

（二）冠状动脉粥样硬化性心脏病的心理生物学机制

冠心病发生机制尚未完全阐明，一般认为大致分为生物学机制和行为医学机制。

1. 生物学机制

（1）神经内分泌机制：神经心理学研究显示，情绪是大脑皮质和皮质下中枢（边缘系统、下丘脑、脑干网状系统）协调活动的产物。一切心理活动离不开中枢神经系统。各种心理反应、信息，首先被大脑皮质觉察，通过认知、评价、应对而产生一定情绪，而情绪又能对生理机制产生影响，情绪中枢位于边缘系统。边缘系统与下丘脑有广泛的神经联系，不良情绪可使下丘脑兴奋，使交感神经释放乙酰胆碱，作用于肾上腺髓质系统（SA），释放大量儿茶酚胺，引起生理效应。情绪通过下丘脑 - 垂体 - 肾上腺（HPA）轴与自主神经系统、心血管系统密切联系，相互影响。其中 5- 羟色胺、儿茶酚胺类物质在信息传递中起着介导作用。

（2）免疫炎症机制：活化免疫细胞分泌的活性分子在神经系统、内分泌系统和免疫系统之间起着重要的信使作用。应激状态可引起糖皮质激素水平升高，抑制 IL-1β、IL-6 和肿瘤坏死因子 -α（TNF-α）的生成。Chikanza 等发现，炎症反应释放的前炎性细胞因子均有启动 HPA 轴活动的效应，从而影响边缘系统、大脑皮质产生情绪反应。而情绪又可通过 HPA 轴影响免疫炎症反应。

（3）基因学说：近来发现，血管学紧张素 I 转换酶（ACE）的基因多态性与 G 蛋白 β3 亚基因之间存在关系。有研究发现，与5-HT基因相关的基因多肽区域有短等位基因者较长等位基因纯合子者，在负性生活事件之后更易发生抑郁。

2. 行为医学机制

过分紧张、焦虑、愤怒、敌意、抑郁、贪食、缺少运动以及烟、酒、高脂肪食物大量摄入，会引起体内葡萄糖和非酯化脂肪酸增多，产生细胞毒性，而形成大量氧自由基。引起肌肉中血管收缩、血供减少、肌肉组织葡萄糖和胰岛素量减少，葡萄糖的摄取利用减少，血糖增高，导致高胰岛素血症（称胰岛素抵抗促发糖尿病）。心理行为因素促使冠心病又进一步发展，影响冠心病的治疗及预后（冠心病心理生物学过程见图10-2）。

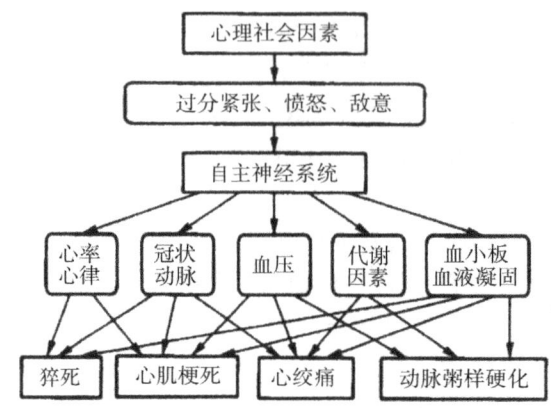

图10-2 冠心病心理生物学过程示意

### （三）冠状动脉粥样硬化性心脏病患者的心理特点

国外在冠心病监护病房（ICU）研究急性心肌梗死患者的心理反应，80%患者有焦虑，58%有抑郁，20%有敌意情绪，16%有烦躁不安，这些情绪对冠心病的治疗和预后均有不良影响。

Heckett与Rize等通过对急性心肌梗死患者心理变化的观察，认为可以把这些患者的心理特点分为四期：①焦虑期：发病1~2天对死亡感到恐惧、焦虑不安，严重者出现惊恐症状，伴出汗、失眠、呼吸急促、心动过速，极度焦虑、惊恐发作可导致猝死。②否认期：发病2天后，尤其3~4天，约50%的患者出现否认心理反应。漠视、淡化、回避应激事件的存在或严重性，伴有一系列认知、情绪和行为异常的表现。否认期有利于冠心病的身心适应，但也会延误诊断、治疗和对不良行为的矫正。③抑郁期：发病第5天，30%患者自感因病不能自理、丧失工作和社交能力、经济损失及担忧今后个人前途等而苦闷抑郁，缺乏兴趣，丧失治疗信心。④再焦虑期：患者离开ICU时，因缺乏安全感而对ICU病房产生依赖，出现焦虑反应。此外，11%~40%冠心病患者会出现欣快、淡漠、多动或少动、兴奋不安等精神症状，需进行心理治疗和处理。

### （四）冠状动脉粥样硬化性心脏病的心理障碍

1. 焦虑障碍

继发于躯体性焦虑，包括广泛性焦虑和急性焦虑（惊恐障碍）。有文献报道，冠心病焦虑的发生率为6.5%~53%。有研究者报道，782例上海急性冠状动脉综合征（ACS）患者中447例继发焦虑（占57.2%）。Crowe等对785例急性心肌梗死住院患者进行焦虑量表测定，24%有重度焦虑障碍；对201例随访1年，仍有患者患焦虑障碍。冠心病的危险度随焦虑水平升高而增加，猝死型冠心病与焦虑水平呈正相关。

2. 抑郁障碍

有文献报道，冠心病住院患者50%~60%合并有抑郁障碍。在冠心患者群中，抑郁的发生率为14%~47%，高于普通人群的4%~7%，而急性心肌梗死和等待冠状动脉旁路移植术（俗称冠状动脉搭桥术）的患者则更高。反过来，抑郁会增加冠心病的发病率，加速冠心病的进程，从而降低健康相关生命质量（HQOL）、增加死亡风险。目前认为，抑郁障碍是冠心病的独立危险因素。但患者往往更关注自己的躯体症状，不认为自己有心理问题，过度依靠药物治疗，不仅影响其康复，还会增加社会的经济负担。

3. 抑郁与焦虑共病

近年来临床实践发现，在心血管疾病中抑郁与焦虑共病现象比较常见。心血管患者中30%~90%存在惊恐发作以及30%~65%存在广泛性焦虑伴有抑郁，33%~95%重性抑郁伴有焦虑。在ICD10和DSM-IV中都有混合性焦虑抑郁障碍（MADD）的疾病分类。在2001年我国制订的CCMD-3标准中，也提出混合性焦虑抑郁反应（MADR）的疾病分类，其特点为：①胸痛等躯体症状更显著；②易变成慢性过程；③自杀倾向更大；④治疗困难；⑤预后比单一抑郁或焦虑更差。

### （五）冠状动脉粥样硬化性心脏病的心理治疗

冠心病是常见的心身疾病，医生不仅要注重患者心脏疾病的治疗，还要对患者进行心理治疗，从而达到"心身"协调，这也体现了以人为本的理念。

1. 心理社会干预

心理社会干预包括开展心理咨询、个人与团体的心理治疗，早期干预不良行为因素。常用的方法包括支持疗法、行为疗法、认知疗法等。通过心理干预，可以缓解心理压力、减缓症状，改善心理应激状态。

2. 矫正A型行为

对经过测查为A型行为类型者，可以开展咨询和健康教育工作，在一定程度上矫正A型行为类型，减少冠心病的发病。与此同时，还应该重视D型人格对冠心病的不良影响，加强测查和心理干预。

3. 倡导健康的生活方式

WHO提出健康的四大基石由八大板块构成，即环境清新、起居规律、饮食合理、戒烟限酒、适量运动、心态积极、睡眠良好、定期体检。如果都做到并养成习惯就是健康的生活方式。这些对冠心病的防治也非常有益。

4. 药物治疗

以抗抑郁和抗焦虑药物治疗。由于三环类抗抑郁药物影响心率和心律，所以5-羟色胺受体再摄取抑制剂被认为对心血管患者是安全的，没有影响心功能的副作用，除减轻症状外还有抗凝作用，能有效地降低心脏事件的发生。

案例分析：患者，男，54岁，内科副主任医师。工作认真负责，业务能力强，争强好胜、傲气，人际关系紧张。一贯注意心血管病的防治，不吸烟、不饮酒，注意体育锻炼，血压、血脂、血糖和体重等指标控制在正常范围。某一天突然受到打击后出现焦虑、烦躁不安、失眠，突发剧烈心前区压榨性疼痛、气促。检查结果证实为前壁心肌梗死。经抢救脱险，此后即保持乐观开朗的心态，知足常乐、自得其乐。

## 三、脑血管疾病

脑血管疾病是目前导致人类死亡三大主要疾病之一，存活者中50%~70%患者留有严重残疾，对个体造成了严重的心理应激反应，而影响患者的生活质量，给社会和家庭带来沉重的负担。高血压和动脉粥样硬化是脑血管疾病最主要和常见的病因。迄今国内外学者对脑血管疾病多从生理、生化、遗传、免疫、分子生物学方面进行研究，即仅限于生物医学模式；然而，脑血管疾病是一个多病因、多危险因素共同作用、相互联系的综合疾病，生物心理社会医学模式的研究比较匮乏，尤其缺少对脑血管疾病进行心理卫生和行为方式的综合防治的有效方法。

### （一）心理社会因素与脑血管疾病的病因学

1. 情绪因素

情绪剧烈的波动是脑血管疾病的危险因素，大笑狂喜亦可导致脑卒中的发生。早在《黄帝内经》中就有喜中风的记载。临床研究证明，急性脑血管疾病的发生往往是由于突如其来的愤怒、惊恐、狂喜、兴奋、焦虑不安等情绪应激而触发。俞子彬报道，脑血管疾病患者有情绪变化占67.5%，无情绪变化占21.5%，不详11%。其中包括脑出血74.7%，脑血栓形成68.8%，短暂性脑缺血发作66.6%，蛛网膜下隙出血62.5%，脑栓塞56.3%。情绪因素已确定为脑血管疾病的诊断要点之一。

2. 负性生活事件

根据紧张性生活时间评定量表（SLERS）对脑血管疾病调查的结果分析，如果受试者在一年内生活事件次数越多、强度越大（即 SLERS 总分值高），说明心理紧张强度越大，就容易发生脑血管疾病。宿英英对脑梗死 69 例、健康者 110 例进行 SLERS 调查，结果脑梗死组 SLERS 总分明显高于健康对照组。俞氏 200 例急性脑血管疾病患者紧张性生活事件调查结果与宿氏报道基本相符，说明负性生活事件频度和强度叠加就会造成心理上的高度紧张，负性情绪强烈的心理和生理应激反应过强促使急性脑血管疾病的发生。反过来，脑血管疾病无论是对患者本人，还是对其家庭都是严重的负性生活事件，对个体会造成心理应激反应。

3. 不健康的生活方式

不健康的生活方式是指吸烟、酗酒，高脂、多盐饮食，肥胖、缺少运动。脑血管疾病受生活方式的影响，约半数的缺血性脑卒中是因为不良生活方式导致。目前研究证明，不吸烟、控制体重、保持运动、合理膳食、适量饮酒是健康生活方式的五大元素，称之低风险的健康生活方式。保持健康的生活方式能使脑卒中、心血管病及糖尿病的危险显著降低。

（1）吸烟：吸烟者缺血性和出血性脑卒中的发生危险明显高于不吸烟者。有研究显示，每天吸烟 1～14 支，15～24 支以及 25 支以上女性发生脑卒中的相对危险（RR）分别为 1.85、2.59、2.39。日本学者的研究显示，吸烟量 >10 支/日连续 10 年，易发生脑卒中。

（2）肥胖：研究者将体重指数（BMI）在 18.5～25kg/m$^2$ 定义为低风险，鼓励将 BMI 控制在这个范围内，以减低脑卒中的发病危险。

（3）不健康饮食：研究者提出健康饮食、合理营养，用健康饮食指数（AHEI）进行评分，评分范围在 2.5～77.5，分数越高意味着饮食习惯越健康，评分越低则脑卒中的危险越高。

（4）酗酒：一般认为，女性比男性更易受到损害。有研究者将女性每天酒精摄入量在 5～30 g 定为定量饮酒标准。饮酒量超过上述范围就会对人体产生危害。酒精摄入量超过 30 g/d，无论对于男性或女性均有明显危害（以上指纯酒精的摄入量，同时还要考虑饮酒的度数）。每个人对酒精的耐受力不一样，身体内的酒精分解酶多少也不同，因此不能用统一的标准来衡量酒精安全量。

（5）缺乏运动：长期静坐、缺乏运动、业余生活单调（搓麻将等）与脑卒中的发生有密切关系。保持规律的运动习惯，不仅是预防慢性疾病，也是预防脑卒中的有效措施。

有研究显示，与每周运动 6h 或以上者相比，不运动者脑卒中危险显著增加（RR=1.73），随着每周运动的增加，受试者发生脑卒中的相对危险也随之降低。研究者推荐每天 30 min 以上中等至高强度体力活动。美国哈佛医学院施夫（Chiuve）等的一项研究证实，保持五项健康生活方式，可使脑卒中危险降低 69%～79%。

**（二）脑血管疾病的心理生物学机制**

脑血管疾病是多病因、多危险因素以及与心理社会因素密切相关的一组疾病。高血压和动脉粥样硬化是脑血管疾病的基础病因，心理社会因素、负性生活事件、消极的应对方式是脑血管疾病的促发因素。长期紧张、焦虑、抑郁及恐惧等情绪障碍，可引起交感神经兴奋性增强，使血浆中儿茶酚胺增加，腺苷酸环化酶的活性增强，引起细胞内环腺苷酸（cAMP）浓度增高，钙离子浓度增加，致神经元损伤、细胞坏死。血液中儿茶酚胺水平升高，还可引起脂质代谢障碍，尤其是胆固醇和低密度脂蛋白（LDL）升高，从而导致动脉粥样硬化。心理应激可引起细胞免疫功能降低。急性脑血管疾病后中枢神经系统的免疫反应表现为 IgG 指数升高。情绪应激反应产生过量的去甲肾上腺素。俞子彬报道，脑血管疾病情绪应激组血浆中血管紧张素 II 为（188.62±44.24）pg/mL，对照组血管紧张素 II 为（133.65±39.9）pg/mL，两组比较有显著差异。过量的去甲肾上腺素使血小板反复被激活，释放出多种促凝物质和血小板因子 4（PF-4）和球蛋白等；同时释放有强烈血管收缩作用的血栓烷 $A_2$（$TXA_2$），引起 $TXA_2$-$PGI_2$ 失衡。$TXA_2$ 与前列环素（$PGI_2$）是调节血管功能、维持血小板内环境稳定的活性物质。$TXA_2$ 不但有强烈的缩血管作用，而且使血小板聚集性增强，血管内膜损伤，血流减慢，脑血流减少，缺血、缺氧，而导致缺血性半暗带形成或发生脑梗死。

### （三）脑血管疾病患者的心理特点

脑血管病具有死亡率高、致残率高、复发率高、康复期长的特点，患者易产生特殊的心理压力，表现出焦虑、恐惧、发怒、悲观、抑郁和社会隔离等心理行为反应。即使病情稳定，看到自己半身不遂、语言障碍，生活不能自理，需要人照顾，容易产生无价值感，甚至发生抑郁。从而在治疗上采取抗拒态度，对生活无兴趣，有的情感幼稚、脆弱，行为退化，依赖性增强，认知障碍，严重者形成痴呆。因此，对脑血管疾病患者不能完全依靠药物治疗，还要根据患者不同的心理特点进行心理干预。

### （四）脑血管疾病的心理障碍

**1. 脑卒中后抑郁（PSD）**

脑卒中后抑郁是脑血管疾病常见的心理障碍，属于继发性抑郁。PSD 患病率各家报道不一，从 20%～79% 不等，一般认为在 30%～50%。临床不少医务人员对 PSD 知晓率低、诊断率低、治疗率低，且治疗不规范。往往误认为这是脑卒中的自然情感反应，而影响其治疗与康复。PSD 病因尚不十分清楚，多数学者认为是由多种因素共同作用的结果。目前研究热点是脑卒中与抑郁之间的关系，即 PSD 的相关因素（危险因素）。

目前认为，PSD 与皮质和皮质下病灶有关，皮质卒中（尤其是左额叶、颞叶卒中）可引起边缘系统功能失调，从而导致抑郁。患者认知模式扭曲，对自己、对周围事物及未来三方面的评价是负性的，表现为缺乏自信、孤独内向、悲观、依赖、自我封闭、自责、紧张、焦虑、恐惧、抑郁等人格特点。EPQ 个性问卷调查表现为神经质人格特征。脑卒中后 6 个月内患者最易受负性生活事件的影响而导致抑郁。

**2. 卒中后假性抑郁**

脑卒中后还会伴随其他症状，出现类似抑郁的表现，称为卒中后假性抑郁。①焦虑：有 2.4%～3.5% 脑卒中后焦虑发病伴有抑郁，其中左大脑半球损害者最常见。②意志缺乏或淡漠：其中 22.5% 与高龄认知功能障碍和生活不能自理有关。其表现为情感淡漠、回答简短、运动迟缓、反应迟钝，缺乏对自身情况的意识。③心理自我启动缺失：表现为缺乏自我效能感、表情淡漠、行为缺乏自发性，运动和情感驱动丧失。此外，还有病理性哭笑、灾害反应及脑卒中后躁狂等情感障碍。

**3. 血管性认知障碍（VCI）**

为了阐明脑血管疾病与认知功能之间的关系，Bowler 和 Hachinski 提出血管性认知障碍这一更广泛的概念，他们认为 VCI 必须有认知功能损害和血管因素，以及两者之间的因果关系。

出现比较严重的痴呆，多为不可逆转的认知功能障碍。VCI 患者的神经心理学程度以执行功能损害最为突出，而非目前痴呆诊断标准所强调的记忆损害。应用 VCI 概念有重要的预防意义，引起各种认知损害的血管性危险因素是可以被识别和被控制的。

VCI 临床类型有很大的差异，如表现为脑血管病变类型、脑损害类型、认知功能损害类型及精神行为异常等多样性，临床表现也有很大的差异。除根据病史、体格检查和神经系统检查之外，还应进行神经心理学检查，可选用蒙特利尔认知评估量表（MoCA）、简易智能状态检查（MMSE）、纸牌分类、连线测查、Stroop 测查、画钟测查、词语流畅性和数字跨度、神经精神问卷（NPI）、流行病学调查用抑郁自评量表（CES-D）及汉密尔顿抑郁和焦虑量表。

### （五）脑血管疾病的心理治疗

VCI 除采取多学科、长期、联合治疗外，同时还重视对患者及其家属进行健康教育及心理咨询，以改善患者的认知功能，针对精神行为症状进行治疗，开展健康教育，早期识别和控制血管危险因素，预防脑卒中的发生和复发，重视生活方式的调整，包括饮食控制、戒烟和适度锻炼。

## 四、支气管哮喘

支气管哮喘是一种变态反应性疾病，也是严重危害人类健康的心身疾病。一般认为，变态反应的过敏源、感染和心理社会因素为致病的三大因素。这些因素导致自主神经功能失调，引起广泛而可逆的细支气管平滑肌痉挛、血管扩张、黏膜水肿、分泌亢进、嗜酸粒细胞增加，从而引起发作性呼吸困难，并有哮喘、咳嗽。

## （一）心理社会因素与支气管哮喘的病因学

心理社会因素对支气管哮喘的影响早已被实验室研究所证实。情绪可以诱发和加重支气管哮喘的发作，如愤怒情绪等可以刺激迷走神经进一步释放乙酰胆碱及其他活性物质，兴奋 M 胆碱能受体使支气管平滑肌收缩和黏膜水肿加剧、分泌物增加，许多心理应激和冲突（如焦虑、失望、欲求不满及人际关系敏感、敌意等）都可以引起哮喘发作。即使没有变态过敏源的刺激，暗示或条件反射也可以引起哮喘发作，如非发作哮喘的学龄儿童观看厌恶的电影或做复杂的数学题，患儿产生呼吸变慢、呼吸道阻力增加，甚至呼吸困难等症状。对花粉过敏的哮喘患者，当看到或接触到塑料假花、花粉图片时，也可以出现哮喘发作。Ekici（2006）等研究后指出，负性情绪会影响到哮喘患者的生存质量。Kolbe（2002）等曾调查发现，负性心理因素是导致重症哮喘致命的最大风险因子。

## （二）支气管哮喘的人格特征

有的学者认为，哮喘患者的人格特点多为内向、依赖、顺从、自我中心、易受暗示、适应性差、情绪变化较大等。近来研究认为，哮喘患者有述情障碍，表现为描述情感能力缺失，认识、区分情感和躯体感受能力下降，多为外向型思维，且缺乏幻想。更倾向于把心理不适躯体化，通过一些"器官语言"释放出来，以躯体不适代替情感的表述。哮喘患者内倾个性明显，喜欢以谨慎而严肃的态度处理日常生活与事物，不善于与人交流和沟通，这种性格特点影响了个体表达情感的机会，使表达情绪体验内心感受的能力下降，从而使患者分不清情绪和躯体的感受。由于哮喘病程缠绵，难以根治，反复发作，限制体力活动，会影响学习和工作，容易使患者产生自卑和抑郁，进一步阻碍患者的人际交往与社会适应，从而增加社会心理应激。

## （三）支气管哮喘的心理治疗

支气管哮喘除了进行药物治疗外，支持性心理治疗、认知疗法、生物反馈疗法，尤其是系统性脱敏治疗有时可获得意想不到的疗效。通过运动训练可增强体质，提高呼吸肌群的肌力、改善呼吸功能、减少小支气管阻塞，而保持呼吸道通畅，使支气管哮喘症状减轻。

哮喘与社会环境、患者情绪、心理特征等因素关系密切，改善患者的生活条件和适当地予以心理干预，促进积极的情绪和良好的心理状态，可以提高其生存质量。国外研究显示，对患者进行健康教育、提高患者的自我管理能力和疾病控制能力，也是改善其生存质量的途径之一。

# 五、消化性溃疡

消化性溃疡是消化系统常见的心身疾病。发病原因及发病机制较为复杂，是多因素共同作用的结果。其因素包括遗传素质、饮食不规律、某些药物的不良反应、幽门螺杆菌感染及生活事件与心理应激和个性缺陷，通过心身交互作用引起溃疡病的发作。

## （一）心理社会因素与消化性溃疡的病因学

1. 情绪因素

情绪因素可改变胃液分泌及胃动力功能。如愤怒、紧张、恐慌、憎恨和焦虑等情绪，可使胃液分泌量减少和胃酸度均下降，胃动力减弱；而抑郁、苦闷、沮丧和失望等情绪，可使胃液分泌量增加和胃酸度升高，胃动力增强。

2. 社会应激因素

自然灾害、洪水、地震、战争动乱、交通事故、环境污染、传染病流行等引起创伤后应激障碍（PTSD），使胃黏膜动静脉短路（尤其在胃底、体部），导致黏膜缺血、坏死，胃蛋白酶原分泌增加，胃黏膜屏障破坏，从而导致应激性溃疡发生。如第二次世界大战时期，在德国和日本集中营的幸存者，消化性溃疡发病率增高；受到严重空袭的伦敦与克拉克地区的居民，胃、十二指肠溃疡穿孔发病率上升。

3. 生活事件应激因素

丧偶、离婚、恐惧、被强暴、失败等心理应激及长期工作或学习压力大、精神紧张、人际关系冲突与消化性溃疡的发生密切相关。

### （二）消化性溃疡患者的人格特征

以前认为，溃疡病患者过分关注自己，保守、被动、顺从、依赖性强，缺乏创造性，易产生心理矛盾和冲突。但近来研究结果发现，具有任何人格特征者均可发生溃疡病。因此，消化性溃疡可能并无特异性人格特征。

### （三）自主神经功能失调

胃的动力和分泌功能受自主神经系统与内分泌系统的调节，这两个系统都易受内外环境刺激及情绪影响。胃是人类情绪的反应器官，长期的精神紧张、情绪激动，引起自主神经功能失调，首先通过下丘脑、迷走神经中枢、迷走神经，刺激胃黏膜中的壁细胞和G细胞，使胃酸分泌增加；其次通过兴奋交感神经系统，使胃黏膜血管收缩、缺血坏死、黏膜防御功能减弱；此外，还通过兴奋下丘脑－垂体－肾上腺轴使肾上腺皮质激素分泌增加，后者具有促进胃酸、胃蛋白酶原分泌和抑制胃黏液分泌作用。肠高血糖素、肠抑胃肽（GIP）、血管活性肠肽（VIP）等激素也具有抑制胃酸分泌和刺激胃泌素分泌的作用，这些激素的释放减少可引起十二指肠溃疡的形成。

### （四）消化性溃疡的治疗

消化性溃疡是慢性疾病，周期性反复发作，呈节律性疼痛，是迁延难治的心身疾病。消化性溃疡需要心身综合性治疗，除临床治疗外，可进行心理行为指导、保持健康生活方式、生物反馈治疗、睡眠疗法和运动疗法等。

## 六、糖尿病

糖尿病是胰岛素B细胞分泌缺陷和（或）对胰岛素作用的抵抗为特征的一组代谢疾病。由于与心理社会因素、肥胖、应激性生活事件密切相关，糖尿病也是经典的心身疾病。

### （一）心理社会因素与糖尿病的病因学

1. 应激性生活事件

实验证明，心理应激后糖尿病患者和健康人均可出现短暂的血糖增高、尿中糖和酮体含量增加。与糖尿病患者不同的是，健康人在消除应激后，血糖很快恢复正常。根据流行病学调查，糖尿病发病率增加最快的是由穷变富急剧变化着的发展中国家，如中国、韩国、新加坡、中国的香港特别行政区和台湾地区，目前世界上糖尿病患者最多的前三位国家是印度、中国、美国。中华医学会糖尿病分会2007年6月至2008年5月进行的一项调查结果显示，中国糖尿病患病率20年增长3倍。美国黑人死于糖尿病者比白人高1倍。发生重大自然灾害（如地震、水灾、海啸等）时，糖尿病发病率较灾前明显增加。Holmes或Rahe研究生活应激事件，如丧失亲人、失业、离婚、创伤、人际关系紧张、心理压力大与糖尿病的发生、病情加重、恶化及并发症相关。

2. 糖尿病

危险因素包括高血压、高龄、久坐、妊娠、高脂饮食、肥胖、家族史等。

### （二）糖尿病患者的人格特征

通过回顾性调查研究发现，大多数糖尿病患者性格不成熟、被动依赖、优柔寡断、缺乏自信，有不安全感、拘谨、情绪不稳定，抑郁、自卑、神经质，亦称糖尿患者格。目前缺乏前瞻性研究来证实糖尿病患者是否有特征性的人格。糖尿病性格特征与童年生活和双亲态度有关，从家庭调查发现，童年时双亲对孩子过分焦虑、溺爱，或过分严格或听之任之，致使他们养成易于依赖或易于反抗的性格。大量研究显示，糖尿病患者具有内倾型、不稳定型及掩饰型的个性特征。

### （三）糖尿病的心理生物学机制

过分紧张、焦虑、抑郁、贪食、肥胖、缺乏运动等心理行为以及嗜烟酒、高脂饮食，引起细胞氧化应激反应，肌肉组织的葡萄糖摄取和利用减少，血糖增高，促使胰岛B细胞分泌更多的胰岛素，引起高胰岛素血症（即胰岛素抵抗，IR）。在糖尿病确诊之前的几年IR即已存在，此时称糖尿病前期。随着时间延长，长期的IR和葡萄糖的糖毒作用及氧自由基对胰岛B细胞的氧化应激作用，进一步损害B细胞直至不能逆转，而促发糖尿病，同时氧化应激反应启动了动脉粥样硬化和小动脉硬化过程。

心理应激的影响：①刺激下丘脑-垂体肾上腺髓质轴分泌大量儿茶酚胺，即肾上腺素和去甲肾上腺素，作用于α-受体而抑制胰岛素的分泌，促使血糖升高，长期应激导致糖尿病。②精神压力强烈而持久，可激活大脑皮质-下丘脑-垂体-肾上腺皮质系统，分泌大量促肾上腺皮质激素和肾上腺皮质激素，后者促进肝糖原异生，使血糖升高。③在负性生活事件中，心理应激影响细胞免疫与体液免疫，启动自身免疫反应，导致IR、糖耐量降低、B细胞异常分泌。急性生活事件与糖化血红蛋白（HbA）之间有密切的联系，引起糖尿病发生视网膜病变的并发症。④机体处于焦虑状态时，可抑制胰岛素的分泌，使血糖升高，紧张情绪还降低肾糖阈，使尿糖排泄增加。恶劣心境、长期抑郁状态，使胰岛素合成进一步减少，而加重病情，并发酮症酸中毒，甚至高渗性昏迷而死。因此，情绪不但是糖尿病的病因，还可影响病情的预后。

### （四）糖尿病患者的心理反应

糖尿病是危害公众健康的主要非感染性疾病之一，糖尿病也是脑卒中、冠心病、高血压、肾衰竭、失明的主要原因，其病变可侵犯某个器官或者侵犯多个器官和系统。不同年龄均可罹患本病。糖尿病的病程进展虽比较缓慢，但常常可因酮中毒、昏迷、低血糖、多器官衰竭等威胁生命。严重影响生活质量和生命质量。糖尿病患者病情易于波动，对饮食和药物治疗要求严格，又是一个难以应对的应激源，容易发生心理的矛盾、精神紧张、恐惧、忧郁、失望、无依靠感、无所适从、悲哀，严重者甚至自杀。对糖尿病与抑郁关系的研究表明，糖尿病患者抑郁的发生率≥25%，抑郁与高血糖显著相关，抑郁情绪会影响糖的代谢，使机体对糖代谢的调节能力降低，增加了糖尿病的风险。此外，情绪障碍可引起免疫功能异常，引发糖尿病。血糖的波动可影响患者的认知功能，使其注意力、定向力、记忆力、感知觉、执行功能及思维能力有不同程度的障碍。并发脑梗死者可发展为血管性痴呆。糖尿病的认知功能障碍，又影响了患者的心理、生活、社会功能。

### （五）糖尿病患者的心理治疗

1. 健康教育和心理咨询

对糖尿病患者及家庭进行健康教育，让其了解糖尿病的基础知识，学会注射胰岛素和尿糖测定技术及糖尿病并发症的预防知识。医务人员和亲属给予患者支持性心理治疗，会提高患者对糖尿病医疗计划的依从性。

2. 运动疗法

根据患者的年龄、性别、病情、体力情况进行有计划、科学的运动锻炼，循序渐进、长期坚持。

3. 饮食治疗

饮食控制是糖尿病最基础的治疗。提高患者对治疗医嘱的依从性，可采用行为治疗。

4. 生物反馈疗法

通过生物反馈松弛训练，消除患者的精神紧张及负性情绪，使其保持健康的心态，可使血糖下降，糖耐量明显改善，外周血流增强，微循环得到改善。并发焦虑或抑郁障碍者给予SSRIs药物治疗。

## 七、肥胖症

进食热量多于人体消耗量可以脂肪形式储存体内，体重超过标准体重的20%或体质指数（$kg/m^2$）大于24则称为肥胖。肥胖大致可分为内源性肥胖（继发性肥胖）和外源性肥胖（单纯性肥胖）两类，前者主要因多种内分泌代谢疾病引起，如库欣病等。外源性肥胖即单纯性肥胖占肥胖者的95%以上，本部分主要介绍单纯性肥胖，它是内分泌代谢系统常见的心身疾病。目前全世界超重的人已达10亿以上，其中3亿人属于肥胖。肥胖增加了高血压、冠心病、糖尿病、癌症等相关伴发疾病的危险性，与艾滋病、吸毒、嗜酒并列为世界性四大医学社会问题。我国2002年第四次营养调查发现，成人超重率为22.8%，肥胖率为7.1%，估计人数分别为2亿和6000多万；大城市成人超重率与肥胖率分别高达30%和12.3%，儿童肥胖率已达8.1%。

单纯性肥胖的病因复杂。有研究发现，体重变化70%与遗传因素有关，30%与环境因素有关。对父母和子女体重关系的研究发现：若父母体重正常，其子女肥胖发生率约为8%~10%；父母中一人肥胖，子女肥胖发生率约为40%~50%；若父母均肥胖，子女肥胖发病率为70%~80%，其中女孩比男孩更容易遗传肥胖。遗传不能解释所有的肥胖，所以需要从心理、社会方面来加以分析。

### （一）肥胖的社会心理因素

1. 社会文化：不同的文化环境、文化传统和社会经济状况等也是引起肥胖的重要因素，如某些民族把肥胖当作富有和美的象征、事业成功的标志；非洲一些国家把肥胖作为漂亮女人的标准之一。中国传统文化认为小孩子白白胖胖才健康等。不同的社会经济状况在不同国家对肥胖所造成的影响是截然不同的。

社会经济状况在不同国家对肥胖所造成的影响截然不同的。在经济状况不太发达的第三世界国家，社会经济状况越好，肥胖的发生率往往也越高；社会经济状况越差者，肥胖的发生率较低；而在发达国家，情况却正好相反，在美国进行的一项调查发现，在美国，无论是任何年龄组的穷人和富人，总是穷人胖富人瘦。文化程度高者比文化程度低者更不容易发生肥胖，这是因为文化程度高的人更容易意识到肥胖的危害，会尽量控制体重。

2. 生活方式：一些生活方式会导致营养和能量过剩，如高营养、高消费、高享受、多食、精食；吃喝无度，生活方式无规律，过多夜生活；缺乏运动，出门以车代步，久坐，体力活动不足等。

3. 情绪：情绪会影响进食的数量和种类，有些人出现情绪应激时可导致多食，以进食作为缓解心理压力的手段，进而导致肥胖。研究发现，食物有消除应激的作用，它可以帮助人们从悲观或低落的情绪中解脱出来。由于食物可以迅速带来满足感，所以许多人在情绪低落时都会求助于食物。

4. 认知方式：自觉不够丰满而出现体像障碍者，则易于快速和大量进食而导致肥胖。此外，一项试验发现，肥胖者更容易受外界影响而进食。该试验将被试者分为肥胖组和体形正常组，试验时是一人一个房间，让志愿者把手表交出来，并在房间里留下一些饼干，告诉被试者，饼干可以随便吃。房间里面有一个动了手脚的钟，要么是半速走，要么是快一倍，过了一段时间后，一部分被试认为到了午餐时间，另一部分被试者则认为还没到午餐时间。认为已经到了正常午餐时间的肥胖者比认为还没到正常午餐时间的肥胖者吃得饼干多一些。体形正常的志愿者吃的饼干是一样多的。这也就说明认知决定着这些肥胖者饥饿的感觉，而并非来自实际生理需要。肥胖者对自己的进食量的认知也存在偏差。

### （二）肥胖症患者的人格特征

有研究表明，性格外向的人比性格内向的人肥胖发病率高；情绪不稳定的人比情绪稳定的人肥胖发病率高，也就是说性格外向和情绪稳定性差的人更容易肥胖。性格有缺陷的儿童，肥胖发生率也高，其性格特征为易冲动、暴躁、缺乏独立生活能力、意志薄弱和自卑心理等。具有自卑、压抑、敏感、焦虑的人，可以通过进食来满足自身对安全和自尊的需要，缓解或减少消极情绪体验，结果导致进食过多、肥胖。肥胖症患者多有神经质性格。

### （三）肥胖症患者患病后的心理特征表现

1. 心理体验：严重者因长期负重，活动受限，少动懒言，社会活动与交往减少，逐渐导致社会适应困难。

2. 心理行为对策：无条件的节食可致厌食症或形成周期性贪食而加重病情，部分患者顺其自然，体重也直线上升。

3. 病程与心理反应：病程愈长，心理负担愈重，尤其是重度肥胖患者，当影响生理功能时，可造成生活中极度苦恼、焦虑、性功能下降等。

## 八、神经性厌食症

神经性厌食症又名精神性厌食症，属精神性的进食障碍。以长期原因不明的厌食导致显著的体重减轻为特征。一般而言，婴儿较少有厌食行为，幼儿则经常表现为不主动或不好好吃饭。本病多发生于青少年期（约85%发病于13~20岁），多见于女性，女性患病率较男性约高十倍，患病期可长达几个月至数年不等。神经性厌食症多发于经济水平高、家庭富裕的人群中，发达国家高于发展中国家，城市高于农村。在某些特殊的职业如芭蕾舞演员、职业模特、影视演员、运动员、公关文秘等人群中患病率高于普通人群。在神经性厌食患者的同胞姐妹中，同病者有6%~10%，远高于正常人群的预期患病率。

说明遗传在本病的发生中起一定作用。此外，人类的饮食控制系统位于下丘脑，当下丘脑的功能出现异常时可导致食欲下降或者拒绝进食。

### （一）致病的社会心理因素

1. 认知因素：追求身材苗条和怕胖是当今青少年女性厌食症病态心理的核心。人们经常看时尚杂志封面女郎、选美比赛等苗条美女的形象，便形成了"以瘦为美"等观念，若将这种观念灌输给儿童，如儿童有意识地为了保持"苗条"或达到"苗条"而产生节食行为，可导致儿童神经性厌食。

2. 家庭因素：有的儿童边吃饭边看电视或边玩，家长一味迁就孩子，对孩子百般娇惯，一顿饭常常可以喂 1~2 个小时，孩子注意力分散，影响食欲；不定时进食，或吃零食、挑食、偏食，日久可导致厌食。还有些家长以威胁恐吓的手段强迫孩子进食，从而降低了食物中枢的兴奋性，导致厌食行为；父母过于关注饮食或错误地认为吃得越多越健康，因此导致孩子无节制地反复诱导进食，甚至强迫喂食等，从而使孩子产生逆反心理，害怕进食，进而产生厌食和呕吐。此外，父母不和睦，经常吵闹，或斥责、惩罚儿童，使儿童心理处于紧张状态，也会产生厌食。

3. 心理应激：当儿童因生活环境发生重大变化，如入托、入学、离开亲人等突然改变已习惯的生活方式和规律时产生应激紧张，自觉难以应对，容易出现食欲降低，甚至拒绝进食等现象。

### （二）神经性厌食症患者的人格特征

任榕娜等研究发现，神经性厌食症患者的人格特征为内向不稳定型，其人格特点为易受不良心理因素干扰，进而影响食欲。内向不稳定性个性是小儿神经性厌食症的基础，故认为，儿童神经性厌食症的形成与其人格特征有密切关系。神经性厌食症患者具有明显的神经质倾向，如性格孤僻、孤独、抑郁、幼稚和不成熟、内向、多幻想、易焦虑、有强迫性倾向。

### （三）神经性厌食症患者患病后的心理特征表现

不合群、沉默少动、过于关注自我；胆怯、敏感、爱哭，对外界刺激反应强烈。多幻想，常强迫性固执于某一观念，情绪不稳定。学龄女童有怕肥胖、做事追求完美、刻板、焦虑等特征。

## 九、遗尿症

遗尿症俗称尿床，是指 5 岁以上的孩子还不能控制自己的排尿、夜间常尿湿床铺、白天有时也有尿裤子的现象。遗尿症在儿童期较常见，据统计，4 岁半时有尿床现象者占儿童的 10%~20%，9 岁时约占 5%，而 15 岁仍尿床者只占 2%。此病多见于男孩，男孩与女孩的比例约为 2:1。6~7 岁的孩子发病率最高。

遗尿症的患儿多数能在发病数年后自愈，女孩自愈率更高，也有部分患儿未经治疗，症状会持续到成年以后。遗尿症的家族发病率甚高。国外报道 74% 的男孩和 58% 的女孩，其父母双方或单方有遗尿症的历史。单卵双胎同时发生遗尿者较双卵双胎者为多。提示遗传与本病有一定关系。

### （一）致病的社会心理因素

1. 不良教育因素：父母对孩子过分溺爱，定时排尿训练不良，教育不当，未能养成正常排尿习惯，或儿童生活不规律，白天体能活动过度或功课负担过重，均可造成夜间不能适时排尿而出现遗尿。例如，有些患儿一直使用尿不湿，以致自幼就没有养成自己控制排尿的习惯；有的母亲强制患儿夜间排尿，儿童坐在便盆上边玩边排尿，最后也没有看看是否已经排尿就把孩子抱上床等。

2. 精神因素：儿童如变换新环境（入学、入托）、意外灾害、家庭破裂、失去母爱、儿童受虐待、打骂责罚等，由于精神过度紧张容易引起遗尿。尤其是偶尔遗尿受到家人训斥，而睡前警告不能尿床时，反而加重其心理负担，起到暗示作用，而会加剧遗尿现象。

3. 心理障碍：有人发现抑郁、多动症、习惯性抽动或其他不良习惯儿童常伴遗尿症。睡眠紊乱，如睡眠过深不易唤醒，不能接受来自膀胱的尿意而发生反射性排尿，可致遗尿。

此外，冬天寒冷、保暖不足、晚餐多饮或吃稀粥致排尿增多也是诱发因素。

### （二）遗尿症患者的人格特征

迄今，虽然尚无足够证据说明，遗尿与儿童的个性之间有明确的关系。但是，遗尿的儿童大多数具有胆小、被动、过于敏感和易于兴奋的性格特点。此外，遗尿患儿由于遗尿，自己常感到不光彩，不愿让别人知道，逐渐形成羞怯、自卑、孤僻、内向的性格，做事缺乏信心，有行为退缩等。

### （三）遗尿症患者患病后的心理特征表现

遗尿对儿童来说通常不认为是病，而看成是件丑事。可使患儿产生自责、羞愧、恐惧、退缩和缺乏信心，加之家长责罚，进一步挫伤其自尊心，使之更加忧郁自卑，羞见于人，不喜欢与其他孩子多接触，不愿意参加集体活动，形成孤僻内向性格。成人后遗尿症虽已痊愈，但由此导致的人格特征可能伴随终生。

## 十、多动症

多动症是一种常见的儿童行为异常问题，又称脑功能轻微失调或轻微脑功能障碍综合征或注意缺陷障碍。这类患儿的主要特征为智力正常或基本正常，但注意力和情绪方面障碍明显。表现为冲动、动作过多、注意力不易集中，因而出现学习困难，学习成绩及社会适应能力差。这类患儿长大后，多动症状可逐渐减轻或消失，但其违法行为、学习困难、病态人格及精神障碍发病率仍高于正常人。

由于诊断标准的不同，各地发病率差异很大，国外发病率约为3%～10%，国内在5%左右，估计全国共有患儿2 000多万人。其起病虽始于学龄前，但能确诊者多为学龄期，据统计，儿童多动症的发病率约占学龄儿童的2%～10%。男孩明显多于女孩；早产儿童患此病较多。

能引起儿童多动的原因比较多。首先是遗传因素，患儿的血缘兄弟、父亲等有较多多动或注意不集中表现；双生子中单卵双生子的患病率高达51%～64%；亲属中有酒精中毒、反社会人格及癔症者的儿童患多动症较多。其次，儿童脑神经递质数量不足，如去甲肾上腺素、多巴胺等脑内神经递质浓度降低，削弱了中枢神经系统的抑制活动，使孩子动作增多；脑组织器质性损害，如母亲孕期患高血压、甲状腺肥大、肾炎、贫血、低热、先兆流产、感冒等；分娩过程异常；儿童出生后1～2年内，中枢神经系统有感染或外伤，这样的儿童易患多动症。

### （一）致病的社会心理因素

1. 社会保健因素：如国民文化素质差异，缺乏卫生保健知识，母亲孕期或围产期滥用药物、吸烟、饮酒、接触射线或感染，影响胎儿脑的发育，可诱发本症。

2. 营养因素：随着社会生活模式的更新，妇女从事社会活动概率增加，母乳喂养方式不当，偏食、厌食现象严重，造成儿童营养失衡。研究表明，摄入糖类过多或食物中含铅、铬等重金属离子过多，或铁、锌、锰和维生素$B_6$缺乏可能与本病有关。

3. 社会环境因素：工业社会的环境污染，含铅用具增多（玩具、餐具），儿童体内铅蓄积量过大可能引起本病。

4. 社会文化因素：有人发现不少多动症患儿家庭有爱听高音调、快节奏和近似噪声音乐的嗜好；当今许多电视节目充斥着狂歌劲舞、打斗凶杀场景，对儿童正在发育的大脑构成超强刺激，极易引起脑功能失调。

5. 教育因素：目前公认，家庭、学校和社会的不良环境是儿童多动症的最重要致病因素。尤其是不良的教育方式，如放任自流、专制、溺爱娇惯等。需要特别提出的是父母自身行为不端、举止不稳，或是家长幼年有多动症，成年后仍冲动任性或脾气暴躁，这些素质均影响了孩子的行为。

6. 心理刺激：父母离异、家庭不和、亲人亡故、教室过于拥挤、功课负担过重、家长和教师对儿童要求过严或期望过高、惩罚不当、长期精神紧张、超过儿童精神发育阶段的承受能力，可导致精神行为紊乱，引发本症。

### （二）多动症患者的人格特征

半数儿童有神经质倾向。多有情绪不稳、任性冲动、执拗易怒、自控力差等特征。

### （三）多动症患者患病后的心理特征表现

主要表现为自我控制能力不足。不需自我控制的被动注意不受损害（如观看足球赛），而需要意志控制的主动注意则难以自制，如上课思想不集中、小动作过多等。对情绪和情感缺乏自我控制能力，表现为任性冲动、情绪不稳、易激惹。品行上的问题也与自制力不足有关。

## 十一、痛经

痛经是指女性经期前后或行经期间出现下腹疼痛或伴有其他不适,以致影响日常工作与生活的病症。原发性痛经是指生殖系统无明显器质性病变,常从月经初潮开始出现症状。尤以未婚、未孕的妇女多见且多发生在有排卵的月经周期。其发病过程中心理因素贯穿始终,又称为功能性痛经。我国妇女月经生理常数协作组对全国29个省市、自治区13万名妇女进行的月经生理常数调查显示,痛经者占调查人群的33.19%,其中轻度占45.73%,中度占40.72%,重度占13.55%,少女的原发性痛经占75%,国内外痛经发病率呈逐年上升趋势,国外痛经发生率大大高于国内。

**(一)致病的社会心理因素**

1. 社会因素:女性为保持形体苗条而节衣缩食,致消瘦体虚;经期食用辛辣刺激食品、工作环境紧张、噪声污染等,如纺织女工、女学生临考前夕;生活节奏和规律变化,如异地出差、现代社会的高竞争氛围;气候突变、环境湿冷等。

2. 心理因素:近年来心因性痛经逐渐受到关注。目前认为,身心发育期的青年女性月经初潮时对自身这一正常的生理现象缺乏认识、了解和受封建礼教影响,自觉月经是倒霉、耻辱、肮脏、痛苦的而产生憎恨、厌恶,或担心流血过多而导致心情紧张、恐惧焦虑、性情不稳定、易受刺激,不当的情感冲突使子宫峡部张力增强,子宫肌必须加强收缩才能排出经血,从而引起痛经。

**(二)痛经患者的人格特征**

年轻未婚女性如有生性急躁、倔强、冲动、情绪不稳、对自身变化过于敏感、易受暗示、自控力差、焦虑、胆怯、个性不成熟、有神经质性格等,易发生痛经。

**(三)痛经患者患病后的心理特征表现**

1. 认知障碍:多数患者把月经视为一种丑事、负担或包袱,加之月经来潮时活动不便,或伴恶心、食欲不振、乏力等反应,于是触发恐惧、厌恶情绪,加强了主观对痛觉的注意,致使痛阈降低,对疼痛体验变得敏感。过度精神紧张而产生焦虑,对劳累、气候的变化或生活习惯的改变难以适应。情绪不稳或情感冲突可引发或加剧痛经。

2. 病程与心理反应:在月经来潮0.5~2小时内出现明显的下腹部阵发性绞痛,患者感到焦虑不安,处于激惹状态,向家人无故发怒,出现过敏行为或者依赖心理,经期结束后,又恢复正常心态。

## 十二、闭经

闭经是妇科许多疾病可出现的症状,年满18岁而月经尚未来潮的称为原发性闭经;在月经初潮之后停经超过3个月的称为继发性闭经。由于本症原因众多,分类繁杂,目前尚缺乏一个既能概括发病因素又能明示原发部位的理想方法。由心理因素造成的闭经临床上称为心因性闭经,它是继发性闭经中的一种特殊情况。由于本病临床表现和治疗中的特殊性,本节就心因性闭经给予重点讨论。

**(一)致病的社会心理因素**

1. 社会因素:近年来受西方不良风气和思潮的影响使部分女性行为不端,性生活放荡,未婚先孕,多次人流造成子宫肌层机械性损害,易造成闭经。紧张刺激如女兵入伍后集训、急行军等均可诱发闭经。

2. 生活习惯:如月经期间嗜食生冷食物或洗凉水澡;女性爱美、崇尚苗条而盲目节食减肥,导致躯体营养不良,闭经常为伴随症状。

3. 情绪因素:抑郁患者可因垂体功能低落、排卵功能障碍而闭经。烦恼过度、悲伤痛苦、失恋、恐怖与惊吓等负性情绪反应易导致闭经。

4. 生活事件:女性在面临重要考试、就业、婚姻家庭、计划生育问题等生活事件时,可以带来紧张和压力,易出现闭经。另外,幼年遭受不幸体验、女性犯人拘留期间等致使精神高度紧张亦可导致闭经。

**(二)心因性闭经患者的个性特征**

研究发现,性格内向、依赖性强、不爱交往、多思多疑的女性易在心理刺激下产生不良情绪而发病。

### （三）心因性闭经患者患病后的心理特征表现

1. 月经是妇女成熟的表现，是评价女性健康的重要指标。闭经是妇女很敏感的问题，未婚女青年担心闭经会损害健康、影响婚恋；已婚未孕妇女盼子心切，如有闭经就更加恐慌，因此容易紧张、焦虑、忧心忡忡、烦躁不安、敏感多疑。情绪应激造成神经失调，通过下丘脑-垂体-卵巢轴，引发内分泌紊乱而加重病情。情绪紧张可致闭经，闭经会加重紧张，构成恶性循环。

2. 月经是卵巢功能正常的标志，已婚求孕妇女一旦发生闭经，势必导致不孕，不孕可影响夫妻感情和导致家庭不和，加重妇女心理负担。使妇女产生忧郁、悲观、自卑、羞愧、内疚和负罪感，自信心低落，行为退缩。

## 十三、经前期紧张综合征

经前期紧张综合征亦称经前期综合征，系指发育年龄的健康妇女于月经前1~2周所表现出的一系列情绪（如焦虑、紧张、烦躁等）及躯体症状群（如乳房胀痛、头痛、腹痛及大便习惯改变等）。目前认为，本病是成年女性的常见心身疾病。莫顿（Morton）统计了1 000例各类妇女，发病率达95%，轻重各不相同，以20~30岁发育旺盛期最多。国内统计女性患病率为50%左右，但病情严重或持久者少见。鉴于本病发生后心理行为的突然变化及对工作和生活的影响，若未及时查明原因加以处理，可因易怒、抑郁、强迫性行为及性欲改变而致工作缺勤、家庭悲剧甚至构成犯罪暴行、车祸等不良后果，已为临床和社会心理学家所重视。

### （一）致病的社会心理因素

1. 认知因素：我国传统习俗、封建礼教人为地夸大经血的"肮脏""污秽"（在文明程度较低的地区更甚），造成了妇女对月经的偏见和惶恐，与本病的发病有关。佩杰（Page）根据女性的宗教信仰的研究发现，对月经态度苛刻的天主教徒发生本病概率明显高于基督教徒。

2. 不良情绪体验：如少年时期的不幸遭遇、父母不和、学习成绩差、失恋受挫、性欲压抑等体验及黄体期出现负性或激惹心境的生活事件，导致焦虑、悲伤并刺激雌性激素的异常分泌而发病。

3. 心理暗示：我国传统道德观念使性知识教育落后和保守，尤其少年期缺乏对性生理变化的认识，对月经来潮感到恐惧和羞涩，想向家长发问又难以启齿。对在无意中听到的错误说法缺乏分辨力，认为月经是"脏东西"，行经是"倒霉"。加之耳闻目睹别人来月经时的一系列痛苦或麻烦，从而受暗示而产生对月经恐惧的心理，使自己发生经前紧张，并形成恶性循环。

### （二）经前期紧张综合征患者的人格特征

该病患者常有偏执型人格，如行为固执、情绪不稳、冲动暴躁、敏感多疑、心胸狭窄、不接受劝告，富有挑战和攻击行为。

### （三）经前期紧张综合征患者患病后的心理特征表现

1. 情绪特征：有学者统计了249名患者，发生情绪改变者占84%，其中以激动、心神不安、疲乏无力、烦闷欲哭、思想不集中多见。症状严重时完全类似精神病表现，甚至达到躁狂程度而被误诊。易发生暴力犯罪、误杀或自杀行为。极少数人反应迟钝、倦怠、耐性差、羞见于人等。重症患者可有精神衰弱以致形成失眠症，丧失正常的工作能力及正常的家庭生活。

2. 心理体验：患者对月经来潮十分恐惧，有如一次行经得一场大病之感。如对乳房胀痛十分苦恼、焦虑不安。受教育程度较低者常误认为自己有罪或前世有罪，应该受到惩罚而拒绝治疗。有的立誓此后生生世世再也不"托生"做女人。

3. 病程与心理反应：本病心身症状有明显的周期性，均在每次月经前1~2周出现，以抑郁、焦虑、易怒多见，上述症状在来潮前3天最为严重，月经一出现诸多症状立即消失。每次症状较为恒定一致，除非发生环境变迁或疾病外，一般不受影响。月经过后如释重负，而随着下次经期临近，惧怕症状再次出现，患者又开始下一轮心理恶性循环。这种情况周而复始，可使症状越来越重。

## 十四、肿瘤科心身疾病

癌症又称恶性肿瘤，是当今医学中的难题。癌症的一个特征是快速产生异常细胞，这些细胞超越其通常边界生长，并可侵袭身体的毗邻部位或扩散到其他器官。2004年的癌症死亡人数达740万（约占所有死亡人数的13%），超过70%的癌症死亡发生在低收入和中等收入国家。预计全世界癌症死亡人数将继续增加，2030年估计将有1200万人死于癌症。相关数字表明，我国每年癌症发患者数约达170万，并且癌症的发病率正在以年均30%的速度增长，每年我国约有130万人死于癌症。在疾病致死率中癌症已经超过心脑血管病而成为人类健康的头号杀手。癌症对人类生命威胁极大，人体各部位均可发生恶性肿瘤。男性以消化系统癌如胃癌、食管癌等最多，呼吸系统癌如肺癌次之；女性除了上消化系统癌症和呼吸系统癌多见外，子宫颈癌和乳腺癌的比重亦较大。到目前为止，癌症的病因及发病机制尚未完全明了，但研究表明，除了理化因素、生物因素以外，心理社会因素在癌症的发生、发展中起一定作用。不良心理因素被认为是一种"促癌剂"。

### （一）致病的社会心理因素

1. 经济文化因素

有研究表明，经济状况影响癌症的进程。Person等对原发癌的继续生存者的调查表明，经济条件好的生存者明显多于经济条件差的生存者，原因不明确，可能与营养、医疗照顾、致癌源的暴露和应对水平等有关。英国报告肺癌的发病率与经济收入和教育水平的高低呈负相关，而且低收入阶层的肺癌死亡率是高收入阶层的2倍。

2. 环境污染

研究表明：空气污染与肺癌的发生有明显关系，污染越严重的地区肺癌发生率越高，城市的肺癌发病率明显高于农村，达2～3倍。城市发达程度与肺癌的发病率成正比，这是因为越来越多的有害物质出现在城市的空气中。重污染市区、工矿等地为肺癌高发区；长期接触重金属、石棉、镍、铬等金属及电磁辐射者与肺癌有很大相关。

3. 不良行为

由于社会生活中精神紧张压力的增加，不少人常常试图以大量吸烟、酗酒、过度进食缓解焦虑，从而增加了消化系统癌、呼吸系统癌的发病率；性生活紊乱、性滥交等是各类性器官肿瘤的促发因素；不良饮食习惯，如食管癌、胃癌高发区居民冬季吃酸菜、咸菜，其中含有高浓度的亚硝胺类化合物，并缺乏维生素C；粗、硬、热、快的食物及暴饮暴食的进食方式以及吃饭时生闷气都是消化系统癌的促发因素。

4. 情绪因素

研究表明，负性情绪在癌症的发生、发展中起作用。负性情绪如抑郁、绝望和难以宣泄的悲痛易促发癌症，这种负性情绪多来自负性生活事件，如离婚、丧偶、亲人死亡、人际关系紧张、患病等。

美国格莱斯顿大学克森对产业工人中的肺癌进行研究，并通过与其他肺病患者进行比较发现，这些人在癌症查出之前，不是有绝望情绪，就是受到过极大的压抑。20世纪80年代初，康奈尔大学医学院癌症中心的Miller教授在一篇有关癌症心理问题的综述中指出：确信癌症诊断的患者，尽管进行早期治疗，但病情往往迅速恶化致死；反之，怀疑肿瘤诊断者却常常较好；长期存活15～20年突然复发的癌症患者，多在复发前6～18个月内有过严重的情绪应激。

5. 肥胖

美国癌症研究所的一项调查显示，癌症患者患病与体重超重具有较高的相关性，根据一位瑞典科学家的研究结果，肥胖人群的癌症发病率比正常人群高出33%。还有研究表明：肥胖可使乳腺癌、大肠癌、胆管癌、前列腺癌、肾癌、甲状腺癌、胰腺癌等癌症的发病率上升24%～60%。

### （二）肿瘤患者的人格特征

英国学者Greer等人提出了癌症易感人格，称作C型行为，之所以用C表示，一是取Cancer的字首，另一个解释，是继与冠心病患病有关的A、B行为之后，用C表示。目前认为，C型行为的主要特征是：①童年形成压抑、克制内心痛苦而不对外表达的性格；②行为特征是：情绪不稳定、过分合作、协调、姑息、谦让、自信心不足、过分忍耐、回避冲突、屈从让步、负性情绪控制力强，追求完美、生活单调等。用C型行为测试工具测量发现，具有C型行为特征的人，癌症发生率比非C型行为者高3倍以上。

### （三）肿瘤患者病后的心理特征表现

1. 确诊前心理反应

确诊前疑为癌症时，患者可能会因潜在的"恐癌"意识而回避事实，就诊时避重就轻，不积极检查，将病情合理化，这些均对早期诊断不利。同时患者对诊断结果表现出期待性焦虑、坐卧不安、失眠、食欲下降。

2. 确诊后心理反应

一旦确诊，患者受到极大的心理冲击，出现恐惧、绝望、万念俱灰，甚至出现情绪休克。当确认不可更改的事实后，表现为焦虑和愤怒、情绪低落、暴躁、悲愤、常向亲友或医务人员发怒。表现为不同程度的抑郁，觉得活着没意思，表面异常平静，内心却波动剧烈，可有自杀倾向。上述心理反应常是导致病情迅速恶化、疗效不佳的因素。

3. 常采用的心理行为对策

（1）接受现实：肿瘤患者在痛苦过后逐渐面对现实，强烈的生存欲望促使其主动求医、遵守医嘱、配合治疗。

（2）消极等待：认为身患绝症，不久将告别人世，因而极度哀伤、抑郁，对治疗没有信心，拒绝治疗或被动接受治疗，常影响疗效。

（3）否认：怀疑诊断的准确性，四处求医，企图得出否定结果。临床经验表明持怀疑态度的患者治疗效果往往较好。而确信诊断的患者，尽管经过早期治疗，却往往迅速恶化死亡。

（4）"明乐暗悲"：表现为开朗而乐观，或四处旅游、尽情享受生活，或加紧做未完成的工作，实则内心极度绝望。

# 第十一章　心理治疗

## 第一节　一般性心理治疗

一般性心理治疗又称支持性心理治疗（supportive psychotherapy），最早由 Thorne 于 1950 年提出。一般性心理治疗相对于精神分析疗法、行为疗法等专业心理治疗而言，在理论深度和方法以及程序等方面不一定非常严格，它运用于心理咨询、医学临床和心理卫生等服务中，对各种心理问题、心理障碍和心理疾患进行治疗。一般性心理疗法是心理咨询和专业性心理治疗的基础，但这并非意味着一般性心理治疗就是简单的心理帮助或是思想工作，虽然在形式上看来比较简单，但心理医生必须同样具备广博的心理学知识、技巧和经验。

一般性心理治疗可根据其主要方法进一步分为解释性心理治疗、知识性心理治疗、疏导性心理治疗、安慰性心理治疗等，在具体实施中，可以灵活选用或综合运用。有人还将一般性心理治疗扩大到包括那些不属于严格学派的各种心理治疗，如运动治疗、戏剧治疗等。

## 第二节　暗示和催眠疗法

### （一）暗示疗法

暗示疗法（suggestive therapy）是指用暗示对心理施加影响以达到治疗目的的过程。暗示疗法是一种古老的心理治疗方法，一些原始的占卜、求神治病活动中就明显存在着暗示作用。自有医生职业以来，凡是医生，特别是那些影响大的名医，都对患者有一定的暗示性治疗作用。

1. 直接暗示

直接暗示是医生以技巧的言语或表情，给患者以诱导和暗示。

2. 间接暗示

间接暗示是指通过某种媒介进行暗示。如通过对患者的躯体检查操作，或使用某些仪器或注射某些药物，以及使患者处在某些特定的环境之中，再结合医生的言语态度进行暗示。例如，用电刺激肌肉的方法，结合言语暗示治疗癔症性肢体瘫痪；用静脉注射 10% 的葡萄糖酸钙的方法，结合言语暗示治疗癔症性失语等。

3. 自我暗示

让患者自己把某一观念暗示给自己。例如因过分激动、紧张而失眠者，选择一些能使人放松、安静的语词进行自我暗示。

暗示疗法对于受暗示性高的患者效果较好，受暗示性低的人往往对暗示治疗反应差。暗示疗法的主要适应证包括神经症、疼痛、瘙痒、哮喘及其他心身障碍，也可用于性功能障碍、口吃等心理行为障碍。不良的暗示可造成或加重疾病的症状。

### （二）催眠疗法

用语言或其他心理手段使人进入催眠状态的过程称为催眠术。使用催眠术使患者进入催眠状态，通过暗示和疏泄等手段治疗疾病的过程称为催眠疗法（hypnotherapy）。催眠疗法实际上是在催眠状态下的暗示疗法，故也称为催眠暗示疗法（hypnotic suggestion）。

催眠疗法源于18世纪末叶麦斯麦（F.A.Mesmer，1733-1815）的磁铁催眠术，以后逐渐发展成为现代催眠术。

1. 方法

在实施催眠术之前，一般应先检查患者的受暗示性，受暗示性高者，催眠效果更好。检查受暗示性高低的方法很多，例如可令被试者面壁背对施术者闭眼站立几分钟，施术者可缓慢地说："你的身体正在前后摆动，感觉到了吗？"如果逐渐摆动起来，说明受暗示性高。还有嗅暗示试验、后倒试验等。

催眠的实施过程是让患者在安静、舒适的专门房间里躺下或处坐位，嘱其放松。凝视法要求患者注视近前方的某一物体，也有人主张直接闭上眼睛。

为了使患者更好地集中注意力，在实施催眠过程中可配合使用节拍器、滴水声等听觉刺激，或金属锤摆等视觉刺激，以及施术者手触等触觉刺激。某些病例如受暗示性低不合作，可使用2.5%硫喷妥钠溶液缓慢静脉注射，在患者进入半睡眠状态时，容易导入催眠状态。这就是药物催眠。

施术者以简单的、柔和而又坚定的言语反复对被试进行催眠诱导，例如"你的手臂放松了……你的腿也放松了……眼皮发沉了……你要睡了。"这是嗜睡和催眠的暗示。同时，催眠术者还要结合对被试者进行集中注意的暗示过程，进而诱导其进入视想象（visuaimagery）。例如令其"注意躯体某一肢体某一肌肉"；令其"只听到催眠术师的声音，其他什么也没有听到"，"不论发生什么事情就让它发生吧"，"在你的面前是美丽的草原，风景如画……"随着催眠诱导，逐渐觉得困倦、嗜睡，全身趋于弛缓，但仍有少量自主活动。此时进入轻度催眠状态，经过继续诱导，可进入中度或深度催眠状态。此时被试者对外周的感觉继续减少，意识趋于朦胧，同时变得顺从，容易接受施术者各种暗示和指令。J.R.Hilgard认为，典型催眠状态可有以下心理特征：（1）决策能力减退；（2）注意重新分配；（3）增加了对以往有益视觉记忆的回忆和提高了幻想性；（4）减少对真实性的检验，结果对歪曲事实表示宽容；（5）增加暗示性；（6）角色行为表露；（7）对催眠状态挖掘出来的过去的问题容易宽容。

上述催眠条件下个体具有的各种心理特征和松弛的躯体状态，都有利于心理治疗的实施。

被试者周围感觉减弱，但中枢某些局部的觉醒度反而提高，医生的暗示治疗就可发挥更大的作用。此时医生可以提出患者的疾病原因，暗示他症状很快就会消退，等等。

当医生确信治疗已达到目的，即可用暗示法解除催眠。通常用数数法诱导患者解除催眠，也可用入睡暗示诱导患者进入睡眠状态，然后自然清醒。

2. 适应证

催眠疗法应用范围很广，如在催眠状态下可使患者重新经历和体验过去曾经发生的东西，从而使者恢复已遗忘了的记忆。由于催眠的特殊放松反应和暗示性，故也能使用于躯体疾病，例如减轻心脏病、产科、癌肿、溃疡病等的疼痛。但催眠疗法主要用于各种神经症、心身疾病和其他某些心理行为障碍，包括癔症、心因性焦虑和恐惧、神经性呕吐、厌食、顽固呃逆、性功能障碍、某些疼痛病例等。

此外，催眠术可以与其他一些心理治疗方法联合使用。例如心理分析疗法可在催眠条件下进行，此时抗拒作用相对较弱，患者容易谈出童年时的真实体验，从而使分析、治疗过程缩短。这一方法被称为催眠分析（hypnoanalysis）。还有人主张将催眠法与行为矫正疗法结合起来，认为可以促进行为矫正的治疗效果。

# 第三节　生物反馈疗法

## （一）生物反馈疗法的原理

生物反馈（biofeedback）是利用检测装置把有关人体内部某些特定的生物过程，如皮肤温度、血压、心率、肌力以及脑电节律等动态信息，经仪器检测、放大和转换，通过显示系统，将此种信息转变为声、光等信号直接反馈给患者，使患者根据反馈信号所提供的信息有意识地控制某些病理过程，促进功能恢复，从而达到治疗疾病的目的。米勒的解释为："应用现代设备，有间隔、但不断地提供人体特殊生理过程的信息。这些过程受神经系统控制，但并不明显地被人所意识到，用伺服系统的术语称为反馈。由于这是生物加工的信息，因此命名为生物反馈。"生物反馈是通过生物反馈仪来实现的，它属于行为治疗的范围。

1967年，米勒等人首先用操作条件反射的训练，通过对各种内脏反应的研究，发现许多内脏功能是可以控制的，从而为生物反馈疗法打下了基础。米勒等人用一种箭毒类药物阻断小白鼠的神经化学物质的传递作用，使动物处于瘫痪状态，以排除骨骼肌的影响。他们采用电刺激鼠脑的愉快中枢（下丘脑内侧）和回避电刺激两种方法强化训练加快或减慢心率。前一方法以声、光为刺激，在刺激过程中，小鼠的心率若朝着期望的方向变化时，实验者立即刺激"愉快中枢"作为奖励。如不在声、光刺激过程中出现心率变化，则不奖励。后一方法呈现给小白鼠一个刺激信号，经过5秒钟后随即有一个脉冲电流刺激小白鼠的尾巴。在刺激过程中，小鼠可以用正确的心率反应来关闭电击以避免电刺激。结果表明，动物在这两种方法的操作训练中，短时间内都达到了预期的要求。实验还证明，未经箭毒类药物处理的小鼠，经过操作训练其心率、血压等反应均可朝着所期望的方向变化。

最先在人身上进行生物反馈研究的是关于心率、血压、皮肤电反应以及脑电波的控制。1969年的一项试验对两组被试者分别完成了血压增高和血压降低的训练。1970年另一项研究报道了脑电α波消失时声音也随之消失，实验要求被试者尽量设法增多或减少声音出现的时间。结果一些受试者能完全控制自己的α波。

**（二）生物反馈的治疗程序**

1. 选择体位　训练的体位可取卧位、半卧位或坐位，取坐位时头、背和上肢要有依托，以保证舒适，最好是靠坐在有扶手的沙发上。

2. 确定主观症状等级　要求患者在有10个等级的症状表上确定即刻的症状程度，以作为检验训练效果的主观指标。

3. 安放传感器（电极）　电极安放位置可选择额肌或前臂肌肉。两个记录电极和参考电极要等距排列，参考电极置于两个记录电极的中点。

4. 测量基线值　在患者放松状态下首先测量肌电基线值，并做下记录。

5. 选择反馈形式　训练中既可选择声反馈也可选择光反馈，一般以选择声反馈为多，因为卧位时光反馈受限。

6. 确定本次治疗（训练）目标　预置值是训练目标，要确定在适中的点上。电极若固定在额肌时，预置值一般比基线值低$0.3\mu V$左右；电极若固定在前臂肌肉时，预置值的大小应依基线值的高低而定，一般以小于基线值$1\sim2\mu V$为宜。不可将目标定得过高，以免难以使患者看到训练效果。

7. 引导放松训练　引导的方式可口述也可用录音磁带，如三线放松功、神经调节训练磁带等。

8. 记录肌电值　为了观察动态变化，在一次训练中应每隔几分钟记录一次肌电值，直到训练结束。

9. 训练结束　训练结束时，应让患者再确定此时的症状等级并做好记录，并要求患者谈训练感受。

生物反馈治疗一般以10次为一个疗程，每次30～40分钟，每周2～4次。如果患者经两个以上疗程训练后能掌握训练要领，体验到了放松的感觉，可自行在家中训练，并定期复查。

**（三）临床应用举例**

生物反馈应用于临床，虽然时间尚短，但在治疗躯体和心身疾病方面积累了一定的经验，举例如下。

1. 重新训练肌肉运动　1960年，研究人员首先应用肌电听觉反馈治疗脑卒中所致偏瘫及周围神经损伤的患者，观察到患者的随意运动大多可得到一定程度的恢复。其后有研究者报道了用肌电听觉反馈治疗偏瘫伴垂足的患者获得成功的经验。还有人研究包括偏瘫在内的114例患者，这些患者均做过常规治疗，但功能未见恢复，经过8～12周的肌电视、听反馈训练后，皆取得不同程度的疗效，其中一半以上疗效显著。经3个月～3年的随访检查，大多疗效巩固。

2. 头痛的治疗　生物反馈疗法用于头痛治疗由来已久，疗效也较肯定，近年来文献报道甚多。有研究者用肌电反馈训练紧张性头痛患者松弛额肌，经4～8周的训练，患者可随意控制额肌的肌电活动，使头痛缓解，此法治疗紧张性头痛的有效率为50%～70%。

3. 原发性高血压　早在 70 年代初，有研究者把 34 例高血压患者随机分成两组，一组进行生物反馈治疗，另一组进行一般松弛疗法作为对照。经 6 周训练后，生物反馈治疗组血压从 22.42/13.0kPa 降至 21.3/12.3kPa，两组差异显著。

4. 心律失常　通过主观意志控制心率和心律已有较多报道。研究人员应用与受试者心率同步的反馈仪使受试者学会有意识地减少心率变化，从而使心率保持稳定的训练获得成功。生物反馈疗法除了用于治疗上述各种疾病外，近年来还有用于治疗其他疾病，诸如消化性溃疡、哮喘、癫痫、精神疾患、磨牙、遗尿、痉挛性斜颈、腰痛和某些皮肤病等。

# 第十二章　心理卫生

健康是人类面临的重要课题，它对于人类的生存与发展、社会文化的更新及生活方式的变革都起着重要作用。完整的健康概念是指，没有身体缺陷与疾患，生理机能和心理状态正常，并且具有良好的社会适应能力。所以健康应包括三个方面的含义，即生理健康、心理健康及社会适应良好，一个人有这三方面的完满结合才称得上健康。心理卫生（mental health）的本义就是保持心理健康。

## 第一节　概述

### 一、心理卫生的含义和意义

#### （一）心理卫生的含义

现代心理卫生学认为，健康与疾病不是对立的双方，而是同一序列的两极（如图12-1所示），健康会因社会、心理、生物等因素的影响而发生变化。

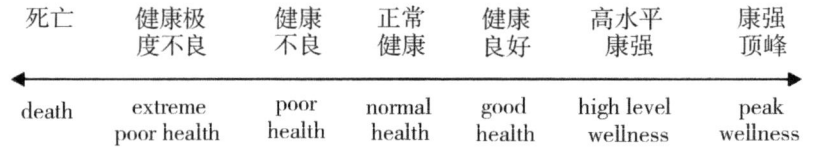

图12-1　健康状况序列示意

为了健康，不仅要讲究生理卫生和环境卫生，以预防微生物对人体的侵袭，还要讲究心理卫生，以预防精神疾病、心身疾病及社会适应不良，只有这样才是完整的健康。我国著名心理学家潘菽教授曾指出："我们应注意身体的健康，故研究生理卫生，我们若要使心理得到健全地发展，则必须注意心理卫生。"

心理健康是相对于生理健康而言的。心理健康也叫心理卫生，其含义主要包括两个方面。

一是指心理健康的状态，即心理功能良好，没有心理疾病。就是说能以正常稳定的心理状态和积极有效的心理活动对当前和发展变化着的自然、社会环境做出良好的适应，并使自身内在的心理环境具有良好的调控能力、适应能力，保持切实有效的功能状态。二是指维护心理的健康状态，亦即有目的、有意识、积极自觉地按照个体不同年龄阶段身心发展的规律和特点，遵循相应的原则，有针对性地采取各种有效的方法和措施，营造良好的家庭环境、学校环境和社会环境，通过各种形式的宣传、教育和训练，以求预防心理疾病，提高心理素质，维护和促进心理活动的良好功能状态。上述两个方面即构成了心理健康这一概念的基本内涵。

#### （二）心理卫生的意义

心理卫生同生理卫生一样对人类具有积极作用，它可预防精神病、神经症、变态人格、心身疾病及社会适应不良等，还可培养健全人格，促进儿童心理的正常发展，增进人们的心理健康。实践证明，心理健康者的学习成绩优于心理欠健康者，工作效率高于心理欠健康者，心理健康的人比较能够耐受挫折与逆境，易平稳度过社会变故与意外灾难，而且有助于延年益寿。

心理卫生学是运用心理学与心理卫生的理论、方法、技术来贯彻"预防为主"的卫生方针，以确保心身健康地进行创造性劳动的学科。不应把心理卫生局限为保护心身健康，因为心理卫生的意义在于从个体生命萌发之始，就培养人的健康心理和完善的人格，树立正确的世界观、人生观，使人人都成为心身健康的社会成员。

## 二、心理卫生的工作范围

各个领域的每个人都要讲究心理卫生，所以，心理卫生的工作范围很广，而且随着社会的发展和科学技术的进步，心理卫生的工作范围还会扩大。

当前，心理卫生工作的范围可概括为以下四个方面：

1. 科学地指导婚姻、受孕等过程，提高个体的心理卫生素质；
2. 研究各年龄阶段（如儿童、少年、青年、中年、老年）人群的心理卫生特点与规律，指导各年龄阶段的人们做好心理卫生；
3. 研究不同群体的心理卫生问题，使人们在家庭、学校、工作单位及业余团体中能良好地适应环境，处理好人际关系，以便心情舒畅地工作、学习与生活；
4. 研究个体主动积极讲究心理卫生的机制与措施，指导人们提高承受挫折的能力，做情绪调节控制的主人，改正不良行为与性格特征，掌握一种或几种身心放松技术，以便随时调节身心平衡，讲究心理卫生。

总之，心理卫生的工作范围包括增进及保持人们心理健康的一切措施，使人们能处于按自己身心潜能进行活动的身心健康水平，减轻外界环境给人们带来的精神（心理）压力，对心理障碍和精神疾病起到预防作用。

## 三、心理健康的标准

关于心理健康的标准，很多学者都提出了各自不同的观点。

### （一）马斯洛的心理健康标准

美国著名人本主义心理学家马斯洛（H. A. Maslow）的研究揭示了理想的健康。马斯洛认为，自我实现者的心理特征可以概括为以下14个方面。

1. 对现实的良好知觉　心理健康者对世界的知觉是客观的，他们如实地看待世界，并非按自己的主观方式去知觉世界。
2. 接纳自然、他人和自己　心理健康者能够接受别人、自己及自然的不足与缺憾，而不会为这些缺憾所困扰。他们可依照事物的自然规律去接受那些不足，在人性的所有方面都不存在排斥情绪，即便是个人的不足或失败，也不感到羞耻或内疚。
3. 自发、坦率、真实　心理健康者有足够的自信心和安全感，能真实、坦率地表达自己，除非这样一种直率的表现会伤害别人。
4. 以自身热爱的工作为中心　心理健康者热爱自己从事的工作，对工作刻苦、专注，并从工作中获得快乐。
5. 有自立和独处的需要　心理健康者不依靠别人来求得安全感和满足，他们依靠的是自己。他们喜欢安静独处，这并不是因为害怕别人或逃避现实，而是为了减少干扰，更好沉思，以便寻求更合理地解决问题的方案。
6. 在自然与社会环境中能保持相对的独立性　心理健康者在任何环境中都能独立自主地发挥思考的功能，并具有自制的能力。
7. 欣赏力常新　心理健康者对于某些经验，特别是审美体验，有着奇特而经久的欣赏力。
8. 具有难以形容的高峰体验　心理健康者即使从平凡的活动中，也能感觉到强烈的醉心、狂喜、无限美好。
9. 对社会道德予以关注　心理健康者具有同他人同甘共苦的强烈意识，能够为他人的利益着想，能把自己从满足自身利益狭隘需求的牢笼中解放出来。

10. 人际关系深刻　心理健康者注重友谊和爱心。他们的友谊感虽强，交友数目却不算多。就对爱的理解来说，他们认为爱应该是全然无私的，他们能够像关心自己一样，关心所爱者的成长与发展。

11. 具备民主的性格结构　心理健康者能够谦虚待人，尊重别人的权利和个性，善于倾听不同意见，并能向一切能够教给自己知识的人学习。

12. 富于创造性　心理健康者具有独创、发明和追求革新的特点。

13. 处事幽默、风趣　心理健康者善于观察人世间的荒诞和不协调现象，并能够以一种诙谐、风趣的方式将其恰当地表现出来。

14. 反对盲从　心理健康者具有自立、自强的人格，他们不随意迎合他人的观点、行为。他们认为人必须有主见，认定的事情就应该坚持去做，不应顾及传统的力量和舆论压力。

### （二）马斯洛和米特尔曼的心理健康标准

在上述标准的基础上，马斯洛和米特尔曼等人又提出了10条正常人的健康标准，受到人们的普遍重视和引用，被认为是健康心理标准的"标准"。它包括：

1. 有足够的自我安全感；
2. 能充分地了解自己，并能对自己的能力做出适当的评价；
3. 生活理想切合实际；
4. 不脱离周围实际环境；
5. 能保持人格的完整和谐；
6. 具有从经验中学习的能力；
7. 能保持良好的人际关系；
8. 能适度地发泄情绪和控制情绪；
9. 在符合集体要求的前提下，能较好地发挥个性；
10. 在不违背社会规范的前提下，能恰当地满足个人的基本需求。

## 第二节　不同年龄阶段的心理卫生

### 一、胎儿期的心理卫生

人格的形成受先天遗传和后天教育两方面的影响。遗传涉及优生，对于近亲婚配及遗传疾病法律已有所规定。先天因素还与孕期卫生有关，"胎教"就属于这方面的内容。

人口质量是心理卫生工作者所关心的重要课题，优生学是研究改善生物遗传素质，特别是通过社会控制来改善人类配偶的生殖科学。英国科学家高尔顿在达尔文进化论学说指导下，提出选择配偶、淘汰劣种、繁殖优秀、改良人种的学说。他认为，人类有可能运用自己的智慧和才能，比大自然更有效更成功地改善人类自身的遗传素质。大量研究表明，近亲结婚影响子代智力，先天性痴呆比例增大，为促进优生，就要从配偶、婚姻、受孕、胚胎开始一系列心理卫生工作。

应该指出，母体的妊娠年龄与子代的身心健康有着直接关系。妊娠的最佳年龄为23～27岁，在此期间受孕，母子生存率高，流产、死胎、早产和畸形儿的发生率低。35岁以上的妊娠，由于卵细胞的老化，卵子染色体变化，生殖器官功能的衰退，先天愚型及其他畸形儿的发生率相应增高。

健康心理及健全人格的形成，大多依靠后天的社会实践及教育活动，然而也不能忽视遗传因素与胚胎期的影响。婴儿出生后，有的好动、爱哭；有的恬静、温顺。这显然是由遗传造成的不同神经类型特征和胚胎期的发育状况所决定的。随着科技发展对人类智力的研究，人们逐渐认识到把儿童的教育提前到胎儿期是有意义的。

祖国医学认为胎儿在母体中能接受孕妇的言行感化，所以孕妇必须"谨守礼仪，清心养性"，给胎儿以良好的影响。《内经·素问·奇病论》中有从胎里带来疾病的论述："人生而有癫疾者，病名为胎病。此得之在母腹中时，其母有所大惊，气上而不下，精气并居，故令子发为癫疾也。"孕妇的心理状态和不良行为（如酗酒、吸烟、吸毒等）可影响胎儿的发育，导致畸形发生，孕期的病毒感染、中毒、射线作用以及腹部受撞击等均可影响胎儿正常发育。

现代研究表明，孕妇的情绪状态对胎儿发育起着很大作用，胎儿是生活在母体这个不断变化的环境中，孕妇的行为举止，尤其是情绪变化必然会波及胎儿。美国心理学家欧丁格（D.R.Othinger）和西蒙斯（J.E.Simmons）的研究发现，孕妇紧张、焦虑，其子女长大后情绪不稳。有的学者认为，母亲情绪的变化会影响内分泌和血液成分，从而影响到胎儿。积极情绪会使血液中增加有利于健康的化学物质，而消极的情绪会使血液中增加有害于神经系统和其他组织的有害物质。另一方面，母体和胎儿的血液交换只隔着两层扁平上皮细胞，这一屏障只能挡住较大分子进入胎体，却挡不住药物分子的通过。尤其是当胎儿器官形成时，药物分子能打乱其分化和组合程序，造成胎儿畸形。所以孕妇在怀孕三个月以内要特别谨慎，即使过了三个月，有病也要谨慎服药。如孕妇服用土霉素、四环素可以抑制胎儿骨骼生长，注射链霉素、卡那霉素可影响胎儿听力，服用磺胺类药可引起核黄疸，服用安定可使胎儿发育迟缓。此外，孕妇还应防止外伤与预防传染病，以免影响胎儿正常发育。

胎儿期的心理卫生通过胎教得以实现。胎教不是教育，而是促使胎儿大脑发育的心理卫生的过程。目前已被证实有效的胎教方法有下述几种。

1. 音乐胎教

音乐胎教是通过音乐对母体内的胎儿进行影响。和谐悠扬的音乐能够安定孕妇的情绪，使其产生良好的心境，并将这种信息传递给胎儿，改善胎儿大脑功能水平。另外，优美健康的音乐能改善胎盘的供血状况，促进胎儿发育，并对胎儿神经细胞有兴奋作用。

研究发现，胎儿喜欢听低沉委婉的音乐，而不愿意接受尖、细、高调的音响，有人给6个月的胎儿用巴松管演奏欢畅、轻柔的乐曲，胎儿在腹内出现安详舒展的蠕动，出生后再听到同类乐曲时就情不自禁地手舞足蹈，欢乐欣喜。

2. 抚摸胎教

抚摸胎教能促进胎儿的感觉神经及大脑健康发育。怀孕第八周开始，胎儿体内绝大部分的细胞已具有接受外界刺激的能力，并且通过触觉神经感受这种刺激，而且反应随着月份的增大越来越灵敏。因此，孕妇在睡前可以慢慢地沿腹抚摸胎儿或轻轻弹扣、拍打、触压腹壁，刺激胎儿活动，使胎儿做"宫内体操"，每天5～10分钟。

胎儿在母腹中经常受到触觉刺激并将这种刺激传入大脑，可促进大脑的发育，还可促进胎儿平衡觉、肢体运动的发育。经过反复训练，有助于婴儿较早地站立行走。

3. 言语胎教

言语胎教是孕妇或家人用富有感情的语言，有目的地对胎儿讲话，给胎儿期的大脑新皮质输入最初的语言印记，促进胎儿听力、记忆力、观察力、思维能力和语言表达能力方面的发育。

言语胎教包括给胎儿讲故事，与胎儿进行"交谈"等方式。借此可使孕妇保持愉快的情绪，也有利于胎儿情绪健康发展。

## 二、乳婴儿期的心理卫生

在心理学领域，从出生至1岁称为乳儿期，1岁至3岁称为婴儿期。在此期间随着神经系统的迅速发育及脑细胞的增加，神经纤维髓鞘化的发展，心理机能也日益发展，乳儿在原有的本能的非条件反射的基础上形成了条件反射。如听到母亲声音或看到奶瓶会出现吸吮反射。到了5～6个月时，乳儿对情感的需求有时甚至超过对饮食的需求，表现为要家人陪伴、玩耍、爱抚，对母亲或家人的引逗能回报以微笑。7～12个月左右，乳儿表现为对母亲或最亲近者的依恋关系，依靠母亲或抚养者来保护自己，获得安全感。

满足婴儿的需要和避免婴儿受到伤害是这一时期应该注意的主要心理卫生问题。

### （一）满足婴儿的需要

婴儿的需要分为两大类：一类是生理需要，另一类是心理需要。婴儿的需要能否得到满足，对其身体与心理的健康发展具有重要的意义。

生理需要是婴儿最基本的需要，是维持婴儿生命、保持婴儿正常发育的基本条件。生理上的需要主要包括：食物、睡眠、衣着、排泄、清洁等。当婴儿的生理需要得到满足后，能保证婴儿的正常发育，而且会使其产生愉悦的情绪；如果这些生理需要不能得到满足，不但会妨碍其发育和身体健康，还会影响其心理的健康发展。这里尤其要提到营养物质方面的供应，3岁以前的乳婴儿的营养状况对智力发展有很大影响，营养不良可造成脑细胞数目低于正常，从而影响心理功能的发展。因此，应保证足够的蛋白质等营养物质的供应，同时还要防止小儿偏食。

除了生理需要外，成人还应该满足婴儿的心理需要，包括安全的需要、爱的需要、交往的需要、活动的需要等，如和婴儿一起游戏，给予爱抚，加强环境刺激，唤起婴儿的积极情绪。

### （二）避免婴儿受到伤害

由于婴儿年龄尚小，外界些许的刺激都可能对婴儿造成伤害。因此，在养育过程中，要尽可能避免让婴儿受到任何伤害，包括身体上和心理上的。

疾病和身体受损都有可能会影响到婴儿的正常发育，所以，注意婴儿身体的保健以及安全防护是防止婴儿身体受到伤害的关键。

除了身体上的保护外，成人还应避免让婴儿的心理受到伤害。在这一时期会逐渐遇到断奶、所依恋人离开自己、陌生人介入等状况，这些情况如果处理不好，就有可能使婴儿产生不安、无助、忧郁、紧张或恐惧感。因此，成人要理解婴儿的心理感受，更要耐心地帮助婴儿慢慢过渡、逐渐适应。如断奶，婴儿到1岁左右就开始逐步断奶，从由以母乳为主转为以食品为主。断奶不仅是营养结构的转变，婴儿在情感方面也失去在母亲怀里吸吮和依偎的机会，因此断奶不宜过急过晚。过急断奶容易引起婴儿情感障碍，如哭闹、拒食、夜惊等，以致影响其心身健康；过晚断奶则易使婴儿依赖性增强。断奶时要逐渐过渡，应该意识到心理上的断奶更为重要，这是训练儿童减少依赖性，增强独立性的重要环节。

## 三、童年期的心理卫生

### （一）学龄前期（3～6岁）

学龄前期是指3～6岁的儿童，3岁儿童脑重已达成人脑重的3/4，神经纤维的髓鞘化已基本完成，神经的兴奋性逐渐增高，表现为儿童每日睡眠时间减少。到了六七岁，儿童已形成了较稳定巩固的条件反射。此期儿童的心理发展也很迅速，所以这一时期的教育培养对儿童的健康成长十分重要，应注意以下几方面。

1. **好动** 3岁以后，儿童大脑内抑制过程发展较快，这就使儿童有可能形成更为复杂的暂时性联系（条件反射），从而能更好地分析综合外界事物，但这时抑制过程还比较弱，兴奋过程仍占优势，所以儿童易兴奋、激动、喧闹。爱动是此时期的正常现象，因此，家长要注意引导，不要对孩子的好动过分干涉。

2. **第一反抗期** 由于儿童自由活动能力大大加强，范围扩大，各方面知识增长，儿童希望独立做一些事情，成人若横加干涉，就会遭到拒绝，这在心理学上称为第一反抗期。因此，父母应因势利导，帮助幼儿实现那些可以做到的事，但不要事事包办，要在放手让幼儿独立行事过程中给予帮助，使之得到正常的顺利的发展。

3. **自我概念** 自我概念是指个体对自己的认知评价，它是一个人个性特征的核心。3～6岁是儿童个性形成的重要时期。这一时期的儿童，由于受其认识能力的局限，常常不能客观地认识和评价自己，他们往往是根据他人，尤其是成人对自己的态度和评价来认识、评价自己的。因此，成人在对待儿童时所采取的态度以及对其所做的评价，都需慎重。

4. **性别角色** 一般来讲，儿童在3岁以前就能逐渐开始意识到自己的性别，知道自己是男孩还是女孩，这是对自己的性别产生了认同。到了3岁以后，随着儿童年龄的增长，成人对于儿童的行为会逐渐表现出性别上的要求，儿童的性别角色意识和行为也就随之而逐渐产生。重视儿童性别角色的培养，有益于儿童从小建立起正确的性别角色意识和相应的行为，这对于其一生的性别角色活动以及终身的幸福都是十分关键的。

5. 游戏与玩具　游戏与玩具对促进儿童增长知识，诱发儿童的思维和想象力极有裨益，儿童期的游戏往往是科学探索的前奏，孕育着丰富的科学思维，它能促进儿童的认知、情感、意志和个性品质迅速发育。家长对儿童这方面活动应采取鼓励、引导，并为之创造良好条件，为将来参加社会实践打好基础。

6. 睡眠习惯的训练儿童睡眠要从小训练，这对养成有规律的生活很重要，不能嫌弃儿童哭闹，或在儿童尚无睡意和非睡眠时间逼他上床，这样儿童会产生对立情绪，对睡眠反而会形成不良的情绪反应。不要在睡前用威吓的话逼儿童入睡，否则会使他们做噩梦，甚至发生夜惊症。

### （二）学龄期（6～12岁）

儿童入学进入学龄期是走向社会的起点，从以家庭为主要环境转为以学校为主要环境，这是一个极重要的转折点。此时，大脑的兴奋性增强，睡眠时间相应减少，活动范围扩大，大脑的抑制过程增强，能细致分析与综合外界信息，较好地调节与控制自己的行为，懂得上课遵守纪律，举手回答问题，性格也逐渐形成。此期在心理卫生方面应注意下述几点。

1. 学习中的心理卫生　培养正确的学习动机，使其养成自觉的学习习惯，激发他们的学习兴趣，切忌过分增加其学习负担。培养热爱祖国、热爱人民、热爱劳动、关心集体、爱护公物、互助友爱、尊敬师长、克服困难的良好品质。这一时期对儿童人格完善十分重要，教师还有责任对来自不同家庭不同性格的儿童补充家庭教育之不足。

2. 防止不良心理及性格形成　父母对子女过于溺爱，儿童则表现为撒娇、放肆、神经质、以自我为中心等不良心理品质；对子女冷淡，儿童则多愿从他处寻求爱抚；对子女要求过于严厉，儿童则缺乏内心的情感交流，会出现胆怯逃避或凶暴反抗两种极端；对子女忽冷忽热，儿童则多表现为情绪不稳定，多疑多虑，缺乏判断力。对于儿童不良心理及行为，父亲的影响起着重要的作用，学校的教育可补偿家庭教育的不足，家长与教师的言传身教，互相协同和配合作用，可促使儿童心身健康和正常地发展。

3. 组织好儿童学习以外的社会活动　要培养儿童有"我是集体一员"的意识，把自己的行为规范纳入集体的制度之中。让儿童懂得自己生活在一个集体之中（如家庭，就是一个集体，学校也是集体），自己有发表意见的权利，同时，又有服从集体的义务。此外，还要让孩子懂得自己的利益与集体的利益是相联系的，损害了集体的利益也就损害了自己的利益。

4. 帮助和指导儿童建立良好的人际关系　学龄期的儿童与父母接触时间减少了，而增加了与同学和老师之间的交流。因此，为使儿童的身心得以健康发展，父母应帮助和指导儿童建立良好的同学关系和良好的师生关系。

## 四、青少年期的心理卫生

青少年是个体从儿童过渡到成年，逐步达到生理上和心理上成熟的阶段（大约在11、12～28岁左右），可分为少年期（11、12～14、15岁，也称为青春期）、青年初期（14、15～18岁）、青年中期（18～22、23岁）和青年后期（23～28岁）。

青少年时期，尤其是生殖机能发育的青春期，由于内分泌机能的变化，使个体在形体上差异日益明显。随着第二性征的出现，生理上发生了巨大变化，引起青少年对自身及异性的好奇与神秘感，这种性心理变化常给青少年带来青春期危机。

### （一）青少年的心理特征及心理卫生

处于青春期的青少年生理与心理发育尚未完全成熟，因而具有两面性。

1. 青春期的心理特点

（1）富有理想，积极向上，精力充沛，朝气蓬勃，具有勇往直前的气魄。处于青春期的青少年，生理和心理上都处于成熟高峰，具有充沛的青春活力，对自己的力量充满信心，感到没有任何力量能阻碍自己不断前进。表现为意气风发、朝气蓬勃、无所顾忌、勇往直前。这种积极的冲动如超过一定限度也会走向反面，成为消极因素。有些青年因精力旺盛，但没有找到正确的途径发挥作用，就会无事生非，进行一些无益甚至有害的活动。

（2）各种需求迅速发展，渴望得到满足，喜欢憧憬未来。类似成人的新需要在这一时期大量涌现，激起青年对生活的美好憧憬。如，渴求完全独立自主；要求绝对受他人尊重；渴求参加社会活动，关心政治；要求丰富多彩的业余文化生活；渴望与同辈人广泛交往，特别是志趣相投的知心友伴；强烈希望获得异性的亲密情意；对未来充满美好的愿望和向往。但是需要的产生是无止境的，何况许多要求未必能被环境所许可，即或是合理的需要，由于没有充分考虑客观具体情况，每当遇到阻碍而难以实现，就会对现实不满，或凭冲动而蛮干，一旦受挫又悲观失望。由于富有想象力，也易于陶醉在憧憬中的快乐，而削弱进取心和实际行动。

（3）自我意识有了新的发展，对自己各方面的认识大大提高，自觉性增强，同时具有强烈的自尊心。青春期是自我意识迅速增长的时期。但是，自我意识发展并不是一帆风顺的，在自我的发展中存在着许多矛盾的挫折，如现实自我与理想自我的矛盾、独立与依附的矛盾、渴望关爱与缺乏知音的矛盾、自负与自卑的矛盾以及理智与情感的矛盾，等等。如果这些矛盾处理得当，便有助于促进心理发展；若这些矛盾处理不好，则会产生种种心理障碍，严重损伤心理健康。

（4）思维具有抽象性、独立性、逻辑性，并逐步向辩证思维发展。主动积极、勇于创新、抽象思维在这时期有大的发展，对事物的认识与评价不仅限于当前直接接触到的，而且能更多地进行间接的判断和推理，并有预见性，对新鲜事物特别敏感，厌恶因循守旧，勇于探索和创新。但有时也会把尚未认识清楚的腐朽、错误的东西当作真理来接受。抽象思维能力较强，也容易脱离实际产生片面性结论，虽善于推理论证，但也可能表现为坚持己见、强词夺理。

（5）情绪强烈而丰富，热情高涨。处在这一时期的青少年，情绪变得丰富多彩。许多青少年都重视情感问题，也容易动感情。同时，这时的情绪体验非常深刻，一种情绪往往会持续很长时间。

（6）人际交往进一步扩大，开始重视友谊与爱情。友谊是交往的重要产物，交往产生了友谊，友谊加深了交往。青少年有着强烈的寻找友谊、渴望朋友的心理需求，这是青少年人际关系中一个十分普遍而突出的特点。充分认识友谊的内涵和特征，努力寻求同学之间的真挚友谊，有助于青少年的健康成长。同时，在这一时期，随着青少年生理、心理的不断成熟，爱情也开始萌芽。

在青春期的心理发展过程中，自我意识的迅速发展将儿童时期的眼光着重于认识外部世界的状态转变为着重于认识内在的自我，往往容易引起各种内心冲突与矛盾，主要表现为：独立性与依赖性的矛盾，理智与情感的矛盾，孤独与强烈交往需要的矛盾，幻想与现实的矛盾，自卑与自负的矛盾，求知欲强与辨别力差的矛盾，性意识觉醒与社会规范的矛盾，等等。青少年自我意识发展过程中的矛盾冲突是复杂的，需要积极加以引导，需要循循善诱地进行教育。卢梭曾说过："青春期是一个狂风暴雨的危险时期。"但只要正确认识，正确对待，增强躯体上、心理上的自我保健能力，就会使其安然度过风暴进入成人阶段。

2. 怎样安全度过青春期

（1）家长、学校、社会要了解青少年，理解他们，尊重他们的自尊心与独立性，加强思想与情感的交流。
（2）正确给予性知识教育，消除对性的神秘感。
（3）为青年树立学习榜样，引导他们阅读名人传记，培养他们具有高尚情操。
（4）进行伦理道德教育，提倡遵纪守法，培养正确的世界观。
（5）建立健康的友谊群体，培养良好的人际关系，获得广泛的社会支持。
（6）建立青少年心理咨询，对各方面进行正确指导。

**（二）青少年性心理卫生**

1. 对性的好奇与性知识的需求

青春期性心理日趋成熟，性意识浓厚，青年时期第二性征发育成熟，他们要求懂得性知识是正常生理和心理的表现。获得科学的性知识，可以改变对性的神秘感，为生理和心理的进一步成熟打下良好基础。然而，由于受封建意识的影响，中国的青少年很难从学校、家长或科普读物上获得系统的科学的性知识。虽然中学的生物课本上有关于性知识的介绍，但教师对这一部分往往回避，只是轻描淡写地一带而过。青少年通过社会其他途径获得的性知识往往是片面的，甚至是有害的。因此，教育工作者应从中小学开始，对青少年进行系统的青春期性教育，并开展心理咨询工作，以解决一些特殊问题。

2. 青春期性心理发育特点

青春期青少年对异性的态度一般经过以下三个时期。

（1）疏远异性期　青春期刚开始，少女少男内心动荡不安，男孩怕人家看到自己长出了阴毛和勃起的阴茎，女孩怕自己乳房膨隆起来。男女界限较清晰，不一起玩，甚至有时还对异性产生反感，有相互躲避现象，但内心对异性却充满好奇心。

（2）接触异性期　随着自身内分泌系统及生殖系统的不断发育成熟，第二性征日趋明显，性机能不断成熟促进了性意识的发展，男女之间出现情感上的吸引，逐渐摆脱了心理上的两性隔离状态。开始喜欢在同龄异性面前表现自己，想与异性接近、交谈。

（3）两性初恋期　此期是少男少女由青春期向成年人过渡时期，社会化过程进入更加成熟的时期。此外，他们对异性的爱慕追求更加专一。

3. 两性的性爱、情爱与性道德

青春期发育成熟进入青年时期，性爱是恋爱成功与美满婚姻的性心理基础。青年人出现性欲望与性冲动是正常的生理、心理现象。鲁迅曾经说过："性欲是保存后裔，保存永久生命的事。饮食并非罪恶，并非不净；性交也就并非罪恶，并非不净。"

爱情心理表现是复杂的，除人性意向外，还包括思想感情（共同志向、理想、人生观）一致，心理相容（双方特性最协调的结合以及观念、信念、情操与情感等因素），忠贞、尊重与自尊等。

青春期的青少年应通过恰当的途径来调节自身的恋爱与性爱的需要，使之得到升华或替换，要增强性道德，树立正确的性意识观念，避免陷入性犯罪的深渊。

4. 性困扰问题

（1）性幻想　其内容与异性交往有关，有情节和人物，当事人可以自编、自导、自演，甚至会导致性兴奋、性器官充血及出现性高潮。性幻想是一种正常的心理现象，不应因此而自责或自卑，但如果不能控制自己，过分沉溺于其中，则有害于心身健康。

（2）性梦　青春后期梦中出现色情的梦境，谓之性梦。男性性梦一般伴有遗精，女性性梦醒后往往能回忆梦境中详情，并影响情绪及行为。性梦也是青春期正常的一种心理现象，不必因此而苦恼或惶恐不安。

（3）手淫　手淫是一种性自慰行为，是青春期男女青少年常易发生的对性冲动和性欲的一种处理方式，偶尔也可在儿童或成人中发生。开始时往往是无意中玩弄或内裤太紧造成阴茎部或阴蒂部受刺激，后发觉可带来一定的快感，便不能控制，情不自禁地经常手淫。据调查，青少年中有手淫行为的可达80%以上，男性较女性多见。引起手淫的原因有：包皮过长、龟头炎、包皮垢积聚、前列腺炎，经常阅读淫秽书刊，听黄色录音，以及内裤太紧、被子太重太暖等。手淫在一般情况下偶尔发生，对健康无害。但由于手淫容易成习，加上没有科学的性知识，经常沉湎于手淫，则有害于健康。部分青少年因手淫后受到不科学的错误宣传，诸如"一滴精，十滴血"等，加重了青少年的心理负担，以至产生焦虑、紧张不安等，其结果会导致局部或全身性的功能失调。

加强精神修养教育，掌握科学性知识；培养正确的人生观、恋爱观、婚姻观，建立科学、健康、文明的生活；要养成良好的生活习惯，如内衣勿太紧，被子勿太厚；充实生活内容，不看色情文艺作品，善于约束自己，这些对青少年心身健康都是重要的。

## 五、中年期和更年期的心理卫生

中年，一般指 35～55 岁或 40～60 岁阶段，以躯体和心理老化为标志，许多国家把 55～60 岁定为退休年龄，因此期体力与能力趋向衰退老化。年龄的分期，不同个体间存在着差异，而且随着社会的进步，人们寿命也在普遍延长。从个体发展角度来看，中年人居于青年与老年之间，居于上有父母、下有子女的中间地位。

### （一）中年人的心理特点和心理卫生

1. 中年人的心理特点

（1）心理状态稳定　中年人生理与心理的发育已经完成，社会生活经验、知识与技能都有较丰富的积累。

（2）社会化基本完成　对社会、他人与自己的关系已有深刻认识，具有较强的处世经验与自制力。

（3）社会角色基本稳定　中年人已有固定的职业，有一事实上的专长和社会地位，人到中年基本上能把自己的愿望与社会要求统一起来。

（4）家庭与社会的重任　中年人承担着家庭与社会工作的双重责任，他们必须思考和处理家庭和工作中的种种矛盾，力争使工作能顺利进行并取得成效。

社会对中年人的期望值较高，既要求他们尊重老人，又要求他们爱护青年，这些因素都增强了中年人的心身负担。

2. 中年人的心理卫生应注意的方面

（1）保持健康的情绪　中年人的心身负担较重，控制自己的情绪显得非常重要。应借助适当的学习和训练手段，保持健康的状况和心理上的平衡，增进心身健康。培养自己多方面的兴趣，积极投入各种活动，可以分散、转移或取代消极情绪，防止心理的早衰。

（2）合理用脑　中年人大都是生产科研中的骨干力量，思想负担重，如果用脑过度可导致失眠，久之，还可发生神经衰弱，记忆力减退。因此，必须学会科学用脑，用正确的思维方法和工作方法来指导工作和处理好各种矛盾。不要操之过急。不要让一些无谓的烦恼来加重大脑的负担，让大脑的工作和休息符合规律。不要长期熬夜，改变一些不良的睡眠习惯，使生活规律化。

（3）灵活调整人际关系　中年人要处理好与老一辈人、同辈人及青年人的关系，对老年人要尊重，对同辈人要注意处理好工作上的意见分歧，对青年人要加深理解并加以爱护，消除"代沟"。

（4）加强体育锻炼　中年人的生活节奏快，且最易忽视体育锻炼。生命在于运动，体育锻炼对中枢神经和内分泌都有良好的刺激作用，能改善代谢，活跃氧化过程，改善循环与呼吸机能，为大脑输送更多的氧气与血液，以满足大脑的需要。

### （二）更年期的心理特点和心理卫生

1. 更年期的特点

更年期发生于中年晚期（50岁左右，男性较女性晚 5 ~ 10 年），是向老年过渡的时期。此期主要表现为大脑功能某些方面开始衰退，内分泌系统功能开始全面下降，记忆减退，性器官及性功能衰退。这种变化过程多是渐进性的。一般可通过自主神经系统的调节、代偿以及相应的行为改变逐步适应。

女性更年期症状尤为明显，主要表现为月经周期紊乱，大脑功能失调，兴奋与抑制过程不平衡，自主神经功能紊乱。出现阵发性全身发热，面部潮红，头痛、眩晕，手足出汗，还有失眠、多梦等。因此容易出现激动、唠叨和抑郁状态。

2. 更年期的心理卫生

更年期的心理卫生应注意以下几个方面：

（1）更年期的以上这些变化是正常的生理变化，不必过虑；

（2）对自己身体转折时期的身心变化要全面正确了解、评价，心理上对度过更年期的烦恼要有准备；

（3）注意心理调节，保持愉快的心境，避免不良刺激；

（5）同事、朋友、家属要了解到这些情况，多关心、照顾、体谅处在更年期的人，使其能平稳地度过这一时期。

## 六、老年期的心理卫生

衰老是生物界发展的自然规律，但随着物质文化水平的提高，特别是现代医学日益发展，人类平均寿命也在逐渐增加，由过去的50多岁增长到现在的70岁或是75岁，有些国家人均寿命已达到80岁，因此"人过七十古来稀"的说法在今天已经不适用了。不过在医学、社会学、公共卫生领域，为了统计与讨论的方便，一般以 60 岁作为老年期的开始，也就是说年过 60 岁的人一般可以认为是老年人了。

1. 老年人的生理特点

（1）随着年龄的增长，大脑的功能衰退，可出现智力减退、神经反射时间延长。听、视、嗅、味觉敏锐度降低，触觉和运动觉灵敏度下降，腱反射减弱，行动迟缓。

（2）骨骼：由于内分泌功能和肠道对钙、维生素吸收功能的下降，易造成骨质疏松，易发生骨折。

（3）循环系统：心脏负荷能力减弱，血管弹性降低，外周阻力增加，收缩压随年龄而增高。

（4）呼吸、泌尿、消化系统功能相应下降。

2. 老年人的心理特点

（1）易出现适应不良。

（2）失去原有社会地位和权力，产生无用感和被遗弃感。

（3）多年形成的行为习惯已成为动力定型，导致固执、刻板。

（4）子女长大成人，离开家庭另建新家，造成孤独感。

3. 老年心理卫生应注意的方面

人的衰老是自然规律，应积极去适应晚年生活。

（1）生活规律　做到饮食有节，起居有常，早睡早起，不熬夜，不过度疲劳，不吸烟，不酗酒，注意个人卫生。

（2）情绪乐观　热爱生活，助人为乐，摆脱不良刺激的影响。

（3）合理膳食　饮食上粗细搭配，定时定量。

（4）坚持活动　每天坚持适当的活动能增进老年人的新陈代谢，增进心身健康，增加抗病能力。

（5）做一些力所能及的工作　老年人做事一般目的不在于经济收入，而是为获得心理满足。

总之，老年人只要具有乐观的情绪、健康的心境、和谐的家庭，必然会带来生活乐趣。开朗、愉悦、乐观的老人，必然长寿。

## 第三节　人际关系与心理卫生

### 一、人际关系及心理结构

#### （一）人际关系的概念

人们在物质交往和精神交往过程中，由于相互认识和相互体验而发生、发展和建立起来的人与人之间的心理关系，称为人际关系。

人际关系存在于社会关系之中，表现为人与人之间的关系，它反映在社会活动中人们相互之间的情感距离和相互吸引与排斥的心理状态。人际关系的客观存在，是可以直接观察的，比如家庭中的亲子关系，学校中的师生关系，社会团体中的同事关系，医疗活动中的医患关系、医护关系，等等。

人际关系就是人与人之间心理上的关系或心理上的距离。人际关系的发生、发展与变化的程度，取决于双方达到的互相满足需要的程度。在交往过程中，双方的需要若都得到满足，相互间将发生接近、友好、依赖的心理关系；若交往中双方的需要得不到满足或得不到完全的满足，就会发生疏远、敌视的心理关系。

人的社会本质表现在物质生活和精神生活两方面，离群索居对一般人来说是不可想象的，一个人如果脱离所有的人际关系而孤独自处，就不可能从自然的奴隶变为自然的主宰。只有社会劳动才能使人类生存，增强人们战胜自然的力量。同时，社会环境及劳动中的相互关系是心理产生和发展的重要因素，在人与人的交往过程中体现出人的社会本质。

第二次世界大战期间，人们对人际关系进行了专门的研究。比如，在教育方面，人们发现改善师生关系、增进班级团结会直接影响教学质量；在精神病学方面，人们发现只有医生与患者密切配合，才能提高治疗效果。把患者组织起来进行集体活动，患者会不再感到孤独，彼此交流情感，可以提高疗效。实践中，人们逐步认识到研究人际关系的重要性，随着社会的发展，从事这方面研究的人日益增多，人际关系问题也越来越重要。

### （二）人际关系的心理结构

人际关系是由认知因素、情感因素和行为因素构成的一个动态系统，任何人际关系的发生、发展和改变都是这三种因素相互作用的结果。

认知成分是人际关系形成、发展和改变的基础，包括对人、人际关系和自我的感知、认识等认知心理过程，以及人与人之间的相互认同和相互理解等。

情感成分包括主体的积极和消极的情绪状态，情绪的敏感性，对自己、对朋友、对工作及其关系的满意感等。

行为成分包括个体的行为、举止、表情、言语等，它能表现出个性，并可被别人观察到，属外显表现。

认知、情感和行为是组成人际关系的三个相互联系的成分，但三种成分的作用是不同的，情感成分是人际关系的主要因素。

## 二、人际关系与健康

### （一）人际关系对健康的影响

我国医学心理学家丁瓒教授指出，人类的心理适应，最主要的就是对人际关系的适应。所以人类的心理病态，主要是由于人际关系失调而来。在与自然搏斗的原始人时代，人际关系非常单纯。他们生存的条件主要在于身体的适应，所以在原始人中，精神病是少见的。人际关系复杂化以后，人类的心理适应便不再那样单纯了，人类的心理病态从此成为引人注意的严重问题。

人际关系对健康的影响，可以从两个方面来看。

1. 对心理健康的影响　凡是具有良好人际关系的人，心情比较舒畅，精神比较振奋，身体也比较健康。相反，人际关系紧张必然引起心理状态的改变，严重者失去心理平衡，影响心理健康，甚至导致心理疾病。人际关系的失调往往是人类产生心身疾病的主要原因。

2. 对生理健康的影响　人际关系的好坏也会对人的生理健康产生重大的影响。心理学家研究青少年的生长发展与人际关系的影响发现，那些家庭环境良好，又有喜欢的小伙伴的儿童，性情活泼，生长发育良好，不易罹患疾病。反之，如果家庭不和谐，孩子动辄受打骂，被伙伴们冷落，这样的孩子不仅智力发展受影响，而且生理发展也受影响。一个成年人，在一个和谐的集体中工作生活，能促进其健康；处在一个人际关系紧张，互相钩心斗角，经常感到紧张或压抑的环境之中，健康就会受到损害。这种损害，可表现为睡眠改变、饮食不佳、血压升高等。

### （二）社会角色对健康的影响

人类社会是以各种人际关系为基础所形成的一种特大的社会关系系统，每个人在这个社会关系系统中存在着多方面的关系，并在许多社会关系中处于不同的地位，因此他可能要承担几种角色，这就称为角色集。处于社会大舞台上的每个人都是角色集。

在社会生活中，人们难免会发生角色冲突。当角色冲突发生时，个人如果不具备适应能力，不能正确处理角色之间的关系，便会造成角色紧张，引起个体生理和心理的一系列变化，从而影响人的心身健康。

角色冲突可以分为角色内部的冲突和角色之间的冲突。

一个人对自身角色的认知和期待与社会对这种角色的要求往往不一致，这时便会产生角色内部的冲突。比如，社会对学生的角色期待是努力学习，而某个学生认为赚钱是最重要的，这种矛盾便会导致角色内部的冲突。

每个成年人都是一个角色集，每个角色都有自己的一套权利、义务和行为规范，都要求角色的承担者去执行。一个人由于担任角色过多，时间、精力不够分配，便会造成角色间的冲突。另外，一个人同时担任的几种角色，会从不同的角度出发，对他提出相反的要求，从而造成角色的冲突。比如，法官的儿子犯了法，作为法官，他必须秉公执法，作为父亲，他希望儿子平安无事，矛盾的要求会使他处于角色间的冲突。

角色冲突会对人的健康发生影响。第一，角色紧张直接给个体带来心理压力。当个体由于承担着过多的角色，而没有时间和精力去履行所有角色的义务时，或当个体无法满足相互冲突的角色要求时，个体感到形势逼人、力不从心，心理压力和负担加重，从而处于焦虑、抑郁状态，这种不良的心理状态长期存在，必然影响健康。第二，角色紧张会带来一系列消极情绪。角色紧张个体出现焦虑、抑郁、消沉、烦躁、攻击、固执、敌意等一系列变化，导致免疫功能下降，从而影响人的健康。这种不良状态长期存在，还会导致个体出现消极人格。第三，剧烈的角色冲突，还可能使人无法自拔，导致自杀和意外伤亡。另外，角色紧张过度地消耗体力，也必然影响人的身体健康。

### 三、改善人际关系的主要方法

改善人际关系的主要方法有下述几种。

1. 经常进行沟通

人际交往中产生矛盾，发生争执，往往是由于互相误解。通过经常的沟通，可以消除双方存在的偏见、歧视和隔阂，从而矫正其错误的态度，建立良好的人际关系。

2. 善于体察他人

在人际交往中，要培养善于体察他人的真正需求与情感的能力。不要只想他人对自己如何，只想影响他人，让他人适应自己的需要，而要善于站在他人的立场上，多替他人着想。

3. 加强自我意识

人人都有自我意识，能够认识自己，因此，人可以自觉地调整自己的意识与行为，有意识地控制自己的动机与情绪。自我意识强的人，对自己了解深刻，能正确对待自己，也容易与他人搞好人际关系。

4. 完善人格

良好的人格能协调人际关系，而不良的人格却往往会使人际关系紧张。一个人心胸开阔，严以律己，宽以待人，就为搞好人际关系提供了有利的心理条件。一个人心胸狭窄，性情孤僻，则会成为搞好人际关系的障碍。性格暴躁的人易与他人发生冲突，造成人际关系的紧张。

## 第四节　睡眠与心理卫生

睡眠使大脑神经细胞得以维持和保养，是一种保护性机制，有利于调节代谢、呼吸、循环、内分泌和免疫等功能；有利于防癌；有助于身体和智力的发育；有利于健康长寿；有利于解除工作的疲劳，使体力得到恢复，起到"养精蓄锐"的作用；有利于维持人体内环境的平衡。可见良好的睡眠对心理健康和躯体健康都至关重要。

近年来由于人们的心理压力增大及不良的环境的影响等导致失眠患病率呈上升趋势。中国睡眠研究会近期报道，国外成年人有睡眠问题的占人群的27%，国内成年人有睡眠问题的占人群的38%。

多数专家研究认为，成年人每日睡眠时间不应少于6.5小时。成年人的睡眠如超过10小时，或少于5小时为异常。

长期失眠将导致个体变得紧张、易怒、焦虑、烦躁、抑郁，悲观厌世、幸福感降低。

近年来，多导睡眠监测仪（polysomnogram，PSG）作为国际公认的诊断睡眠疾病的"金标准"被应用于临床。

据最新研究资料，美国哈佛医学院基于心电图研发了心肺耦联睡眠图谱（cardiopulmonary coupling spectrum，CPC），在睡眠疾病检测中，CPC与PSG有较高的一致性。CPC是对睡眠状态做出评价的一种新方法。

对失眠的治疗可分为心理治疗和药物治疗。以下主要介绍心理治疗。

# 一、行为疗法

## （一）睡眠的控制疗法

失眠者与自己的卧室和睡床之间已建立起密切的联系，若要强化这种联系就要做到以下几点：

1. 困了才去睡觉；
2. 不在床上做其他与睡眠无关的事情，如阅读或思考问题；
3. 改变不良的睡眠习惯，养成定时作息的习惯。

## （二）睡眠的限制疗法

有学者提出"睡眠效率"的观点，即

$$睡眠效率 = \frac{实际睡眠时间}{实际卧床时间}$$

为了提高睡眠效率就应限制卧床时间，增加实际睡眠时间。比如，与其在床上辗转反侧久久不能入睡，不如下床做一些适当的活动，待有困意时再上床睡。

此外，还可通过轻度的睡眠剥夺（睡眠限制）改善不良的睡眠习惯。

## （三）睡眠的放松疗法

1. 概念及原理

放松训练主要通过将注意力集中在呼吸、声音、想象等方面来降低患者对周围环境的感应能力，以降低交感神经的活动，使肌肉松弛，心理放松。放松训练一般常应用于慢性失眠患者，以帮助患者放松，缓解心理压力。放松训练需要患者集中精力，进行自己所喜欢的想象及活动。

2. 常用的方法

（1）深呼吸训练　　这是最简单的放松方法，需要护士指导患者缓慢呼吸，有一定的深度，节律均匀。其原理是通过将患者注意力转移到呼吸动作上，使交感神经的兴奋性降低，心率减慢，降低焦虑情绪。

在深呼吸训练开始后，先让患者正常呼吸，然后让患者深呼吸，最好用腹式深呼吸，在每一次深呼气后说"松弛"，并指导患者不断地练习。

（2）听音乐或其他美妙的自然声音　　美妙的音乐能提供一个松弛的环境，使人回忆起美好的往事。音乐松弛的原理主要是通过音乐转移人的焦虑不安情绪，使交感神经的兴奋性降低，使患者安然入睡。

（3）渐进的松弛方法　　一般需要患者衣着舒适，在环境安静、不受干扰的地方进行。最好在进餐一小时后进行。每次 20 分钟左右，每日一次，一个月后会有良好的松弛效果。松弛步骤为：①闭上眼睛，深呼吸，并想象自己在一个非常安静的海滩上；②身体从上到下的肌肉开始紧张，然后再松弛，紧张与松弛的时间比例为 1 : 2；③在松弛的同时暗示自己："我的呼吸很平稳，我的心跳很稳定"；④每次全身紧张 – 松弛的时间为 2～3 分钟，如此反复进行，约 20 分钟后完成。完成后等 1～2 分钟睁开眼睛。

行为疗法的各种方法联合使用效果更佳。

# 二、认知疗法

## （一）改变对安眠药的不良认知

如认为安眠药有害，夸大副作用。失眠者应在医生指导下选择适合自己的安眠药。苯二氮类药物一般无依赖性，有的人一辈子每天吃一片即可安眠。

## （二）不要夸大失眠的严重性

并非所有的身体不适都是由失眠所致，要区分对待。不要夸大失眠的严重性。

## （三）对睡眠的期待性焦虑

有一部分人每到晚上入睡前就紧张、焦虑，担心入睡困难，我们称其为对睡眠的期待性焦虑。这种入睡前的焦虑使失眠者进入了"失眠 – 失眠恐惧 – 加重失眠"恶性循环。对此，应让失眠者降低对睡眠的期望值，顺其自然，这样一来，焦虑情绪减轻，步入良性循环。

除上述疗法之外，一些生活方式的调整也有助于改善睡眠，如：

（1）睡前数小时避免兴奋性刺激，如吸烟、饮茶或咖啡；
（2）适当体育活动，体育锻炼可增加深睡眠；
（3）晚饭不要吃得太饱，饭后适当散步；
（4）保持卧室环境黑暗、安静、舒适；
（5）多晒太阳可使机体产生褪黑素，改善睡眠。

# 第十三章 自理的心理学问题

## 第一节 自理的一般概念

### 一、自理学说

自理又称自我护理（selfcare）。自理学说由美国的著名护理理论家罗西娅·奥瑞姆于 1959 年提出，是现代护理学的一个新概念，也是护理学科发展的新内容，它已成为护理教学和临床护理的指导模式。自理学说的产生和发展是护理学走向成熟的必不可少的步骤。奥瑞姆的自理理论的基本前提是"自我照顾"。所谓自我照顾是指人们为维护其生命、健康及幸福所致力、从事的行为。当自我照顾不足或无法独立达到维护生命、健康及幸福时就需要医疗护理照顾。护理的目标就是促进、维持或恢复个体的自理能力，帮助患者进行自我护理从而使人们增进健康，促进疾病的痊愈或安然死去。要增强患者的自理能力，必须激发患者的主观能动性，使他们产生自理的信心和行为，同时给予患者详细而具体的自理指导方法。

个体自理需要可分为三个范畴，即一般性的自理需要、生长发育的自理需要和健康异常的自理需要。

1. 一般性的自理需要

一般性的自理需要又称通常自理，包括人们必须满足的日常活动和人类基本需要：①满足生命过程的基本需要，如充足的空气、水、食物；②维持正常的排泄；③协调活动与休息，如身体、心智或社会活动，休息与睡眠等；④保持正常的社交；⑤预防影响健康的危险障碍，如包括生理、社会及心理上的危害；⑥维持身体正常功能及发展，促进潜能的发挥。

2. 健康异常的自理需要

健康异常的自理需要是指由疾病、损伤、生理性周期活动（如妊娠）或治疗所引起的需要。

（1）了解患者自理需要的方法　护理人员应估计患者自理需要属于哪一种范畴，然后根据每个人的情况给予不同的护理方法（常用方法有代做、指导、训练、支持以及提供一个有利的环境五种）及护理形式，如完全补偿系统、部分补偿系统、教育支持系统等。

（2）修正自我形象的自理需要　自我形象是指现实中自我概念的调节。自理者如何培养自理能力是受自我观念影响的。自理能力的培养与患者的自尊心之间有明显的相互作用。凡自信、注重效果、开朗而果断的人，在培养自理能力方面都较为顺利。

（3）修订日常生活习惯的自理需要　帮助患者克服社交障碍，如帮助语言障碍者学会言语交流技巧，建立新的交际方式。对孤独者应帮助其建立积极的人际交往等。

（4）健康有缺陷时的自理需要　健康有缺陷时的自理需要包括患者需要得到及时治疗，了解病理结果，能正确、有效地执行医嘱，能自己调节因治疗或药物引起的不适，以及学会在患病状况下的生活。

（5）应付健康异常及诊疗方面所产生的影响　对于一些由于慢性疾病造成病理性改变的患者，除给予支持护理外，护士的主要职责是给予教育和指导，指导患者学会在疾病状态下所需要的新的自理方法。如糖尿病饮食治疗中患者自己的膳食安排，以及如何测定尿糖的方法等。

## 二、自理的意义

随着医学的发展，现代护理学理论进入了一个新的时代，由社会需要和健康护理的要求而发展出各种不同的护理理论。自理被认为是护理学发展的重要内容。促进、维持和恢复患者的自理能力正是社会发展对护理学的要求，它对指导护理工作有着现实意义。

1. 自理是护理学发展的新动力

自理概念模式是护理学科理论的高度概括。它反映出护理学科的基本观点，指导着护理内容、思维方式、工作方法，决定着护理目标、护理伦理、服务态度、护理质量、护理效率。自理模式已成为一种护理理论基础，作为护理教育课程设置、临床护理实践、护理管理和护理科研的一种概念性结构而被应用于护理临床，指导着护理教育，它对提高护理知识结构、完善护理体制有着重要意义。

自理学说规定了护士的作用是帮助患者进行自理。由于健康人有自我照顾的能力，能保持机体健康和自主的活动，而患者对此则不同程度地无能为力，因此护理的作用是帮助患者增强体质和恢复健康，恢复自理的生活。此种帮助不仅在于补偿自理能力的差异，而且主要是指导教育患者发挥自理能力。因此自理理论意味着护士职能的扩大、责任的升华，它对提高护理质量，完善现代护理理论有着现实的指导作用。

2. 自理可保证护理程序的有效性

奥瑞姆把护理程序看作护理实践的产物。护理程序是由护士和患者共同制订的，包括为达到某些治疗性自理要求所必需的护理活动及护理方法。护理活动应侧重训练增强患者自理能力的方法。护士为自理缺陷者设计可实施的治疗性护理程序，对患者做出正确估计，制订切实可行的护理计划，通过患者的自理行为更多地暴露出其思想、情操、性格特征和疾病的性质，为制订正确、合理的护理计划提供大量丰富的资料。同时对护理计划进行反馈，及时纠正护理计划的错误和不足，使之更加适合于患者的心理和生理状态，从而达到满意效果。

3. 自理密切了护患关系

由于自理是注重对患者教育帮助和指导，增强患者的自理能力的方法，患者采纳护士的指导后，双方以平等的地位参与促进康复的医疗活动，满足了患者的自尊、自知和自信，以及患者某些心理需要，因而密切了护患关系，为疾病的痊愈创造了有利条件。

4. 自理可促进患者的心理康复

自理能力恢复的程度是疾病痊愈的一个重要标志。要求自理是心理健康的一种反应。护士应针对患者的心理需要促进患者自理，通过各方面努力调动患者的主动性与创造性，积极参与诊疗护理活动，使患者自理的信心和自理行为都得到提高和巩固。

自理一方面可以启发患者自我暗示、自我意识的控制，保持良好心境，克服挫折、孤独及知觉异常感，从而顺利完成角色转换，正确对待疾病给自身带来的不幸；另一方面在生理上可以促使机体功能恢复，减少意外损伤，创造适于康复的最佳机体内环境，促进心身康复。国外一些学者实验研究表明，自理可促进患者心身康复。如在对老年患者实验中，实验组老人参加一些自理操作如进餐、整理床铺及简单安排自己休养生活等，而对照组老人则从进餐到生活琐事均由替代者代劳，其结果显示实验组老人积极主动，操作自如，抑郁减轻，心情舒畅，疾病痊愈较快。相反，对照组老人则心情抑郁，行为退化，疾病痊愈较慢。

# 第二节 自理的实施内容

## 一、自理的职能

自理学说认为：自理是人类在自身的生存、健康、舒适及预防疾病中所进行的自我实践活动。一般健康的人都能进行自理活动，调节自己日常生活，如饮食、娱乐、休息、排泄、躲避危险和不适等。人一旦患病，自理能力就发生困难，产生自理缺陷，不能达到治疗性自理要求及自理行为。护士的职能是提高患者"自我护理"的能力，提供自理的措施以补偿或帮助克服自理不足，及时了解患者的需要，以便有针对性地对患者进行有效的治疗、护理，起到缩短病程，减少并发症、后遗症的作用，促进疾病的痊愈。

一般自理的职能有下述四项：①维护自身的生存与健康；②预防疾病；③自我诊断，自我用药和自我治疗；④参加自我康复工作（自我保健）。护士通过教育和指导，提高患者的自理能力，使其产生自理信心和自理行为，协助改变患者某些自理方式，促进患者配合治疗。另外自理要求患者必须在自身条件允许的范围内进行，护士对此应及时了解情况并加以指导。

需要强调指出的是，促进自理并非把一切护理工作都交给患者去做，从而减轻护理工作量或强度，恰恰相反，促进患者自理增加了护理职能的内容和质量，对护士的知识结构和临床经验提出了更高层次的要求。为了针对不同病情、不同个性、不同社会背景的患者做好自理指导，护士就必须认真学习掌握更多医学、心理学方面的知识，勇于实践，勤于总结，不断提高自己的工作能力和学识水平，科学地指导患者自理，才能更好地完成护理的职能。

## 二、自理的内容

当患者不能履行治疗性自理活动，也就是不能维持正常的生活程序，不能矫正由疾病引起的功能失调或不能进行有利于个体生长发育的自理活动时，治疗性自理是需要的。治疗性自理是调动患者自身的积极性，使其配合护理工作，完成一套指定活动的方法。其内容包括维持正常的生活程序，维持正常人体活动和功能，支持个体潜能的发展，防止损伤和预防疾病以及对疾病的病理过程的了解和适应。护士应根据患者自理缺陷的程度给予配备自理照顾需要。

为了有助于了解护理的职责范围以及护士和患者的角色与行为，奥瑞姆设计了下述三个自理系统。

1. 全补偿系统

全补偿系统适用于那些没有能力进行自理的患者。护士必须替代这类患者做所有的事方能满足其治疗性自理需要。此系统又将患者分为三种类型：①患者在神志及体力上均无能力进行自理，如昏迷患者；②患者神志清楚，知道自己的需要，但在体力上没有能力去做，如重症肌无力的患者，或医嘱限制其活动，如心肌梗死急性期的患者；③患者虽然具有肢体运动能力，但有精神障碍，如痴呆患者。在此系统中护士首先要诊断患者有哪些自理需求，其次才是计划和实施相应的护理措施以满足患者的自理需求。

2. 部分补偿系统

在此系统中，护士和患者在满足治疗性自理需要时都能起主要作用，护士帮助患者完成自理活动。患者无法独立完成自理的主要原因是：①病情限制了患者的活动能力或因医嘱的规定；②缺乏自理所需的知识和技术；③患者心理上没有做好准备去学习或履行某些自理行为。

3. 辅助－教育系统

在此系统中，患者需要进行学习并且能够学会如何自理。护士所提供的帮助是心理上的支持、技术上的指导及提供一个所需要的环境。在这个系统中，护士的职责从前两个系统的"替代、帮助"过渡为"教育、支持"。具体表现为帮助患者制订决策，控制行为，获取知识和技术。

在运用这三种系统时应持发展、开放的观点，充分估计患者的自理能力，准确判断患者的治疗性自理需要，然后根据不同的病程阶段选择与之相适应的护理系统，切忌将这三个系统视为静态的、彼此孤立的。如对一个常规手术入院的患者，入院时可选择辅助－教育系统，术前准备期可选择部分补偿系统，术后麻醉未清醒前可选择完全补偿系统；清醒时可选择部分补偿系统，到了出院前又选择辅助－教育系统。总之，选择有效的护理系统的目的就是选择最佳护理方法帮助患者。

## 三、影响自理的因素

人的自理能力是由后天习得的。奥瑞姆把影响自理能力的因素看作护理活动的决定因素或制约因素。

影响自理活动的因素很多，自理能力大小与个体的年龄、发育水平、个性特征、经历、社会地位、文化修养、道德观念、信仰、技能等有关，此外还受病情、伤残程度、对健康的经验态度和医疗条件等因素所制约。

## 第三节　自理的心理学问题

### 一、自理的心理学依据

自理是通过患者的自理行为，一方面满足其自尊、自信及其他心理需要，使其克服挫折、孤独及知觉异常感，顺利完成角色转换，正确对待疾病给自身带来的痛苦；另一方面在其生理上，促进机体功能恢复，减少意外损伤，从而自我创造一个良好的心境和适应机体功能恢复的最佳机体内环境。

自理理论的基础之一是心理学。研究表明，人的心理是在各种实践活动中发生和发展的，人们在与客观事物接触中产生对客观事物的渴求即产生需要。当需要达到一定强度，并有诱因条件时，就会成为动机激励人们采取一些满足需要的实践活动。而人在实践过程中必然会遭到种种困难和挫折，需要人们调动其积极性和意志力，去达到目标。如此循环往复，人们的需要不断更替，其心理和生理适应能力也不断加强。人一旦患病，由于疾病带来的身体不适及某些功能减弱或丧失，导致正常的自理能力下降，必然会使心理状态失衡。自理的目的就是通过指导患者逐渐恢复其自理行为，从而尽快地达到身心同步康复的状态。

### 二、自我护理与心理护理

1. 自理与疾病的关系

患病的人，由于自理功能减弱和行为受限制，普遍产生了消极情绪和不同程度的焦虑。如果患者能够在病情许可的范围内学会必要的自理技术，就可由于健全的自我概念而减轻其焦虑心情，使他们积极地进行自我调整去适应疾病，有助于稳定其情绪。同时，自理活动还可以分散患者对自身健康状况的过分关注。我们常常可以发现，患者在住院期间由于角色改变，加之疾病本身的作用，过多地关注自己的疾病，以致加重了焦虑。自理有助于患者角色的适应和转化，在护理过程中应尽量发挥患者的自理能力，以减轻患者对挫折的感受，形成"我还行""我病得不那么厉害"等积极的自我暗示，从而有利于患者角色的转换。

2. 自理与心理护理的关系

在临床护理中，心理护理的内容常常需要与具体的、有针对性的自理指导结合起来才能更有效。自理指导需要有一定的心理护理的基础，即患者的心理状态必须是健康的、积极的，这样才能较顺利地接受自理指导。在不同疾病的心理护理中，自理指导都能产生不同程度的促进作用，有些治疗性自理指导甚至是具有关键性意义的。例如，在骨伤手术或某些治疗中，许多患者都受"伤筋动骨一百天"等世俗观念的影响，不能及时进行必要的功能活动，造成肌肉萎缩和组织粘连，影响康复。对这样的患者的心理护理就一定要配合制订治疗性自理计划，指导患者进行一些由浅入深的功能锻炼。心理护理的主要内容也可以围绕治疗性自理活动中产生的心理问题来进行，这样可大大提高心身康复的成效。

### 三、影响自理的心理因素

1. 对疾病的紧张恐惧感

人对患病特别是对身患重病容易产生恐惧，往往表现为害怕、绝望或沮丧。有的患者甚至因过度紧张而出现长时间肌肉僵直或全身无力，这必然影响有效的自理行为。有的患者面临一旦明确诊断，即会影响升学、晋升、婚姻等重大问题时，难以接受患病的事实，也可影响有效的自理行为。

2. 患病后判断能力的偏差

自理行为取决于准确、细致的判断。在患病时，这种判断往往出现偏差，这种偏差导致的失误可影响患者的自信而加重依赖心理，使一些治疗性自理活动难以执行。在指导患者进行治疗性自理时，要考虑患者的接受能力，并且使患者对克服困难做好心理准备。措施的执行要循序渐进，使患者逐渐树立自理的信心。

3. 依赖心理的影响

患者患病后常常希望别人给予更多的帮助。护士、家属的过多代劳会强化患者的患者角色，使之产生更多的依赖，造成自理缺陷。例如，某些老年人害怕孤独而常常拒绝自理，这是因为他们希望有人陪伴。

临床护理中，自理缺陷的心理因素是复杂多变的，通过选择护理措施要对患者有针对性地进行指导和帮助，以达到恢复自理能力的最佳状态。

## 四、个性特征与自理行为

患者中存在个性差异，因而对自理需要的表现也不尽相同。有人非常注重独立生活能力，自理性较强，并养成一套独特的习惯和行为方式。而另一些人则较为服从、顺应及依赖性强。因此对自理能力与个性差异的关系应引起注意。近年来国外学者提出的"控制型"理论已经应用于自理的指导。"控制型"理论认为患者对自己的生命和环境的认识有所不同，进行自我控制行为方式的信心也不同，因此患者自理活动存在着客观差异，可分为内控型、外控型和受控型。

1. 内控型

内控型患者认为他们自己的一切现状都是行为的结果，把得病归咎于自身行为不慎所致，因此对自身的健康信息较为关心，常通过自己的努力排除机体或心理对疾病的影响，有一套调整身心的保养方法，并以此排除可能的疾病侵袭。因此内控型较外控型的人更容易控制自我行为如戒烟、限制饮食、控制体重，积极配合治疗及手术等措施，容易听从医护人员的健康指导及治疗性自理安排。但如在短期内效果不佳，内控型患者则易自责内疚，丧失信心。对此型患者应给予耐心劝解，每一阶段自理内容不宜安排过多，可通过具体指导和鼓励、解释，调动患者自理的积极性。

2. 外控型

外控型患者的特点是把一切事物归结于外部因素的影响或命运所致。因此外控型的人易对疾病产生焦虑不安，情绪易受环境影响，接受治疗不如内控型的人有规律，不能积极配合治疗与手术，自理也较困难。对外控型患者应鼓励帮助患者正确认识自身疾病，相信健康和幸福完全由自己掌握，确信疾病是能控制的，相信能否早日康复取决于自身主观能动性的发挥程度，并依靠自身的力量去战胜疾病。在护理中还应指导患者认真执行治疗性自理，及时鼓励患者克服自理障碍，树立信心战胜疾病。

3. 受控型

受控型患者认为自己的生活基本受他人掌握，顺应性和依赖性强，主观能动性差，常采取听天由命的态度，依赖于医生或家人。因此对此型患者应以鼓励、安慰为主，认真指导其实施康复措施，以教育、支持、具体指导帮助患者建立自理能力与促进康复。

## 五、不同年龄患者的心理特点与自理

不同年龄阶段的患者自理行为存在着差异，护理人员应根据其不同年龄阶段的自理需要，给予不同的自理指导。

1. 儿童期的自理

儿童有能力完成日常自理的行为，但儿童的自理行为常被忽视，认为儿童完全依赖他人的看法常影响儿童的自理能力。其实很小的儿童在某些方面也有自理能力，其程度主要由发育水平、家族影响及年龄而定。婴幼儿随着年龄增长其自理能力也在增长。即使婴儿也会发出信号给双亲，如以啜泣、啼哭来表示饥饿或"抱抱我"等要求，父母也能很快懂得这些信号、动作含义，满足他的需要。学龄前儿童已逐步学会许多自理活动，如吃饭、洗脸、穿衣、上厕所等。

住院患儿常见的心理问题是自理缺陷，表现为强迫性依赖，如拒食、尿床及自理困难等行为倒退。这是儿童与亲人的分离引起的焦虑和恐惧所致的自理行为退化，反映出患儿对住院的焦虑不安。如果护士和家长（自理替代者）全盘接受这种退行变化，完全替代儿童的自理行为，就会使他们难以适应住院环境。因此护士应根据儿童的生长发育特点指导和教育自理替代者如何促进儿童自理能力的发展。随着儿童年龄的增长，替代者从"替他做"变为"支持他做"，在制订儿童自理计划时必须符合儿童的情绪状态和认识能力，做好住院的心理准备。如家长和护士应告知患儿为何需要住院及住院的安排，减轻住院所造成的心理创伤。同时，经常了解儿童心理需要对稳定情绪、顺利地接受治疗措施也是必不可少的。

2. 青年期的自理

青年人正处于人生朝气蓬勃的时期，体能极佳，好胜心强，情感丰富。但由于疾病带来的身体不适，导致自理能力下降，使心理状态失衡。青年人往往担心疾病对自己学习、工作、生活及前途的影响，易产生焦虑和悲观情绪。特别当某些特殊的自理能力（如排泄等）下降或完全障碍时，心理上的挫折感尤为强烈，加重了他们的心理负担。他们对自身的各种功能及自理能力的任何变化都十分敏感，当自理能力恢复时马上感到愉快及欢欣，但也可因一时的挫折而情绪不佳甚至愤怒。从自信到自卑，从热心到冷漠，情绪反应强烈而不稳定。另外，青年人一般接受治疗性自理的能力较强，护士应给予其必要的心理支持，多关心患者，耐心疏导，根据每个人的实际情况，制订治疗性自理计划。此外还要注意不可让他们超越自理能力所及，以免力不从心时造成受挫感而影响情绪，只有科学指导，循序渐进，才能使他们尽快达到身心适应的状态。

3. 老年期的自理

老年患者自理的心理问题也较多。他们在健康受到威胁时，情绪变化更为突出。老年患者往往性情急躁、固执，对环境适应能力差，易产生自怜自弃。老年人患病后自理能力减弱，感到老之来临，产生孤独无助之感，因此常过分依赖自理替代者的全面照料，缺乏自理意识，害怕自理后无人照料，精神无所依托。他们害怕孤独，认为一旦能够自理，唯一的社会联系也就中断，因而过分依赖自理替代者，给疾病痊愈带来不利的影响。对于老年患者不仅要指导其生活上的自理需要，做好患者的思想工作，消除其抵触情绪，使之自愿接受自理，而且要为不同老年患者制订出合理、有效的治疗性自理方案，并在实施方案过程中及时听取患者反映以便不断修改、完善，使之更适合患者自理需要。此外在疾病恢复期也要提供保健的自理指导，教育他们保持乐观的态度，树立积极的人生观并对他们宣传防治疾病和延年益寿的知识，促进疾病的康复。

4. 康复中的自理

护士在促进患者康复的过程中应始终贯彻自理的原则，以支持帮助患者促进康复。康复自理中的健康教育是指向患者介绍其所患疾病及其有关的常识，对疾病的预防及治疗的知识，指导患者正视现实，正确对待疾病。对慢性疾病患者，除给予支持外，还应帮助促进其自理的形成，学会在疾病状态下所需要的新的自理方法，如刷牙、洗澡及其他的生活自理等。康复的自理还包括自我观察、评估、诊断等，如对乳腺的自我检查，对排泄物的观察等，以了解康复过程中病情及身体状态的前后变化，从而制订相应的自理措施。

# 第十四章 中医学心理病症与治疗

## 第一节 医学心理学的产生与发展

### 一、医学心理学的产生

医学心理学如同它的母体学科医学和心理学一样,其思想源远流长。早在两千多年前,人类最早的成文医学和哲学典籍中就有丰富的医学心理学思想。在古代,中国的《黄帝内经》和古希腊西医始祖希波克拉底(Hipporcratts)对人体健康和疾病的心理因素作用就有相当精辟的论述。

"医学心理学"一词最早是由德国哲学和医学教授洛采(R.H.Loze)于1852年提出来的。他撰写的《医学心理学》著作共有三篇:第一篇题为"生理的一般的概念",采用了"心理生理学"一词,讨论了心理生理学和心身问题;第二篇题为"精神生活的元素与生理的机制",论述了感觉、情感、运动和本能、空间知觉;第三篇题为"健康与疾病的心理生活的发展",分章阐述了意识的状态、精神生活的发展条件和精神生活的扰乱(即心理病理学)。他的思想为医学心理学奠定了基础。

科学心理学的创始人冯特(W.Wundt)于1879年在德国莱比锡大学创立了世界上第一个心理学实验室,不仅为心理科学开辟了新纪元,也为医学心理学的发展开拓了道路。他的《医学心理学手册》以及《生理心理学》,都探讨了用实验的方法研究医学过程中的心理学问题。

从历史的角度看,真正推动医学心理学发展的人首推美国临床心理学家韦特麦(L.Witmer),他坚持心理学为应用服务,积极将心理学运用于临床实际,解决临床问题。1896年,他向美国心理学会(APA)提出这一主张,并在宾夕法尼亚州建立了第一个心理诊所(psychological clinic),专门诊断、治疗情绪障碍或学习困难的儿童,同时创办了专门期刊。1907年,韦特麦提出"临床心理学"术语,开设了临床心理学课程。此后,在美国和其他一些国家,类似的心理诊所以及大学和医院的临床心理机构陆续出现。

1906年,普林斯(N. Prince)出版了《变态心理学杂志》,第二年韦特麦出版《心理学临床》杂志。1917年美国临床心理学会成立,1936年劳蒂(Louttit)出版了《临床心理学》教科书,1937年《咨询心理学杂志》(后改为《美国咨询和临床心理学杂志》)问世,等等。至此,医学心理学具备了服务部门、专业机构、学术刊物和教科书,形成了专业雏形。

### 二、医学心理学的发展

医学心理学在第二次世界大战期间及战后得以迅速发展,其发展原因主要基于两个方面:一是医学心理学技术和方法的日臻成熟,特别是科学心理测量学的发展和专门心理治疗技术的诞生,使心理学为医学临床服务成为可能;二是社会对医学心理学的需要,尤其是以维护和促进正常人心理健康为宗旨的心理卫生运动,极大地拓宽了医学心理学的范围。在第二次世界大战期间,由于战争的需要,在美国造就了大量的临床心理学家。他们深入到军队,运用心理学方法为士兵的动员、选拔和训练服务。残酷的战争给人们造成了巨大的精神创伤,大量的心理学家配合医学家和社会学家对有需求者进行心理诊断、心理治疗和康复工作,成效显著。战后,为了满足社会需求,1946年,美国退役军人管理局(VA)要求设有心理学系的名牌大学制定培养临床心理学家的正式标准。1947年，美国心理学会（APA）对训练临床心理学家的计划予以支持，成立了临床心理学训练的专门委员会，提出了培养博士研究生的计划。由心理学家戴维·沙科（David Shakow）负责，发表了在临床心理学史上具有里程碑意义的《沙科报告》。1949年，在科罗拉多州的博尔德召开会议，正式通过了《沙科报告》，确定了临床心理学家的"科学家—实践家"模式。其主要内容有：①临床心理学家必须在大学的心理学系和医院接受训练；②临床心理学家首先要成为心理学家（psychologist），然后再成为临床医师（clinician）；③临床心理学家必须通过临床实习（clinical intership）；④临床心理学家必须具有诊断、心理治疗和研究的技能；⑤训练的目标是取得博士学位。此培训标准的基调至今仍然有效。尔后，美国心理学会同意成立全美心理学职业考试委员会（ABEPP），后者制定了一套心理学技术质量评定标准以及心理学道德准则，完成了心理学家的评估体系。1954年，美国心理学会发表了关于心理学与其他专业关系的文件，几年后经过修改，最终认可心理学家独立开展心理治疗和其他收费服务的地位。

美国20世纪40年代临床心理学家培训标准的产生和50年代的职业化运动，大大促进了临床心理学的发展。50年代以后，美国的临床心理学家因社会需要和政府支持，社会地位明显提高，美国每年授予心理学博士学位有一半是给临床心理学专业的，许多心理学工作者希望成为临床心理学家。临床心理学博士点在1970年有81个，1990年发展到161个。临床心理学领域不断扩大，在综合医院、精神病院、医学院、心理保健诊疗所、大学及私人诊所，都有临床心理工作者从事与疾病和健康有关的心理诊断、心理治疗、心理咨询和心理卫生等方面的工作以及研究和教学活动。在其他一些国家，医学心理学的发展虽不及美国那样全面、系统，但其内容和范围大同小异。

我国医学心理学起步于20世纪30年代，1931年成立"中国测验学会"，1936年成立"中国心理卫生协会"，后都因战争爆发而处于停顿状态。抗日战争胜利后，只有少数医学心理学工作者在医学院、精神病院和儿童福利机构从事心理卫生、心理诊断和心理治疗工作。

60年代以后，整个心理学遭到严重摧残，直到70年代末，心理学和医学心理学工作才得以恢复。1979年11月成立了医学心理学专业委员会。同年卫计委在颁发的教学计划中提出，在有条件的院校开设心理学课程。1980年通知各医学院校和中级卫生护士学校开设心理学和医学心理学课程。1987年5月，卫计委在高等医学院医学专业第二届教材编审工作会议上，将医学心理学规定为新增加的必修课程。北京医学院医学心理学教研室、北京大学心理系、中科院心理研究所、湖南医学院等单位分别多次举办医学心理学师资培训班和心理测验培训班，培养了不少医学心理学骨干。全国及地方医学心理学专业委员会或专业小组相继成立，并开展了大量学术活动。各医学院校纷纷成立医学心理学教研室，开展教学、科研活动，编写出版《医学心理学》教材数十种，医学心理研究论文成为心理学刊物的重要内容。许多大学开设了医学心理学相关专业，设立了硕士点和博士点。目前，我国的医学心理学已进入蓬勃发展阶段。

## 三、医学心理学的发展趋势与展望

近几十年来，随着经济的发展和社会的进步，人们对医学心理学的需要越来越迫切。一方面，生活方式的改变，生活节奏的加快，价值观的变化，种种社会变革将使人们面临愈来愈多的心理问题；另一方面，物质生活的改善，使人们更加注重生活质量，追求精神上的安宁，社会求助于心理学家的倾向因此而更为明显。在此情况下，医学心理学的发展呈现下列趋势。

第一，学科范围进一步扩大。纵观医学心理学的发展，它从早期服务于精神疾病患者和心理障碍患者，逐步向躯体疾病患者，进而向健康人扩展。把心理健康的维护、养生保健和健全人格的培养作为其主要内容之一，并参与职业选拔、就业指导和教育发展等，向各领域广泛渗透并为全社会所有人群提供服务。

第二，进一步向多学科靠拢。医学心理学属于边缘学科，本身具有系统论的整体思维特征，与多学科合作，共同研究和解决某一领域问题已呈现出良好作用。今后，医学心理学将与医学、心理学、生物学、社会学和行为科学等进一步结合，协同研究共同感兴趣的课题。同时，在临床服务过程中也会愈来愈多地与相关专业工作者合作，以扩大服务内容，提高服务质量。

第三,进一步运用当代科学研究成果。医学心理学的发展依赖于心理学和医学的理论并与科技进步密切相关,医学心理学迫切需要用当代科技成果不断完善自身的理论、技术和方法。医学心理学必将遵循生物–心理–社会医学模式,特别是加快吸收生物医学的新成果,更多地采用分子生物学、生物工程和神经心理学等实验手段,将系统的综合研究与深入的实验研究结合起来,全面发展自身的理论。

但是,作为现代医学理论之一,医学心理学在完成自己的历史使命中,还将面临严峻挑战。

一是基础理论发展远远滞后于实际需要。医学心理学的发展依赖于心理学基础理论的发展,近几十年来,在发达国家心理学已成为人数增长最快的学科之一,但是,从事心理学基础理论研究的人数则呈下降趋势。基础理论发展缓慢,必然影响心理学应用学科的知识积累,导致医学心理学的发展后劲严重不足。

二是研究方法不够成熟。由于当前的科技手段在深入研究人的心理这一宇宙中最复杂的现象中,仍未有突破性进展,医学心理学的许多理论缺乏深度,一些应用技术也显得力不从心。例如,目前广泛应用的心理测量技术,虽然采用了统计学的科学原理,但对心理活动的度量仍停留在表面层次;心理治疗虽然在心理障碍的矫正治疗等方面获得较好效果,但其发展缓慢,特异性不高,在可靠性等方面均有待于进一步完善。

三是学科范围仍需进一步界定。明确的研究对象和任务、独特的研究方法、确定的研究范围,是一门独立学科的基本条件和特征。医学心理学在刚刚诞生的时候,多局限于精神障碍领域,或等于变态心理学。对医学心理学的对象、任务和范围的认识,直到20世纪70年代以后,方有比较一致的意见:医学心理学是包括生理心理学、神经心理学、变态心理学、心身医学、药理心理学、临床心理学、心理诊断学、心理治疗学和健康心理学等分支学科组成的学科体系。但迄今为止,对医学心理学属于基础学科还是应用学科仍有争议。在不同国家,其学科名称和学科范围还很不一致。这些,都影响了医学心理学的教学、研究、学术交流和学科发展。

此外,如何在人群中普及心理学知识,提高全社会重视心理健康的意识,促使政府有关机构支持医学心理学的研究和应用,也是医学心理学工作者面临的一项重要任务。

## 第二节　　心系病证

### 一、心悸

**(一)定义**

心悸包括惊悸和怔忡,是指病人自觉心中悸动、惊惕不安,甚则不能自主的一种病证。临床多呈发作性,每因情志波动或劳累过度而发作,且常伴胸闷、气短、失眠、健忘、眩晕、耳鸣等症。

**(二)病因病机**

心悸多因体虚劳倦、七情所伤、感受外邪及药食不当等,以致正气不足、心神失养,或邪滞心脉、心神不宁。

**(三)分证论治**

1. 心虚胆怯

症状　心悸不宁,善惊易恐,坐卧不安,不寐多梦而易惊醒,恶闻声响,食少纳呆,苔薄白,脉细数或细弦。

治法　镇惊定志,养心安神。

方药　安神定志丸。

药物组成　人参、茯苓、茯神、石菖蒲、姜远志、龙齿。

方解　方中龙齿重镇安神;姜远志、石菖蒲入心开窍,除痰定惊;茯神养心安神;茯苓、人参健脾益气。诸药配伍,共奏益气化痰、安神定志之效。

方歌　安神定志丸
①程氏安神定志丸，二茯龙齿参菖远，益气养血安心神，惊恐不寐梦中安。
②定志丸法治怵惕，龙齿辰砂平惊悸，菖蒲二茯真人参，减砂安神定志易。
③安神定志朱龙齿，人参二茯远菖蒲，服药蜜调能益气，心虚痰扰皆能除。

2. 心血不足
症状　心悸气短，动则尤甚，头晕目眩，面色无华，失眠健忘，倦怠乏力。舌淡红，脉细弱。
治法　补血养心，益气安神。
方药　归脾汤。
药物组成　白术、茯神、黄芪、龙眼肉、酸枣仁、人参、木香、炙甘草、当归、远志、生姜、大枣。
方解　方中君以黄芪补气升阳，臣以人参补中益气，白术益气健脾，三者合用，大补脾气，使气旺血生。龙眼肉补血养心，亦为君药，臣以当归、酸枣仁补血养心安神。佐以茯神、远志，助龙眼肉宁神定志；更佐理气醒脾之木香，与诸补气养血药相伍，可使其补而不滞。炙甘草补益心脾之气，并调和诸药，用为佐使。引用生姜、大枣，调和脾胃，以资化源。如是心脾得补，气血得养，则神志得宁，脾复统摄之权。

方歌　归脾汤
①归脾汤用术参芪，归草茯神远志随，酸枣木香龙眼肉，煎加姜枣益心脾。
②归脾四君归酸枣，龙眼芪枣远木香，益气补血养心脾，心脾两虚诸证方。
③归脾汤中用茯神，术芪酸枣龙眼参，草归志姜枣木香，补血养心功效强。

3. 阴虚火旺
症状　心悸易惊，思虑劳心尤甚，心烦少寐，五心烦热，口干，盗汗，伴耳鸣腰酸，头晕目眩，急躁易怒。舌红少津，苔少或无，脉象细数。
治法　滋阴清热，养心安神。
方药　天王补心丹合朱砂安神丸。
药物组成　天王补心丹：人参、玄参、丹参、茯苓、五味子、远志、桔梗、当归、天冬、麦冬、柏子仁、酸枣仁、生地、朱砂。朱砂安神丸：朱砂、黄连、炙甘草、生地、当归。

方解
天王补心丹中重用甘寒之生地，滋阴养血，清虚热为君药。天冬、麦冬滋阴清热，酸枣仁、柏子仁养心安神，当归补心血，共助生地滋阴补血，以养心安神，俱为臣药。人参补气，使气旺而阴血自生，以宁心神；五味子酸收敛阴，以养心神；茯苓、远志养心安神，交通心肾；玄参滋阴降火，以制虚火上炎；丹参养心血而活血，可使诸药补而不滞；朱砂镇心安神，兼治其标。七药共为佐药。桔梗为舟楫，载药上行，为使药。诸药相伍，共奏滋阴养血、养心安神之功。

朱砂安神丸中以朱砂为君，质重性寒，专入心经，重可镇怯以镇心安神，寒能清热以清心泻火。臣以苦寒之黄连直泻心火，与君药相伍，一镇一清，镇心安神、清心泻火之力增。心火亢盛，灼伤阴血，故佐以生地滋阴清热，使心火不亢；当归补养心血，配伍生地以补阴血之不足。炙甘草既防朱砂质重碍胃与黄连苦寒伤胃，又兼调和诸药，为佐使。本方镇清并举，泻中兼养，使心火得降，阴血得充，镇心安神，则心烦失眠、惊悸怔忡自除，故以"安神"名之。

方歌　天王补心丹
①补心丹用柏枣仁，二冬生地当归身，三参桔梗朱砂味，远志茯苓共养神。
②心虚火扰补心丹，心悸遗忘入梦难，归地二冬酸柏远，三参苓桔朱味丸。
③天王补心柏枣仁，地远二冬苓当归，元丹人参桔朱味，菖蒲易味治劳心。

朱砂安神丸
①朱砂安神东垣方，归连甘草合地黄，怔忡不寐心烦乱，清热养阴可复康。
②朱砂安神有黄连，当归生地甘草全，惊悸失眠心烦乱，镇心安神服之安。
③安神归头连地甘，心火上炎神不安，镇心安神疗怔忡，泻火养阴除心烦。

4. 心阳不振

症状　心悸不安，胸闷气短，动则尤甚，面色苍白，形寒肢冷。舌淡苔白，脉象虚弱或沉细无力。

治法　温补心阳，安神定悸。

方药　桂枝甘草龙骨牡蛎汤合参附汤。

药物组成　桂枝甘草龙骨牡蛎汤：桂枝、炙甘草、煅龙骨、煅牡蛎。参附汤：人参、熟附子、生姜、大枣。

方解

桂枝甘草龙骨牡蛎汤中煅龙骨咸平质重，长于重镇安神，敛浮阳而止汗；煅牡蛎长于益阴潜阳，镇惊安神。二药相须为用，镇潜浮越之阳，固摄耗竭之阴，重镇安神之功益著，以治神志不宁之标，共为君药。心阳虚损，心神失养，故臣以辛甘性温之桂枝，温通心阳。炙甘草用量倍于桂枝，益气和中，与桂枝相伍辛甘养阳，以助温补心阳之效，且可防质重之龙骨、牡蛎阻胃，兼能调和药性，为佐使药。本方药简效专，温通中寓以补养，镇潜中寓以摄敛，使心阳得温，心气得收，心神宁谧，则心烦躁扰诸症可除。

参附汤中人参甘温大补元气；熟附子大辛大热，温壮元阳。二药相配，共奏回阳固脱之功。《删补名医方论》说"补后天之气，无如人参；补先天之气，无如附子，此参附汤之所由立也"，又言"二药相须，用之得当，则能瞬息化气于乌有之乡，顷刻生阳于命门之内，方之最神捷者也"。此外，大枣合人参，能生津益阴以配阳；生姜配熟附子，更能增强回阳的作用。凡是元气暴虚，阳气欲脱，肢冷自汗，气促喘息，头晕欲厥，危在顷刻的病症，非本方莫属。

方歌　桂枝甘草龙骨牡蛎汤

①桂枝甘草龙牡汤，四药相伍合成方，伤寒误治成烦躁，温养心阳可复康。

②桂枝甘草龙牡汤，虚烦恰因心阳伤，心悸心烦与汗出，温补安神效显彰。

③二甘一桂不雷同，龙牡均行二两通，火逆下之烦躁起，交通上下取诸中。

参附汤

①参附汤是救急方，补气回阳效力彰，正气大亏阳暴脱，喘汗肢冷可煎尝。

②参附汤疗汗自流，肾阳脱汗此方求，卫阳不固须芪附，郁遏脾阳术附投。

5. 水饮凌心

症状　心悸眩晕，胸闷痞满，渴不欲饮，小便短少，或下肢浮肿，形寒肢冷，伴恶心、呕吐、流涎。舌淡胖，苔白滑，脉象弦滑或沉细而滑。

治法　振奋心阳，化气行水，宁心安神。

方药　苓桂术甘汤。

药物组成　茯苓、桂枝、白术、甘草。

方解　方中茯苓渗湿化饮，健脾益气，既能导痰饮从小便而出，又能培脾土以复运化，标本兼顾，故重用为君。桂枝温阳化气，为臣药。茯苓、桂枝相伍，温阳行水之功尤彰。佐以白术健脾燥湿，茯苓、白术相须，健脾祛湿之力尤著，是治病求本之意。甘草甘平，益气和中，调和药性，与桂枝相伍，辛甘养阳，助温补中阳之力，与白术相配，益气健脾，协崇土制水之力，为佐使之用。四药合用，温阳健脾以助化饮，淡渗利湿以通水道，中阳振奋，脾运复常，则痰饮渐消。

方歌　苓桂术甘汤

①苓桂术甘化饮剂，温阳化饮又健脾，饮邪上逆胸胁满，水饮下行悸眩去。

②苓桂术甘温药方，气上冲胸水为殃，头眩心慌阴邪重，咳嗽短气成效彰。

③苓桂术甘汤苓四，三桂二术二甘施，中阳素虚水停滞，逆满气冲头眩之，

金匮方中三术施，阳虚饮停理总是。

④苓桂术甘痰饮尝，和之温药四般良，雪羹定痰化痰热，海蜇荸荠共合方。

⑤苓桂术甘利湿方，温化痰饮健脾良，中阳不足痰饮聚，气短眩悸咳便溏。

6. 心脉瘀阻

症状　心悸不安，胸闷不舒，心痛时作，痛如针刺，唇甲青紫。舌质紫黯或有瘀斑，脉涩或结或代。

治法　活血化瘀，理气通络。

方药　桃仁红花煎合桂枝甘草龙骨牡蛎汤。

药物组成　桃仁红花煎：丹参、赤芍、桃仁、红花、香附、延胡索、青皮、当归、川芎、生地。桂枝甘草龙骨牡蛎汤：桂枝、炙甘草、煅龙骨、煅牡蛎。

方解

桃仁红花煎中桃仁、红花、丹参、赤芍、川芎活血化瘀，延胡索、香附、青皮理气通脉止痛，生地、当归养血活血。全方共奏活血化瘀、理气止痛之功。

桂枝甘草龙骨牡蛎汤中煅龙骨咸平质重，长于重镇安神，敛浮阳而止汗；煅牡蛎长于益阴潜阳，镇惊安神。二药相须为用，镇潜浮越之阳，固摄耗竭之阴，重镇安神之功益著，以治神志不宁之标，共为君药。心阳虚损，心神失养，故臣以辛甘性温之桂枝，温通心阳。炙甘草用量倍于桂枝，益气和中，与桂枝相伍辛甘养阳，以助温补心阳之效，且可防质重之龙骨、牡蛎阻胃，兼能调和药性，为佐使药。本方药简效专，温通中寓以补养，镇潜中寓以摄敛，使心阳得温，心气得收，心神宁谧，则心烦躁扰诸症可除。

方歌　桃仁红花煎
①桃仁红花赤生地，理气青皮与香附，祛瘀丹参和延胡，归芎加入心瘀除。
②桃仁红花煎桃红，丹参赤芍归川芎，延胡香附青皮地，活血化瘀心络通。
③桃仁红花煎四物，理气青皮与香附，祛瘀丹参和元胡，闷痛正在心前部。
④桃仁红花煎赤芍，香附青皮延胡索，当归丹参川芎地，活血化瘀通脉络。
⑤桃仁红花四物入，丹参桃红与香附，延胡青皮破气冲，血瘀尽去脉络通。

桂枝甘草龙骨牡蛎汤
①桂枝甘草龙牡汤，四药相伍合成方，伤寒误治成烦躁，温养心阳可复康。
②桂枝甘草龙牡汤，虚烦恰因心阳伤，心悸心烦与汗出，温补安神效显彰。
③二甘一桂不雷同，龙牡均行二两通，火逆下之烦躁起，交通上下取诸中。

7. 痰火扰心

症状　心悸时发时止，受惊易作，胸闷烦躁，痰多黏稠，口干口苦，大便秘结，小便短赤。舌红，苔黄腻，脉弦滑。

治法　清热化痰，宁心安神。

方药　黄连温胆汤。

药物组成　半夏、陈皮、茯苓、炙甘草、枳实、竹茹、黄连、生姜、大枣。

方解　方中半夏功善燥湿化痰，降逆和胃，为君药。然证属胆热犯胃，痰热内扰，故配以甘淡微寒之竹茹、苦寒之黄连，清胆和胃，清热化痰，除烦止呕，为臣药。与半夏相配，既化痰和胃，又清胆热，令胆气清肃，胃气顺降，则胆胃得和，烦呕自止。治痰须治气，气顺则痰消，故佐以枳实破气消痰，散结除痞；陈皮理气燥湿而化痰，既助半夏以祛痰，又增枳实调气之功。两药相合，行气降逆而化痰和胃。茯苓健脾渗湿，以治生痰之源；生姜、大枣和中培土，使水湿无以留聚。三药共为佐药。炙甘草益气和中，调和诸药，为使药。诸药合用，共奏清胆和胃、理气化痰、除烦止呕之效，使痰热得清，胆胃得和，诸症可解。

方歌　黄连温胆汤
①温胆夏茹枳陈助，连佐茯草姜枣煮，理气化痰清胆胃，胆郁痰扰诸症除。
②黄连温胆苓半草，枳竹陈皮加姜枣，虚烦不眠证多端，此系胆虚痰热扰。
③温胆陈半茯苓甘，连竹枳实姜枣煎，虚烦呕逆惊痫愈，清胆和胃化热痰。

(四) 文献摘要

《素问·平人气象论》："脉绝不至曰死，乍疏乍数曰死。"

《素问·三部九候论》："参伍不调者病。"

《金匮要略·惊悸吐衄下血胸满瘀血病脉证治》："寸口脉动而弱，动则为惊，弱则为悸。"

《丹溪心法·惊悸怔忡》："惊悸者血虚，惊悸有时，以朱砂安神丸。痰迷心膈者，痰药皆可，定志丸加琥珀、郁金。怔忡者血虚，怔忡无时，血少者多。有思虑便动，属虚。时作时止者，痰因火动。瘦人多因是血少，肥人属痰。寻常者多是痰。自觉心跳者是血少，四物、朱砂安神之类。"

《景岳全书·怔忡惊恐》："怔忡之病，心胸筑筑振动，惶惶惕惕，无时得宁者也。……此证唯阴虚劳损之人乃有之，盖阴虚于下，则宗气无根，而气不归源，所以在上则浮撼于胸臆，在下则振动于脐旁，虚微者动亦微，虚甚者动亦甚。凡患此者，速宜节欲，节劳，切忌酒色。"

《证治汇外·惊悸怔忡》："惊悸者，忽然若有所惊，惕惕然心中不宁，其动也有时。怔忡者，心中惕惕然，动摇不静，其作也无时。"

《医林改错·血府逐瘀汤所治之症目》："心跳心慌，用归脾安神等方不效，用此方百发百中。"

## 二、胸痹心痛

### （一）定义

胸痹心痛是以胸部闷痛，甚则胸痛彻背，喘息不得卧为主症的一种病证。轻者仅感胸闷如窒，呼吸欠畅，心前区、膺背肩胛间隐痛、绞痛，历时数秒至数分钟，经休息或治疗后症状可迅速缓解，但多反复发作；严重者心痛彻背，背痛彻心，持续不能缓解。

### （二）病因病机

胸痹心痛的发生多与寒邪内侵、饮食不节、情志失调、劳倦内伤、年迈体虚等因素有关。心脉痹阻为其主要病机。

### （三）分证论治

1. 心脉瘀阻

症状  心胸刺痛，部位固定，入夜尤甚，或心痛彻背，背痛彻心，或痛引肩背，或伴胸闷心悸，日久不愈。舌质紫黯，或有瘀斑，脉沉涩或弦涩。

治法  活血化瘀，通脉止痛。

方药  血府逐瘀汤。

药物组成  当归、生地、桃仁、红花、枳壳、赤芍、柴胡、甘草、桔梗、川芎、牛膝。

方解  方中桃仁破血行滞而润燥，红花活血祛瘀以止痛，共为君药。赤芍、川芎助君药以活血祛瘀；牛膝活血通经，引血下行。三药共为臣药。生地、当归养血活血，配诸活血药，使祛瘀而不伤阴血；桔梗、枳壳，一升一降，宽胸行气，桔梗并能载药上行；柴胡疏肝解郁，升达清阳，与桔梗、枳壳同用，尤善理气行滞，使气行则血行。以上五药均为佐药。甘草调和诸药，为使药。合而用之，使血活瘀化气行，则诸症可愈，为治胸中血瘀证之良方。

方歌  血府逐瘀汤

①血府当归生地桃，红花甘草壳赤芍，柴胡芎桔牛膝等，血化下行不作劳。

②血府逐瘀归地桃，红花枳壳膝芎饶，柴胡赤芍甘桔梗，活血化瘀功效高。

③血府逐瘀四物草，桃红柴膝桔枳壳，活血行气能止痛，瘀血化热疗上焦。

④血府逐瘀归地桃，红花赤芍枳壳草，柴胡芎桔牛膝伍，血化下行不作劳。

2. 气滞心胸

症状  心胸满闷，疼痛阵发，痛有定处，时欲太息，遇情志不遂时容易诱发或加重，或兼胃脘胀闷，得嗳气或矢气则舒。苔薄或薄腻，脉细弦。

治法  疏肝理气，活血通络。

方药  柴胡疏肝散。

药物组成  陈皮、柴胡、枳壳、白芍、炙甘草、香附、川芎。

方解  方中柴胡苦辛微寒，归肝胆经，功擅条达肝气而疏郁结，《药品化义》："柴胡，性轻清，主升散，味微苦，主疏肝"，故为君药。香附微苦辛平，入肝经，长于疏肝行气止痛；川芎味辛气温，入肝胆经，能行气活血，开郁止痛。二药共助柴胡疏肝解郁，且有行气止痛之效，同为臣药。陈皮理气行滞而和胃，醋炒以入肝行气；枳壳行气止痛以疏理肝脾；白芍养血柔肝，缓急止痛，与柴胡相伍，养肝之体，利肝之用，且防诸辛香之品耗伤气血。三药俱为佐药。炙甘草调和药性，与白芍相合，则增缓急止痛之功，为佐使药。诸药共奏疏肝解郁、行气止痛之功。

方歌　柴胡疏肝散

①柴胡疏肝芍川芎，陈皮枳壳草香附，疏肝解郁兼理血，胁肋疼痛皆能除。
②柴胡疏肝枳芍草，香附川芎二味妙，疏肝理气兼止痛，肝胃气滞此方好。
③四逆散中加芎香，枳实易壳行气良，方名柴胡疏肝散，气闷胁痛皆可畅。
④柴胡疏肝芎芍甘，陈皮香附枳壳煎，往来寒热胸腹痛，行气解郁正疏肝。
⑤柴胡疏肝白芍柴，陈枳草芎香附采，肝郁气滞胸脘闷，疏肝解郁理气本。

3. 痰浊闭阻

症状　心胸窒闷疼痛，闷重痛轻，多形体肥胖，肢体沉重，痰多气短，遇阴天而易发作或加重，伴倦怠乏力，纳呆便溏，口黏，恶心，咯吐痰涎。苔白腻或白滑，脉滑。

治法　通阳泄浊，豁痰开结。

方药　栝楼薤白半夏汤。

药物组成　栝楼、薤白、半夏、白酒。

方解　方中栝楼苦寒滑利，豁痰下气，宽畅胸膈；薤白辛温，通阳散结以止痹痛；半夏辛温，化痰逐饮降逆；白酒辛温轻扬，宣散通阳，可助药势。四药合之，全方共奏通阳止痛、逐饮散结之功。

方歌　栝楼薤白半夏汤

①栝楼薤白半夏汤，祛痰宽胸效显彰，三味再加酒同煎，宽胸散结又通阳。
②栝楼薤白半夏汤，三味加酒能通阳，祛痰宽胸满痛解，咳喘胸痹背痛康。
③栝楼薤白半夏汤，白酒煎加煮勿忘，胸痹心痛彻背者，通阳止痛痰饮撤。

4. 寒凝心脉

症状　猝然心痛如绞，或心痛彻背，背痛彻心，形寒肢冷，面色苍白，甚则冷汗自出，心悸气短，多因气候骤冷或骤遇风寒而发病或加重。苔薄白，脉沉紧或促。

治法　宣痹通阳，散寒止痛。

方药　栝楼薤白白酒汤合当归四逆汤。

药物组成　栝楼薤白白酒汤：栝楼、薤白、白酒。当归四逆汤：当归、桂枝、白芍、细辛、炙甘草、大枣、通草。

方解

栝楼薤白白酒汤中栝楼苦寒滑利，豁痰下气，宽畅胸膈；薤白辛温，通阳散结以止痹痛；白酒辛温轻扬，宣散通阳，可助药势。三药合之，使胸阳宣畅，痹阻得通，诸症得解。

当归四逆汤中桂枝辛温，温经散寒，温通血脉；细辛辛温走窜，通达表里，温散寒凝。二药并用，温阳气，除寒邪，畅血行，共为君药。当归甘温，养血和血；白芍酸甘，滋养阴血，伍桂枝调和营卫。二药并用，滋补营血之不足，共为臣药。君臣相伍，一则散寒通脉，一则温补营血，使寒邪散，血脉通，阳气旺，营血充，正合阳虚血弱，寒凝血滞之病机。佐入通草，通行经脉。重用大枣，滋脾养血，合当归、白芍以补营血，其与炙甘草相伍，一则补中健脾而益气血，二则防桂枝、细辛燥烈太过，伤及阴血。炙甘草益气和中，调和诸药，为佐使药。七药相合，温、补、通三者并用，温中有补，补中兼行，扶正祛邪，标本兼顾。

方歌　栝楼薤白白酒汤

①栝楼薤白白酒汤，胸痹胸闷痛难当，喘息短气时咳唾，难卧仍加半夏良。
②栝楼薤酒能通阳，行气散结祛痰良，咳喘胸痹心背痛，加夏祛痰散结强。
③栝楼薤白白酒汤，涤痰宣痹通心阳，喘息咳唾胸背痛，急煮此方心脉通。

④栝楼薤白治胸痹，配以白酒最相宜，加夏加枳朴桂枝，治法稍殊名亦异。

当归四逆汤
①当归四逆桂芍枣，细辛甘草与通草，血虚肝寒四肢厥，煎服此方乐陶陶。
②三两辛归桂芍成，枣须二五脉重生，甘通二两能回厥，寒入吴黄姜酒烹。
③当归四逆用桂芍，细辛通草甘大枣，养血温经通脉剂，血虚寒厥服之效。
④当归四逆芍桂枝，细辛甘草木通施，血虚寒厥四末冷，温经通脉最相宜。
⑤当归四逆桂枝芍，细辛甘草木通着，再加大枣治阴厥，脉细阳虚由血弱，
　内有久寒加姜茱，发表温中通经脉，不用附子及干姜，助阳过剂阴反灼。
⑥当归四逆芍桂枝，细辛甘草通草施，内有久寒姜茱入，温经散寒此方宜。

5. 气阴两虚

症状　心胸隐痛，时发时止，心悸气短，动则益甚，伴倦息乏力，声音低微，易汗出。舌淡红，胖大边有齿印，少苔或无苔，脉虚细缓或结代。

治法　益气养阴，活血通脉。

方药　生脉散合人参养荣汤。

药物组成　生脉散：人参、麦冬、五味子。人参养荣汤：人参、熟地、当归、白芍、白术、茯苓、炙甘草、黄芪、陈皮、五味子、桂心、炒远志、生姜、大枣。

方解

生脉散中人参为君药，大补元气，并能生津止渴。臣以麦冬甘寒养阴，清热生津，且润肺止咳。人参、麦冬相伍，其益气养阴之功益著。佐以五味子之酸收，配人参则补固正气，伍麦冬则收敛阴津。三药相合，一补一润一敛，共成益气养阴、生津止渴、敛阴止汗之功。

人参养荣汤中人参、黄芪、白术、茯苓、炙甘草补脾益气；当归、白芍、熟地滋阴养血；五味子、炒远志养心安神；桂心温通心阳，以助生化；陈皮理气消滞，合上药可使补而不滞；生姜、大枣调和中焦。诸药合用，全方共奏益气补血、养心安神之功，使气血充养，肌肉温煦，筋骨强壮，则诸症可除。

方歌　生脉散
①生脉麦味与人参，保肺清心治暑淫，气少汗多兼口渴，病危脉绝急煎斟。
②生脉人参麦味珍，益气生津敛汗阴，汗多气短脉微细，暑伤久咳均可寻。
③生脉散治气阴虚，人参麦冬五味齐，补气生津又敛阴，气短自汗诸证去。

人参养荣汤
①人参养营本十全，去芎陈志五味添，食少神衰心气怯，养荣益气损能填。
②四君四物八珍汤，气血双补是名方，再加黄芪与肉桂，十全大补效无双，
　若益志陈五味子，去芎辛窜养荣良。
③人参养荣即十全，除却川芎五味联，陈皮远志加姜枣，脾肺气血补方先。

6. 心肾阴虚

症状　心痛憋闷，心悸盗汗，虚烦不寐，腰酸膝软，头晕耳鸣，口干便秘。舌红少津，脉细数或促代。

治法　滋阴清火，养心和络。

方药　天王补心丹。

药物组成　人参、玄参、丹参、茯苓、五味子、远志、桔梗、当归、天冬、麦冬、柏子仁、酸枣仁、生地、朱砂。

方解　方中重用甘寒之生地，滋阴养血，清虚热为君药。天冬、麦冬滋阴清热；酸枣仁、柏子仁养心安神；当归补心血，共助生地滋阴补血，以养心安神。五药俱为臣药。人参补气，使气旺而阴血自生，以宁心神；五味子酸收敛阴，以养心神；茯苓、远志养心安神，交通心肾；玄参滋阴降火，以制虚火上炎；丹参养心血而活血，可使诸药补而不滞；朱砂镇心安神，兼治其标。七药共为佐药。桔梗为舟楫，载药上行，为使药。诸药相伍，共奏滋阴养血、养心安神之功。

方歌　天王补心丹
①补心丹用柏枣仁，二冬生地当归身，三参桔梗朱砂味，远志茯苓共养神。
②心虚火扰补心丹，心悸遗忘入梦难，归地二冬酸柏远，三参苓桔朱味丸。
③天王补心柏枣仁，地远二冬苓当归，元丹人参桔朱味，菖蒲易味治劳心。
④补心生地合二冬，三参柏枣归远苓，朱砂五味桔梗共，滋肾养心神自宁。

7. 心肾阳虚

症状　胸闷气短。心悸而痛，动则更甚，自汗神倦，畏寒蜷缩，四肢欠温或水肿，面色㿠白，唇甲淡白或青紫。舌质淡胖或紫黯，苔白或腻或水滑，脉沉细或沉微。

治法　温补阳气，振奋心阳。

方药　参附汤合右归饮。

药物组成　参附汤：人参、熟附子、生姜、大枣。右归饮：熟地、山药、枸杞、山萸肉、炙甘草、肉桂、杜仲、制附子。

方解
参附汤中人参甘温大补元气；熟附子大辛大热，温壮元阳。二药相配，共奏回阳固脱之功。《删补名医方论》说"补后天之气，无如人参；补先天之气，无如附子，此参附汤之所由立也"，又言"二药相须，用之得当，则能瞬息化气于乌有之乡，顷刻生阳于命门之内，方之最神捷者也"。此外，大枣合人参，能生津益阴以配阳；生姜配熟附子，更能增强回阳的作用。凡是元气暴虚，阳气欲脱，肢冷自汗，气促喘息，头晕欲厥，危在顷刻的病症，非本方莫属。

右归饮中熟地甘温滋肾以填精，此本阴阳互根，于阴中求阳之意；制附子、肉桂温补肾阳而祛寒；山萸肉、枸杞养肝血，助熟地以滋肾养肝；山药、炙甘草补中养脾；杜仲补肝肾，壮筋骨。八药合用，共奏温补肾阳之功。

方歌　参附汤
①参附汤是救急方，补气回阳效力彰，正气大亏阳暴脱，喘汗肢冷可煎尝。
②参附汤是救急方，回阳固脱壮真阳，汗出厥逆脉微微，心肾阳虚气脱尝。
③参附汤疗汗自流，肾阳脱汗此方求，卫阳不固须芪附，郁遏脾阳术附投。

右归饮
①右归饮治命门衰，附桂山萸杜仲施，地草淮山枸杞子，便溏阳痿服之宜，
　减去鹿胶与归菟，加入甘草作汤服，方名称为右归饮，扶阳更把阴寒逐。
②右归饮用地药萸，附桂仲草与枸杞，气虚大加参和术，肾阳虚衰服之愈。
③右归饮中用附桂，地杞萸药杜草配，鹿菟当归易炙草，丸能温阳添精髓。
④右归八味三泻出，杜仲甘草枸杞入，腰膝酸软肾阳虚，补阳更可易丸煮。

(四) 文献摘要

《素问·痹论》："心痹者，脉不通，烦则心下鼓，暴上气而喘。"

《素问·调经论》："寒气积于胸中而不泻，不泻则温气去，寒独留则血凝泣，凝则脉不通。"

《难经·六十难》："其五脏气相干，名厥心痛；其痛甚，但在心，手足青者，即名真心痛。其真心痛者，旦发夕死，夕发旦死。"

《金匮要略·胸痹心痛短气病脉证治》："胸痹心中痞气，气结在胸，胸满，胁下逆抢心，枳实薤白桂枝汤主之；人参汤亦主之。""心痛彻背，背痛彻心，乌头赤石脂丸主之。""胸痹之病，喘息咳唾，胸背痛，短气，寸口脉沉而迟，关上小紧数，栝楼薤白白酒汤主之。""胸痹不得卧，心痛彻背者，栝楼薤白半夏汤主之。"

《诸病源候论·心痛病诸候》："心为诸脏之主，其正经不可伤，伤之而痛者，则朝发夕死，夕发朝死，不暇展治。其久心痛者，是心之支别络，为风邪冷热所乘痛也，故成疹，不死，发作有时，经久不瘥也。"

《类证治裁·胸痹论治》："胸痹，胸中阳微不运，久则阴乘阳位而为痹结也。其症胸满喘息，短气

不利，痛引心背，由胸中阳气不舒，浊阴得以上逆，而阻其升降，甚则气结咳唾，胸痛彻背。夫诸阳受气于胸中，必胸次空旷，而后清气转运，布息展舒。胸痹之脉，阳微阴弦，阳微知在上焦，阴弦则为心痛，此《金匮》《千金》均以通阳主治也。"

## 三、心衰

### （一）定义

心衰是以心悸、气喘、肢体水肿为主症的一种病证。多继发于胸痹心痛、心悸、心痹等疾病，是各种心脏疾病的最终转归，亦见于其他脏腑疾病的危重阶段。早期表现为乏力、气短，动则气喘、心悸；继而喘悸加重，喘不得卧，尿少肢肿，腹胀纳呆。每因外感、劳倦和情志等因素使病情急剧加重，可发生猝死。

### （二）病因病机

心衰之病因，与外感风寒湿、风湿热、疫毒之邪，饮食不节，情志失调，劳逸失度，年老久病，禀赋异常等有关。由于气血阴阳虚衰，脏腑功能失调，心失所养，心血不运，导致气滞、痰阻、血瘀、水饮遏阻心之阳气而发生心衰。

### （三）分证论治

1. 气虚血瘀

症状　心悸气短，神疲乏力，自汗，动则尤甚，甚则喘咳．面白或黯红，唇甲青紫，甚者颈脉青筋暴露，胁下积块。舌质紫黯或有瘀斑，脉沉细、涩或结代。

治法　益气活血化瘀。

方药　保元汤合桃红饮。

药物组成　保元汤：人参、黄芪、肉桂、甘草、生姜。桃红饮：桃仁、红花、川芎、当归尾、威灵仙。

方解　保元汤中人参、黄芪益气强心，肉桂、甘草、生姜助阳益气。桃红饮方中当归尾、川芎养血活血；桃仁、红花、威灵仙活血通络。全方共奏益气活血化瘀之功。

方歌　保元汤

①保元补益总偏温，桂草参芪四味存，男妇虚劳幼科痘，持纲三气妙难言。

②保元参甘芪桂姜，景岳加糯去生姜，补气温阳治虚劳，疮痘陷顶难灌浆。

③博爱心鉴保元汤，参芪桂姜共煎尝，少许生姜一起入，益气温阳虚损疗。

桃红饮

①桃红饮沾瘀滞停，关节肿大而变形，只因三痹来日久，再用归尾与威灵。

②桃红饮中用威芎，归尾一起助其功，痹症日久瘀血滞，活血祛风经络通。

③桃红饮是类证方，活血化瘀芎归煎，祛风更益威灵仙，败血入络痹症痊。

2. 气阴两虚

症状　心悸气短，体瘦乏力，心烦失眠，口干咽燥，小便短赤，甚则潮热盗汗，尿少肢肿；或面白无华，唇甲色淡。舌质黯红，少苔或无苔，脉细数或虚数。

治法　益气养阴活血。

方药　生脉散。

药物　组成人参、麦冬、五味子。

方解　方中人参为君药，大补元气，并能生津止渴。臣以麦冬甘寒养阴，清热生津，且润肺止咳。人参、麦冬相伍，其益气养阴之功益著。佐以五味子之酸收，配人参则补固正气，伍麦冬则收敛阴津。三药相合，一补一润一敛，共成益气养阴、生津止渴、敛阴止汗之功。

方歌　生脉散

①生脉麦味与人参，保肺清心治暑淫，气少汗多兼口渴，病危脉绝急煎斟。

②生脉人参麦味珍，益气生津敛汗阴，汗多气短脉微细，暑伤久咳均可寻。

③生脉散治气阴虚，人参麦冬五味齐，补气生津又敛阴，气短自汗诸证去。

3. 阳虚水泛

症状　心悸，气短喘促，动则尤甚，或端坐不得卧，形寒肢冷，尿少肢肿，下肢尤甚，面色苍白或晦暗，口唇青紫。舌淡黯，苔白，脉沉弱或沉迟。

治法　温阳活血利水。

方药　真武汤。

药物组成　炮附子、白术、茯苓、白芍、生姜。

方解　方中炮附子大辛大热，温肾助阳，为君药。茯苓、白术补气健脾，利水渗湿，合附子可温脾肾而助脾运，同为臣药。佐以生姜辛温，配附子温阳散寒，伍茯苓、白术辛散水气，并可和胃而止呕。白芍为佐，其用有四：一者柔肝缓急以止腹痛；二者敛阴舒筋以解筋肉 shun 动；三者利小便以行水气，《神农本草经》言其能"利小便"，《名医别录》亦谓之"去水气，利膀胱"；四者可兼制附子燥热伤阴之弊，诚如张璐《伤寒缵论》所云："若不用白芍固护其阴，岂能胜附子之雄烈乎？"全方泻中有补，标本兼顾，共奏温阳利水之功。

方歌　真武汤

①真武汤壮肾中阳，茯苓术芍附生姜，少阴腹痛有水气，悸眩水肿保安康。

②真武苓术附芍姜，温阳利水壮肾阳，脾肾阳虚水气停，腹痛悸眩 shun 惕恙。

③真武名汤镇水寒，扶阳法中有心传，附术苓芍生姜共，内悸心悸小便难。

④真武汤壮肾中阳，附子苓术芍生姜，少阴腹痛寒水气，悸眩 shun 惕急煎尝。

4. 痰饮阻肺

症状　心悸气急，喘促，不能平卧，痰多色白如泡，甚则泡沫状血痰，烦渴不欲饮，胸闷脘痞，肢肿，腹胀，甚则脐突，面唇青紫。舌质紫黯，舌苔白厚腻，脉弦滑或滑数。

治法　化痰逐饮活血。

方药　苓桂术甘汤合葶苈大枣泻肺汤。

药物组成　苓桂术甘汤：茯苓、桂枝、白术、甘草。葶苈大枣泻肺汤：葶苈子、大枣。

方解

苓桂术甘汤中茯苓渗湿化饮，健脾益气，既能导痰饮从小便而出，又能培脾土以复运化，标本兼顾，故重用为君。桂枝温阳化气，为臣药。茯苓、桂枝相伍，温阳行水之功尤彰。佐以白术健脾燥湿，茯苓、白术相须，健脾祛湿之力尤著，是治病求本之意。甘草甘平，益气和中，调和药性，与桂枝相伍，辛甘养阳，助温补中阳之力，与白术相配，益气健脾，协崇土制水之力，为佐使之用。四药合用，温阳健脾以助化饮，淡渗利湿以通水道，中阳振奋，脾运复常，则痰饮渐消。

葶苈大枣泻肺汤中葶苈子辛开苦降，泻肺下气，消痰平喘，利水消肿；因其性峻猛，恐伤正气，故佐大枣缓和药性，安中护正，使邪去而正不伤。

方歌　苓桂术甘汤

①苓桂术甘化饮剂，温阳化饮又健脾，饮邪上逆胸胁满，水饮下行悸眩去。

②苓桂术甘温药方，气上冲胸水为殃，头眩心慌阴邪重，咳嗽短气成效彰。

③苓桂术甘汤苓四，三桂二术二甘施，中阳素虚水停滞，逆满气冲头眩之，金匮方中三术施，阳虚饮停理总是。

④苓桂术甘痰饮尝，和之温药四般良，雪羹定痰化痰热，海蜇荸荠共合方。

⑤苓桂术甘利湿方，温化痰饮健脾良，中阳不足痰饮聚，气短眩悸咳便溏。

⑥苓桂术甘化饮剂，崇土又温膀胱气，饮邪上逆气冲胸，水饮得化眩晕弃。

葶苈大枣泻肺汤

①葶苈大枣泻肺汤，泻肺行水痰喘良，肺痈邪实不能卧，泄肺下气消痰喘。

②葶苈大枣泻肺汤，支饮喘息不得卧，面目浮肿胸满胀，肺痈支饮证把握。

③喘而不卧肺成痈，口燥胸痛数实呈，葶苈一丸十二枣，雄军直入夺初萌。

5. 阴竭阳脱

症状　心悸喘憋不得卧，呼吸气促，张口抬肩，烦躁不安，大汗淋漓，四肢厥冷，颜面发绀，唇甲青紫，尿少或无尿。舌淡胖而紫，脉沉细欲绝或脉浮大无根。

治法　益气回阳固脱。

方药　参附注射液，四逆加人参汤。

药物组成　炙甘草、附子、干姜、人参。

方解　本方即四逆汤加人参而成。方用四逆汤温补脾肾，回阳救逆；加人参大补元气，固脱生津，以化生阴血。对于亡阳虚脱而脉不起，以及阳损及阴，阴阳两伤，或病后亡血津竭者，本方亦可使用。

方歌　四逆加人参汤
①四逆原方主救阳，加参一两救阴方，利虽已止知亡血，须取中焦变化乡。
②四逆汤中加人参，回阳益气固脱珍，吐利交作津液伤，恶寒脉微急须斟。
③四逆加参治何为，下利多时阴亦摧，四逆扶阳参滋血，更取中州化精微。

（四）文献摘要

《灵枢·天年》："六十岁，心气始衰，苦忧悲，血气懈惰，故好卧。"

《金匮要略·痰饮咳嗽病脉证并治》："咳逆倚息，短气不得卧，其形如肿，谓之支饮""水在心，心下坚筑，短气，恶水不欲饮""水停心下，甚者则悸，微者短气"。

《诸病源候论·水肿病诸侯》："赤水者，先从心肿，其根在心……白水者，先从脚肿，上气而咳，其根在肺。"

《千金翼方·卷第十九·杂病中·水肿第三》："第二之水先从心肿，名曰赤水，其根在心，葶苈主之。"

《素问病机气宜保命集·肿胀论》："其肿有短气不得卧为心水。"

## 四、不寐

（一）定义

不寐是以经常不能获得正常睡眠为特征的一类病证，主要表现为睡眠时间、深度的不足。轻者入睡困难，或寐而不酣，时寐时醒，或醒后不能再寐；重则彻夜不寐。

（二）病因病机

不寐每因饮食不节，情志失常，劳倦、思虑过度及病后、年迈体虚等导致心神不安、神不守舍。

（三）分证论治

1. 肝火扰心

症状　不寐多梦，甚则彻夜不眠，急躁易怒，伴头晕头胀，目赤耳鸣，口干而苦，不思饮食，便秘溲赤。舌红苔黄，脉弦而数。

治法　疏肝泻热，镇心安神。

方药　龙胆泻肝汤。

药物组成　龙胆草、黄芩、栀子、泽泻、木通、车前子、当归、生地、柴胡、甘草。

方解　方中龙胆草大苦大寒，既能泻肝胆实火，又能祛肝经湿热，两擅其功，故为君药。黄芩、栀子苦寒泻火，清热燥湿，加强君药泻火除湿之力，用以为臣。泽泻、木通、车前子渗利湿热，导湿热从水道而去。肝乃藏血之脏，肝经实火，易伤阴血，且方中苦燥、渗利伤阴之品居多，故用当归、生地滋阴养血以养肝体，使邪去而阴血不伤。肝体阴而用阳，性喜条达而恶抑郁，火邪或湿热内郁，易致肝胆之气不舒，故又用柴胡疏畅肝胆气机以调肝用，并能引诸药归于肝胆之经；柴胡与当归、生地相合以养肝体而调肝用。以上六味皆为佐药。甘草调和诸药，护胃安中，为佐使之用。诸药相伍，共奏清泻肝胆实火、清利肝经湿热之效。

方歌　龙胆泻肝汤
①龙胆泻肝栀芩柴，生地车前泽泻偕，木通甘草当归合，肝经湿热力能排。

②龙胆栀芩酒拌炒，木通泽泻车柴草，当归生地益阴血，肝胆实火湿热消。
③龙胆泻肝通泻甘，芩柴归栀地车前，清泻肝胆火湿热，胁痛耳聋淋带兼。
④龙胆泻肝栀芩柴，地归通车泽草载，肝胆火炎湿下注，上清下利病可排。

2. 痰火扰心

症状　心烦不寐，胸闷脘痞，泛恶嗳气，伴头重，目眩。舌偏红，苔黄腻，脉滑数。

治法　清化痰热，和中安神。

方药　黄连温胆汤。

药物组成　半夏、陈皮、茯苓、炙甘草、枳实、竹茹、黄连、生姜、大枣。

方解　方中半夏功善燥湿化痰，降逆和胃，为君药。然证属胆热犯胃，痰热内扰，故配以甘淡微寒之竹茹、苦寒之黄连，清胆和胃，清热化痰，除烦止呕，为臣药。与半夏相配，既化痰和胃，又清胆热，令胆气清肃，胃气顺降，则胆胃得和，烦呕自止。治痰须治气，气顺则痰消，故佐以枳实破气消痰，散结除痞；陈皮理气燥湿而化痰，既助半夏以祛痰，又增枳实调气之功。两药相合，行气降逆而化痰和胃。茯苓健脾渗湿，以治生痰之源；生姜、大枣和中培土，使水湿无以留聚。三药共为佐药。炙甘草益气和中，调和诸药，为使药。诸药合用，共奏清胆和胃、理气化痰、除烦止呕之效，使痰热得清，胆胃得和，诸症可解。

方歌　黄连温胆汤（温胆汤+黄连）
①温胆夏茹枳陈助，佐以茯草姜枣煮，理气化痰清胆胃，胆郁痰扰诸症除。
②温胆汤中苓半草，枳竹陈皮加姜枣，虚烦不眠证多端，此系胆虚痰热扰。
③温胆陈半茯苓甘，竹茹枳实姜枣煎，虚烦呕逆惊痫愈，清胆和胃化热痰。

3. 心脾两虚

症状　不易入睡，多梦易醒，心悸健忘，神疲食少，伴头晕目眩，四肢倦怠，腹胀便溏，面色少华。舌淡，苔薄，脉细无力。

治法　补益心脾，养血安神。

方药　归脾汤。

药物组成　白术、茯神、黄芪、龙眼肉、酸枣仁、人参、木香、炙甘草、当归、远志、生姜、大枣。

方解　方中君以黄芪补气升阳，臣以人参补中益气，白术益气健脾，三者合用，大补脾气，使气旺血生。龙眼肉补血养心，亦为君药，臣以当归、酸枣仁补血养心安神。佐以茯神、远志，助龙眼肉宁神定志；更佐理气醒脾之木香，与诸补气养血药相伍，可使其补而不滞。炙甘草补益心脾之气，并调和诸药，用为佐使。引用生姜、大枣，调和脾胃，以资化源。如是心脾得补，气血得养，则神志得宁，脾复统摄之权。

方歌　归脾汤
①归脾汤用术参芪，归草茯神远志随，酸枣木香龙眼肉，煎加姜枣益心脾。
②归脾四君归酸枣，龙眼芪枣远木香，益气补血养心脾，心脾两虚诸证方。
③归脾汤中用茯神，术芪酸枣龙眼参，草归志姜枣木香，补血养心功效强。
④归脾汤用参术芪，归草茯神远志宜，枣仁木香龙眼肉，煎加姜枣益心脾。

4. 心肾不交

症状　心烦不寐，入睡困难，心悸多梦，伴头晕耳鸣，腰膝酸软，潮热盗汗，五心烦热，咽干少津，男子遗精，女子月经不调。舌红，少苔，脉细数。

治法　滋阴降火，交通心肾。

方药　六味地黄丸合交泰丸。

药物组成　六味地黄丸：熟地、山药、茯苓、丹皮、泽泻、山萸肉。交泰丸：黄连、肉桂。

方解

六味地黄丸中重用熟地为君药，填精益髓，滋阴补肾。《本草纲目》谓其"填骨髓，长肌肉，生精血"，张介宾亦云本品"能补五脏之真阴"。臣以山萸肉，补养肝肾，并能涩精；山药双补脾肾，既补肾固精，又补脾以助后天生化之源。三药相伍，补肝脾肾，即所谓"三阴并补"，然熟地用量独重，而以滋补肾之阴精为主。凡补阴精之法，必当泻其"浊"，方可存其"清"，使阴精得补，且肾为水火之宅，肾虚则水泛，阴虚而火动。故佐以泽泻利湿泄浊，并防熟地之滋腻；丹皮清泄相火，并制山萸肉之温涩；茯苓健脾渗湿，配山药补脾而助健运。此三药合用，即所谓"三泻"，泻湿浊而降相火。全方六药合用，补泻兼施，泻浊有利于生精，降火有利于养阴，诸药合力滋补肾之阴精而降相火，即王冰所谓"壮水之主，以制阳光"。

交泰丸中黄连大苦大寒，主人心经，擅泻心火以折热势，清心降火除烦，为君药。肉桂辛甘大热，主人肾经，性主下行以引火归元，其用量仅为黄连十分之一，既制约黄连之苦寒伤阳，又无助火之弊，为佐使之用。二药相伍，使心火得降，肾阳得复，则肾水上济于心，心火下达于肾，心肾相交，水火既济，则心神得安，不寐自除。《韩氏医通》赞其"能使心肾交于顷刻"。

方歌　六味地黄丸
①六味地黄益肾肝，茱薯丹泽地苓专，阴虚火旺加知柏，养肝明目杞菊煎，
　若加五味成都气，再入麦冬长寿丸。
②六味地黄山药萸，泽泻苓丹三泻侣，三阴并补重滋肾，肾阴不足效可居。
③六味地黄益肾肝，山药丹泽萸苓掺，肾阴亏损虚火上，滋阴补肾自安康。
④六味滋阴益肾肝，茱薯丹泽地苓丸，再加桂附扶真火，八味功同九转丹；
⑤熟地药山苓丹泻，滋补肝肾疗虚热，脚软牙迟多盗汗，梦遗眩晕消渴者。
⑥地八山山四，丹泽茯苓三，滋阴补肝肾，水亏用在先。

交泰丸
①心肾不交交泰丸，少许桂心配黄连，怔忡不寐心阳亢，心肾交时自可安。
②交泰丸将心肾交，引来心火命门烧，黄连肉桂六一配，失眠怔忡此方保。
③韩氏医通交泰丸，一份桂心十份连，肾水不济心火亢，交通心肾夜寐康。

5. 心胆气虚
症状　虚烦不寐，触事易惊，终日惕惕，胆怯心悸，伴气短自汗，倦怠乏力。舌淡，脉弦细。
治法　益气镇惊，安神定志。
方药　安神定志丸合酸枣仁汤。
药物组成　安神定志丸：人参、茯苓、茯神、石菖蒲、姜远志、龙齿。酸枣仁汤：酸枣仁、知母、川芎、茯苓、甘草。
方解

安神定志丸中龙齿重镇安神；姜远志、石菖蒲人心开窍，除痰定惊；茯神养心安神；茯苓、人参健脾益气。诸药配伍，共奏益气化痰、安神定志之效。

酸枣仁汤中重用酸枣仁为君，入心、肝经，养血补肝，宁心安神。茯苓宁心安神；知母滋阴润燥，清热除烦。两药同为臣药。佐以川芎之辛散，调肝血而疏肝气，与酸枣仁相伍，寓散于收，补中有行，共奏养血调肝之功。甘草和中缓急，调和诸药，为使药。综合全方，共奏养心安神、清热除烦之功。

方歌　安神定志丸
①程氏安神定志丸，二茯龙齿参菖远，益气养血安心神，惊恐不寐梦中安。
②定志丸法治怵惕，龙齿辰砂平惊悸，菖蒲二茯真人参，辰砂安神定志易。
③安神定志朱龙齿，人参二茯远菖蒲，服药蜜调能益气，心虚痰扰皆能除。

酸枣仁汤
①酸枣仁汤治失眠，川芎知草茯苓煎，养血除烦清内热，安然入睡梦乡甜。
②酸枣二升先煮汤，茯知二两佐之良，芎甘各以相调剂，服后恬然足睡乡。
③酸枣知芎茯苓甘，虚劳虚烦不得眠，肝血不足不养心，心悸盗汗头晕眩。

(四) 文献摘要

《素问·逆调论》："阳明者胃脉也，胃者，六腑之海，其气亦下行，阳明逆，不得从其道，故不得

卧也。下经曰'胃不和则卧不安'，此之谓也。"

《古今医统大全·不得卧》："痰火扰乱，心神不宁，思虑过伤，火炽痰郁而致不眠者多矣。有因肾水不足，真阴不升而心阳独亢，亦不得眠。有脾倦火郁，夜卧遂不疏散，每至五更随气上升而发躁，便不成寐，此宜快脾发郁，清痰抑火之法也。"

《景岳全书·不寐》："如痰，如火，如寒气、水气，如饮食忿怒之不寐者，此皆内邪滞逆之扰也……思虑劳倦，惊恐忧疑，及别无所累而常多不寐者，总属真阴精血之不足，阴阳不交，而神有不安其室耳"。《景岳全书·不寐》引徐东皋曰："痰火扰乱，心神不宁，思虑过伤，火炽痰郁而致不眠者多矣。有因肾水不足、真阴不升，而心阳独亢者，亦不得眠。……有体气素盛偶为痰火所致，不得眠者，宜先用滚痰丸，次用安神丸清心凉膈之类。有体素弱，或因过劳，或因病后，此为不足，宜用养血安神之类。凡病后及妇人产后不得眠者，此皆气虚而心脾二脏不足，虽有痰火，亦不宜过于攻，治仍当以补养为君，或佐以清痰降火之药。"《类证治裁·不寐论治》："阳气自动而之静，则寐；阴气自静而之动，则寤；不寐者，病在阳不交阴也。"

## 五、健忘

（一）定义

健忘是指记忆力减退，遇事易忘的一种病证，亦称喜忘、善忘、多忘等。

（二）病因病机

肝郁、痰瘀，心脾肾虚损，气血阴精不足。

（三）分证论治

1. 心脾不足

症状　健忘失眠，心悸神倦，纳呆气短，脘腹胀满。舌淡，脉细弱。

治法　补益心脾。

方药　归脾汤。

药物组成　白术、茯神、黄芪、龙眼肉、酸枣仁、人参、木香、炙甘草、当归、远志、生姜、大枣。

方解　方中君以黄芪补气升阳，臣以人参补中益气，白术益气健脾，三者合用，大补脾气，使气旺血生。龙眼肉补血养心，亦为君药，臣以当归、酸枣仁补血养心安神。佐以茯神、远志，助龙眼肉宁神定志；更佐理气醒脾之木香，与诸补气养血药相伍，可使其补而不滞。炙甘草补益心脾之气，并调和诸药，用为佐使。引用生姜、大枣，调和脾胃，以资化源。如是心脾得补，气血得养，则神志得宁，脾复统摄之权。

方歌　归脾汤

①归脾汤用术参芪，归草茯神远志随，酸枣木香龙眼肉，煎加姜枣益心脾。

②归脾四君归酸枣，龙眼芪枣远木香，益气补血养心脾，心脾两虚诸证方。

③归脾汤中用茯神，术芪酸枣龙眼参，草归志姜枣木香，补血养心功效强。

④归脾汤用参术芪，归草茯神远志宜，枣仁木香龙眼肉，煎加姜枣益心脾。

2. 肾精亏耗

症状　健忘，形体疲惫，腰酸腿软，头晕耳鸣，遗精早泄，五心烦热。舌红，脉细数。

治法　填精补髓。

方药　河车大造丸。

药物组成　紫河车、熟地、杜仲、天冬、麦冬、龟板、黄柏、牛膝。

方解　方中紫河车血肉咸温之品，大补气血，补肾益精，为君药。重用熟地、龟板，既补血滋阴，又益肾填精，有滋水制火之效，使阴盛阳潜；更配黄柏苦寒降火而不耗阴，泻相火。以上三昧均为臣药。佐以天冬、麦冬，上能清养肺金，下能滋阴壮水，合以杜仲、牛膝强筋壮骨，补肝肾不足。诸药相合，共奏滋阴清热、补肾益精之功。

方歌　河车大造丸
①扶寿河车大造丸，二冬熟地龟板全，杜仲牛膝与黄柏，虚烦劳嗽能延年。
②河车大造运天机，二冬黄柏阴水济，熟地杜仲牛龟入，填精补髓功效立。
③河车大造杜牛膝，龟板二冬与熟地，更加黄柏清内热，肾虚精亏此方宜。
④河车大造膝苁蓉，二地天冬杜柏从，五味锁阳归杞子，真元虚弱此方宗。

3. 痰浊扰心

症状　健忘嗜卧，头晕胸闷，呕恶，咳吐痰涎。苔腻，脉弦滑。
治法　化痰宁心。
方药　温胆汤。
药物组成　半夏、枳实、竹茹、陈皮、炙甘草、茯苓、生姜、大枣。
方解　方中半夏功善燥湿化痰，降逆和胃，为君药。然证属胆热犯胃，痰热内扰，故配以甘淡微寒之竹茹，归胆、胃经，清胆和胃，清热化痰，除烦止呕，为臣药。与半夏相配，既化痰和胃，又清胆热，令胆气清肃，胃气顺降，则胆胃得和，烦呕自止。治痰须治气，气顺则痰消，故佐以枳实破气消痰，散结除痞；陈皮理气燥湿而化痰，既助半夏以祛痰，又增枳实调气之功。两药相合，行气降逆而化痰和胃。茯苓健脾渗湿，以治生痰之源；生姜、大枣和中培土，使水湿无以留聚。两药共为佐药。炙甘草益气和中，调和诸药，为使药。诸药合用，共奏清胆和胃、理气化痰、除烦止呕之效，使痰热得清，胆胃得和，诸症可解。

方歌　温胆汤
①温胆夏茹枳陈助，佐以茯草姜枣煮，理气化痰清胆胃，胆郁痰扰诸症除。
②温胆汤中苓半草，枳竹陈皮加姜枣，虚烦不眠证多端，此系胆虚痰热扰。
③温胆陈半茯苓甘，竹茹枳实姜枣煎，虚烦呕逆惊痫愈，清胆和胃化热痰。

4. 血瘀痹阻

症状　遇事善忘，心悸胸闷，伴言语迟缓，神思欠敏，表现呆钝，面唇黯红。舌质紫黯，有瘀点，脉细涩或结代。
治法　活血化瘀。
方药　血府逐瘀汤。
药物组成　当归、生地、桃仁、红花、枳壳、赤芍、柴胡、甘草、桔梗、川芎、牛膝。
方解　方中桃仁破血行滞而润燥，红花活血祛瘀以止痛，共为君药。赤芍、川芎助君药以活血祛瘀；牛膝活血通经，引血下行。三药共为臣药。生地、当归养血活血，配诸活血药，使祛瘀而不伤阴血；桔梗、枳壳，一升一降，宽胸行气，桔梗并能载药上行；柴胡疏肝解郁，升达清阳，与桔梗、枳壳同用，尤善理气行滞，使气行则血行。以上均为佐药。甘草调和诸药，为使药。合而用之，使血活瘀化气行，则诸症可愈，为治胸中血瘀证之良方。

方歌　血府逐瘀汤
①血府当归生地桃，红花甘草壳赤芍，柴胡芎桔牛膝等，血化下行不作劳。
②血府逐瘀归地桃，红花枳壳膝芎饶，柴胡赤芍甘桔梗，活血化瘀功效高。
③血府逐瘀四物草，桃红柴膝桔枳壳，活血行气能止痛，瘀血化热疗上焦。
④血府逐瘀归地桃，红花赤芍枳壳草，柴胡芎桔牛膝伍，血化下行不作痨。

# 六、多寐

## （一）定义

多寐指不分昼夜，时时欲睡，呼之即醒，醒后复睡的病症，亦称嗜睡、多卧、嗜眠、多眠等。

## （二）病因病机

湿、痰、瘀阻滞脉络，蒙塞心窍；或阳虚气弱，心神失养。

### (三)分证论治

**1. 湿盛困脾**

症状　头蒙如裹,昏昏嗜睡,肢体沉重,偶伴浮肿,胸脘痞满,纳少,泛恶。舌苔腻,脉濡。

治法　燥湿健脾,醒神开窍。

方药　平胃散。

药物组成　苍术、厚朴、陈皮、甘草、生姜、大枣。

方解　方中苍术辛香苦温,为燥湿运脾要药,故以之为君,使湿去则脾运有权,脾健则湿邪得化。厚朴长于行气除满,俾气行则湿化,且其味苦、性燥而能燥湿,与苍术有相须之妙,均为臣药。陈皮理气和胃,燥湿醒脾,协苍术、厚朴益彰燥湿行气之力,以之为佐。甘草甘平入脾,既可益气补中,又能调和诸药,故为佐使药。煎加生姜、大枣调和脾胃。诸药相合,俾湿去脾健,气机调畅,升降有序,胃气平和,则诸症可除。

方歌　平胃散

①平胃散用朴陈皮,苍术甘草姜枣齐,燥湿运脾除胀满,调味和中此方宜。

②平胃散内君苍术,厚朴陈草姜枣煮,燥湿运脾又和胃,湿滞脾胃胀满除。

③平胃散是苍术朴,陈皮甘草四般药,除湿散满驱瘴岚,调胃诸方从此扩。

④平胃陈苍补甘草,姜枣煎汤脾胃保,化湿行气能和胃,呕胀噫酸溏便消。

⑤太平惠民平胃散,苍术厚朴陈草攒,生姜大枣煎汤盏,燥湿运脾和胃脘。

⑥局方平胃散,苍朴陈皮甘,姜枣同煎服,湿滞脾胃痊。

**2. 瘀血阻滞**

症状　神倦嗜睡,头痛头晕,病程较长,或有外伤史。舌质紫黯或有瘀斑,脉涩。

治法　活血通络。

方药　通窍活血汤。

药物组成　赤芍、川芎、桃仁、红花、麝香、老葱、生姜、大枣、黄酒。

方解　方中赤芍、川芎行气活血;桃仁、红花活血通络;麝香味辛性温,功专开窍通闭,解毒活血;老葱、生姜通阳,黄酒通络,与麝香配伍,更能通络开窍,通利气血运行,助赤芍、川芎、桃仁、红花活血通络。诸药相配,共奏活血通窍之功。

方歌　通窍活血汤

①通窍全凭好麝香,桃红大枣老葱姜,川芎黄酒赤白芍,表里通经第一方。

②通窍黄酒与麝香,桃红芎芍枣葱姜,头痛晕聋瘰疬积,上部瘀血功效强。

③通窍活血桃红芎,芍草麝酒枣姜葱,瘀阻头面昏晕痛,活血通窍化瘀良。

**3. 脾气虚弱**

症状　嗜睡多卧,倦怠乏力,饭后尤甚,伴纳少便溏,面色萎黄。舌薄白,脉虚弱。

治法　健脾益气。

方药　香砂六君子汤。

药物组成　木香、砂仁、陈皮、半夏、人参、白术、茯苓、炙甘草。

方解　方以人参为君,甘温益气,大补脾胃之气。脾胃气虚,运化失常,故臣以白术,健脾燥湿,既助人参补脾胃之气,又增强脾之运化,以助后天生化之源,更以其苦燥之性,燥湿以利健脾,尤适脾之喜燥恶湿之性。脾主运化水湿,脾胃既虚,则湿浊易于停滞,故佐以茯苓,其味甘以健脾,淡以渗湿。炙甘草为佐使,既助人参、白术补中益气之力,又兼调和诸药。另酌加陈皮、半夏以和胃燥湿,木香、砂仁以行气化滞。全方共奏益气和胃、行气化滞之功。

方歌　香砂六君子汤(六君子汤+木香+砂仁)

①四君子汤中和义,参术茯苓甘草比,香砂夏陈配四君,祛痰补益气虚饵。

②四君子汤补中气,参苓术草甘吻剂,香砂夏陈香砂夏陈配四君,燥湿化痰又益气。

### 4. 阳气虚衰

**症状** 心神昏浊，倦怠嗜卧，精神疲乏懒言，畏寒肢冷，面色㿠白，健忘。舌淡，苔薄，脉沉细无力。

**治法** 益气温阳。

**方药** 附子理中丸合人参益气汤。

**药物组成** 附子理中丸：炮附子、人参、白术、干姜、炙甘草。人参益气汤：黄芪、人参、防风、升麻、地黄、川芎、炙甘草、五味子、肉桂。

**方解**

附子理中丸中以大辛大热之炮附子及辛热之干姜为君，温助脾阳，祛散寒邪。《金匮翼》云："内生之寒，温必以补"，故以甘温之人参为臣，补益脾气。干姜与人参相配，温补并用，正合脾胃虚寒之机。脾喜燥而恶湿，中阳不足，湿浊内生，故佐以苦温性燥之白术，燥湿健脾。干姜与白术相配，温燥相合，温中健脾燥湿，使脾胃升降复其常。佐使炙甘草，用量与诸药相等，其义有四：一者助人参、白术补脾益气；二者与干姜相配，辛甘养阳，以增强温阳散寒之力；三者缓急止腹痛；四者调和诸药。综观本方，人参、白术、干姜、炙甘草四药相配，一温一补一燥，温中阳，补脾虚，燥湿浊，合而用之，调理中焦，强健脾胃，故言"理中"。

人参益气汤中黄芪、人参、炙甘草大补元气；肉桂补火助阳；地黄、五味子滋补阴液，阴中求阳；防风、升麻升阳，以助清气上升；川芎行气通络。诸药相配，全方共奏益气升阳、养血补心之功。

**方歌** 附子理中丸

①附子理中温中阳，甘草人参术干姜，呕利腹痛阴寒痛，或加附子总扶阳。
②理中干姜参术甘，伍以附子温中阳，中阳不足痛呕利，汤丸两用腹中暖。
③附子理中术人参，干姜炙草四药亲，脾阳虚衰寒湿甚，腹满吐利脉迟沉。
④理中参术附姜草，温中祛寒健脾巧，腹痛喜按或吐利，自利不渴进食少。
⑤附子理中理中乡，参术炙草与干姜，肢厥脉微虚寒盛，失血胸痹亦可尝。

人参益气汤

①人参益气升麻芪，防风川芎五味子，地黄肉桂炙甘草，益气养血功效齐。
②人参益气用防风，芪桂五味地黄芎，升麻炙草同结盟，益气升阳把药烹。
③犀烛人参益气汤，芪芎草味桂地黄，防风升麻升清阳，滋阴益气体健良。

## 第三节　脑系病证

脑为元神之府、清窍之所，又为髓海，藏而不泻，故称"奇恒之府"。元神即指人的精神、意识、思维活动。清窍又称脑窍，指人的眼、耳、鼻、口、舌等器官。脑通过经络与五脏相连。脑的病理表现主要是髓海不足、神机失用、清窍失灵、脑脉不通等。

脑系病证大致可分为脑体（髓海）、脑用（元神）、脑窍（目、耳、鼻、口、舌）和脑脉（经络）等方面。髓海渐空，神机失用，则未老健忘，甚则痴呆。邪入经络，清窍失灵，则眩晕、脑转、耳鸣、目无所见、舌即难言。风阳夹痰上扰，气血逆乱，直冲犯脑，则为中风。头为诸阳之会，脑脉不通或挛急，则头痛、头风。此外，脑为元神之府，与心藏神的功能又密切相关，故某些神志异常的病证与心藏神的功能失调相参，如痫病、癫狂等。

## 一、头痛

### （一）定义

头痛是指以病人自觉头部疼痛为主要症状的一种病证，可发生于多种急慢性疾病过程中。

### （二）病因病机

头痛多因六淫外邪上犯清空或情志不畅，劳倦体虚，饮食不节、跌仆损伤等，导致肝阳上扰、痰瘀痹阻脑络，或精气亏虚、经脉失养。

### （三）辨证论治

头痛分为外感头痛和内伤头痛两类。

1. 外感头痛

（1）风寒头痛

症状　头痛连及项背，痛势较剧烈，常伴有拘急收紧感，或伴恶风畏寒，遇风尤剧，口不渴。苔薄白，脉浮紧。

治法　疏风散寒止痛。

方药　川芎茶调散。

药物组成　川芎、荆芥、白芷、羌活、甘草、细辛、防风、薄荷。

方解　《素问·太阴阳明论》说："伤于风者，上先受之。"风邪袭表，邪正交织，故见恶寒发热、目眩鼻塞、脉浮等症。若风邪稽留不去，头痛久而不愈者，其痛或偏或正，休作无时，即为头风。外风宜散，治宜散风邪，止头痛。方中川芎、白芷、羌活疏风止痛，其中川芎长于止痛，善治少阳、厥阴经头痛（头顶痛或两侧头痛），羌活善治太阳经头痛（后头痛牵连项部），白芷善治阳明经头痛（前额部），均为君药。如头痛的部位有所侧重，则用药亦相应进退。细辛散寒止痛，并长于治少阴经头痛；薄荷用量较重，能清利头目，搜风散热；荆芥、防风辛散上行，疏散上部风邪。上述各药辅助君药，以增强疏风止痛之效，并能解表，均为臣药。甘草调和诸药，用时以清茶调下，取茶叶的苦寒性味，既可上清头目，又能制约风药的过于温燥与升散，使升中有降，为佐使药。

方歌　川芎茶调散

①川芎茶调有荆防，辛芷薄荷甘草羌，目昏鼻塞风攻上，偏正头痛悉能康。

②川芎茶调散羌芷，荆防细薄草为使，须知食后服之宜，偏正头风皆赖此。

③川芎茶调荆芥防，辛芷薄荷甘草羌，目昏头风攻上，正偏头痛皆能除。

（2）风热头痛

症状　头痛而胀，甚则头胀如裂，发热或恶风，面红耳赤，口渴喜饮。舌尖红，苔薄黄，脉浮数。

治法　疏风清热和络。

方药　芎芷石膏汤。

药物组成　川芎、白芷、石膏、羌活、藁本、菊花。

方解　方中菊花、藁本辛凉微寒，清轻上浮，疏散风热；川芎活血通窍，祛风止痛；白芷、羌活散风通窍而止头痛；石膏清热和络。

方歌　芎芷石膏汤

①芎芷石膏金鉴方，川芎白芷石膏羌，菊花藁本功相配，风热头痛应审详。

②芎芷石膏治头痛，发热恶风面目红，羌活菊花和藁本，此方能解风热情。

③芎芷石膏汤芎芷，石膏藁本菊羌使，疏风散邪清里热，风热上犯痛止。

（3）风湿头痛

症状　头痛如裹，肢体困重，胸闷纳呆，大便溏薄，小便不利。苔白腻，脉濡滑。

治法　祛风胜湿通窍。

方药　羌活胜湿汤。

药物组成　羌活、独活、藁本、防风、炙甘草、川芎、蔓荆子。

方解　风湿相搏，郁于太阳经输，故见头痛。邪中于表，当从表解，使风湿之邪随汗出而去，故治以祛风胜湿之法。方中以羌活、独活为君，羌活入太阳经，能祛上部风湿，独活善祛下部风湿，二者相合，能散周身风湿，舒利关节而通痹。以防风、藁本为臣，祛太阳经风湿，且止头痛。佐以川芎活血，祛风止痛；蔓荆子祛风止痛。使以炙甘草调和诸药。综合全方，共成祛风胜湿之功。服后当微发其汗，使风湿尽去，其痛即止。

方歌　羌活胜湿汤

①羌活胜湿草独芎，蔓荆藁本加防风，湿邪在表头腰痛，发汗升阳经络通。
②羌活胜湿独防风，蔓荆藁本草川芎，祛风胜湿止痛良，善治周身风湿痛。
③羌活胜湿独藁风，蔓荆川芎炙草从，湿邪在表头身重，难以转侧腰脊痛。

2. 内伤头痛
（1）肝阳头痛
症状 头昏胀痛，或抽掣而痛，头晕目眩，心烦易怒，夜寐不宁，口苦胁痛，面红耳赤。舌红，苔黄，脉弦数。
治法 平肝潜阳，息风止痛。
方药 天麻钩藤饮。
药物组成 天麻、钩藤、石决明、栀子、黄芩、牛膝、杜仲、益母草、桑寄生、夜交藤、茯神。
方解 方中天麻、钩藤、石决明均有平肝息风之效，用以为君。栀子、黄芩清热泻火，使肝经之热不致偏亢，是为臣药。益母草活血利水；牛膝引血下行，配合杜仲、桑寄生能补益肝肾；夜交藤、茯神安神定志，俱为佐使药。
方歌 天麻钩藤饮
①天麻钩藤石决明，杜仲牛膝桑寄生，栀子黄芩益母草，茯神夜交安神宁。
②天麻钩藤石决明，杜栀寄生膝与芩，夜交茯神益母草，主治眩晕与耳鸣。
③天麻钩藤桑益母，栀芩清热决潜阳，杜仲牛膝益肾损，茯神夜交安神良。

（2）痰浊头痛
症状 头痛昏蒙，胸脘满闷，纳呆呕恶，倦怠无力。舌淡，苔白腻，脉滑或弦滑。
治法 健脾燥湿，化痰降逆。
方药 半夏白术天麻汤。
药物组成 半夏、天麻、茯苓、橘红、白术、甘草、生姜、大枣。
方解 方中以半夏燥湿化痰，降逆止呕；以天麻化痰息风，而止头眩，二者合用，为治风痰眩晕头痛之要药，李杲云："足太阴痰厥头痛，非半夏不能疗，眼黑头眩，风虚内作，非天麻不能除。"故本方以此二位为君药。以白术为臣，健脾燥湿，与半夏、天麻配伍，祛湿化痰，止眩之功益佳。佐以茯苓健脾渗湿，与白术相合，尤能治痰之本；橘红理气化痰；生姜、大枣调和脾胃。使以甘草和中而调药性。诸药相伍，使风息痰消，眩晕自愈。
方歌 半夏白术天麻汤
①半夏白术天麻汤，苓草橘红枣生姜，眩晕头痛风痰证，热盛阴亏切莫尝。
②半夏白术天麻汤，苓草橘红枣生姜，眩晕头痛痰涎盛，化痰息风体安康。
③半夏白术天麻汤，苓草橘红枣生姜，眩晕头痛风痰盛，痰化风息复正常。

（3）气血亏虚
症状 头痛绵绵，两目畏光，午后更甚，神倦乏力，面色huang白，心悸少寐。舌淡，苔薄，脉弱。
治法 益气养血，活络止痛。
方药 八珍汤。
药物组成 当归、川芎、白芍、熟地、人参、白术、茯苓、甘草、生姜、大枣。
方解 方中人参、熟地益气养血，茯苓、白术健脾燥湿，当归、白芍养血和营，川芎活血行气，生姜、大枣调和脾胃，甘草和中益气。
方歌 八珍汤
①四君四物加枣姜，八珍双补气血方，血气同补效增强，养荣补心安神良。
②四物地芍与归芎，血家百病此方通，四物合入四君子，气血双疗功独崇。
③四物四君相合用，八珍双补法颇雄，黄芪肉桂频加入，方见十全大补汤。
④加味四物金匮翼，养血调血四物力，芩草菊花蔓荆入，血虚头痛此方医。

（4）肾虚头痛

症状　头痛且空，眩晕耳鸣，腰膝酸软，神疲乏力，滑精带下。舌淡，苔滑，脉沉细无力。

治法　养阴补肾，填精生髓。

方药　大补元煎。

药物组成　熟地、枸杞、杜仲、山萸肉、山药、人参、当归、炙甘草。

方解　方中人参大补元气，熟地、当归滋阴补血，人参与熟地相配，即是景岳之两仪膏，善治精气大耗之证。枸杞、山萸肉补肝肾；杜仲温肾阳；山药益气养阴，补脾肺肾。炙甘草助补益而和诸药。诸药配合，功能大补真元，益气养血，故景岳曾称此方为"救本培元第一要方"。

方歌　大补元煎

①大补元煎元气伤，萸肉杜仲入肾阳，熟地参草怀山药，当归枸杞生化藏。

②大补元煎山药地，参草杜当萸枸杞，滋阴补肾益精髓，肾虚头痛用之宜。

③大补元煎景岳方，淮山杜仲熟地黄，人参当归枸杞子，萸肉甘草共煎尝。

（5）瘀血头痛

症状　头痛经久不愈，痛处固定不移，痛如锥刺，日轻夜重，或有头部外伤史。舌紫黯，或有瘀斑、瘀点，苔薄白，脉细或细涩。

治法　活血化瘀，通窍止痛。

方药　通窍活血汤。

药物组成　麝香、川芎、赤芍、桃仁、红花、大枣、黄酒、老葱、生姜。

方解　方中赤芍、川芎行气活血，桃仁、红花活血通络，老葱、生姜通阳，麝香开窍，黄酒通络，佐以大枣缓和芳香辛窜药物之性。其中麝香味辛性温，功专开窍通闭，解毒活血，因而用为主要药；与生姜、老葱、黄酒配伍更能通络开窍，通利气血运行的道路，从而使赤芍、川芎、桃仁、红花更能发挥其活血通络的作用。

方歌　通窍活血汤

①通窍全凭好麝香，桃红大枣老葱姜，川芎黄酒赤白芍，表里通经第一方。

②通窍黄酒与麝香，桃红芎芍枣葱姜，头痛晕聋瘰疬积，上部瘀血功效强。

③通窍活血桃红芎，芍草麝酒枣姜葱，瘀阻头面昏晕痛，活血通窍化瘀良。

（四）文献摘要

《素问·五脏生成》："头痛巅疾，下虚上实，过在足少阴、巨阳，甚则入肾。"

《素问·风论》："风气循风府而上，则为脑风""新沐中风，则为首风"。

《素问·方盛衰论》："气上不下，头痛巅疾。"

《伤寒论·厥阴病》："干呕，吐涎沫，头痛者，吴茱萸汤主之。"

《济生方·头痛论治》："夫头者上配于天，诸阳脉之所聚。凡头痛者，气血俱虚，风寒暑湿之邪，伤于阳经，伏留不去者，名曰厥头痛。盖厥者逆也，逆壅而冲于头也。痛引脑巅，甚而手足冷者，名曰真头痛，非药之能愈。又有风热痰厥，气虚肾厥，新沐之后，露卧当风，皆令人头痛，治法当推其所由而调之，无不切中者矣。"

《丹溪心法·头痛》："头痛多主于痰，痛甚者火多，有可吐者，可下者""头痛须用川芎，如不愈各加引经药。太阳川芎，阳明白芷，少阳柴胡，太阴苍术，少阴细辛，厥阴吴茱萸。如肥人头痛，是湿痰，宜半夏、苍术。如瘦人，是热，宜酒制黄芩、防风"。

《景岳全书·头痛》："凡诊头痛者，当先审久暂，次辨表里。盖暂痛者，必因邪气，久病者，必兼元气。以暂病言之，则有表邪者，此风寒外袭于经也，治宜疏散，最忌清降；有里邪者，此三阳之火炽于内也，治宜清降，最忌升散，此治邪之法也。其有久病者，则或发或愈，或以表虚者，微感则发。……所以暂病者，当重邪气，久病者，当重元气，此固其大纲也。然亦有暂病而虚者，久病而实者，又当因脉因证而详辨之，不可执也。"

《冷庐医话·头痛》："头痛属太阳者，自脑后上至巅顶，其痛连项；属阳明者，上连目珠，痛在额前；属少阳者，上至两角，痛在头角。以太阳经行身之后，阳明经行身之前，少阳经行身之侧。厥阴之脉，会于巅顶，故头痛在巅顶；太阴少阴二经，虽不上头，然痰与气逆壅于膈，头上气不得畅而亦痛。"

《临证指南医案·头痛》："如阳虚浊邪阻塞，气血瘀痹而为头痛者，用虫蚁搜逐血络，宣通阳气为主。如火风变动，与暑风邪气上郁而为头痛者，用鲜荷叶、苦丁茶、蔓荆子、栀子等辛散轻清为主；如阴虚阳越而为头痛者，有仲景复脉汤、甘麦大枣法，加胶芍牡蛎镇摄益虚，和阴息风为主。如厥阴风木上触，兼内风而为头痛者，有首乌、柏仁、榕豆、甘菊、生芍，杞子辈息肝风滋肾液为主。"

## 二、眩晕

### （一）定义

眩晕是指以头晕眼花为主要临床表现的一类病证。眩即眼花或眼前发黑，视物模糊；晕是指头晕或感觉自身或外界景物旋转。两者常同时并见，故统称为"眩晕"。其轻者闭目可止，重者如坐车船，旋转不定，不能站立，或伴有恶心、呕吐、汗出、面色苍白等症状。

### （二）病因病机

眩晕多因情志内伤、饮食劳倦及病后体虚，导致气血肾精亏虚，脑髓失养，或肝阳痰火上逆，扰动清窍所致。

### （三）分证论治

1. 肝阳上亢

症状　眩晕耳鸣，头痛且胀，遇劳、恼怒加重，肢麻震颤，失眠多梦，急躁易怒。舌红，苔黄，脉弦。

治法　平肝潜阳，滋养肝肾。

方药　天麻钩藤饮。

药物组成　天麻、钩藤、石决明、栀子、黄芩、牛膝、杜仲、益母草、桑寄生、夜交藤、茯神。

方解　方中天麻、钩藤、石决明均有平肝息风之效，用以为君。栀子、黄芩清热泻火，使肝经之热不致偏亢，是为臣药。益母草活血利水；牛膝引血下行，配合杜仲、桑寄生能补益肝肾；夜交藤、茯神安神定志，俱为佐使药。全方共奏平肝潜阳止眩之功。

方歌　天麻钩藤饮

①天麻钩藤石决明，杜仲牛膝桑寄生，栀子黄芩益母草，茯神夜交安神宁。

②天麻钩藤石决明，杜栀寄生膝与芩，夜交茯神益母草，主治眩晕与耳鸣。

③天麻钩藤益母桑，栀芩清热决潜阳，杜仲牛膝益肾损，茯神夜交安神良。

2. 痰浊上蒙

症状　眩晕，头重昏蒙，视物旋转，胸闷恶心，呕吐痰涎，食少多寐。苔白腻，脉弦滑。

治法　燥湿祛痰，健脾和胃。

方药　半夏白术天麻汤。

药物组成　半夏、天麻、茯苓、橘红、白术、甘草、生姜、大枣。

方解　方中以半夏燥湿化痰，降逆止呕；以天麻化痰息风，而止头眩。二者合用，为治风痰眩晕头痛之要药，李杲云："足太阴痰厥头痛，非半夏不能疗，眼黑头眩，风虚内作，非天麻不能除。"故本方以此二位为君药。以白术为臣，健脾燥湿，与半夏、天麻配伍，祛湿化痰，止眩之功益佳。佐以茯苓健脾渗湿，与白术相合，尤能治痰之本；橘红理气化痰；生姜、大枣调和脾胃。使以甘草和中而调药性；诸药相伍，使风息痰消，眩晕自愈。

方歌　半夏白术天麻汤

①半夏白术天麻汤，苓草橘红枣生姜，眩晕头痛风痰证，热盛阴亏切莫尝。

②半夏白术天麻汤，苓草橘红枣生姜，眩晕头痛痰涎盛，化痰息风体安康。

③半夏白术天麻汤，苓草橘红枣生姜，眩晕头痛风痰盛，痰化风息复正常。

3. 瘀血阻窍

症状　眩晕头痛，兼见健忘，失眠，心悸，精神不振，耳鸣耳聋，面唇紫黯。舌瘀点或瘀斑，脉弦涩或细涩。

治法　活血化瘀，通窍活络。
方药　通窍活血汤。
药物组成　麝香、川芎、赤芍、桃仁、红花、大枣、黄酒、老葱、生姜。
方解　方中赤芍、川芎行气活血，桃仁、红花活血通络，老葱、生姜通阳，麝香开窍，黄酒通络，佐以大枣缓和芳香辛窜药物之性。其中麝香味辛性温，功专开窍通闭，解毒活血，因而用为主要药；与生姜、老葱、黄酒配伍更能通络开窍，通利气血运行的道路，从而使赤芍、川芎、桃仁、红花更能发挥其活血通络的作用。
方歌　通窍活血汤
①通窍全凭好麝香，桃红大枣与葱姜，川芎黄酒赤白芍，表里通经第一方。
②通窍黄酒与麝香，桃红芎芍枣葱姜，头痛晕聋癥瘕积，上部瘀血功效强。
③通窍活血桃红芎，芍草麝酒枣姜葱，瘀阻头面昏晕痛，活血通窍化瘀良。

4. 气血亏虚

症状　头晕目眩，动则加剧，遇劳则发，面色苍白，爪甲不荣，神疲乏力，心悸少寐，纳差食少，便溏。舌淡，苔薄白，脉细弱。
治法　补养气血，健运脾胃。
方药　归脾汤。
药物组成　白术、茯神、黄芪、龙眼肉、酸枣仁、人参、木香、炙甘草、当归、远志、生姜、大枣。
方解　方中以人参、黄芪、白术、炙甘草、大枣、生姜甘温，补脾益气；当归辛甘温，养肝而生心血；茯神、酸枣仁、龙眼肉甘平，养心安神；远志交通心肾而定志宁心；木香理气醒脾，以防益气补血药滋腻滞气，有碍脾胃运化功能。故本方为养心与益脾并进之方，亦即益气与养血相融之剂。
方歌　归脾汤
①归脾汤用术参芪，归草茯神远志随，酸枣木香龙眼肉，煎加姜枣益心脾。
②归脾四君归酸枣，龙眼芪枣远木香，益气补血养心脾，心脾两虚诸证方。
③归脾汤中用茯神，术芪酸枣龙眼参，草归志姜枣木香，补血养心功效强。
④归脾汤用参术芪，归草茯神远志宜，枣仁木香龙眼肉，煎加姜枣益心脾。

5. 肾精不足

症状　眩晕久发不已，视力减退，两目干涩，少寐健忘，心烦口干，耳鸣，神疲乏力，腰酸膝软，遗精。舌红，苔薄，脉弦细。
治法　补肾填精。
方药　左归丸。
药物组成　熟地、山药、枸杞、山萸肉、牛膝、菟丝子、鹿胶、龟胶。
方解　方中重用熟地滋肾以填真阴；枸杞益精名目；山萸肉涩精敛汗。龟鹿二胶，为血肉有情之品，鹿胶偏于补阳，龟胶偏于滋阴，两胶合力，沟通任督二脉，益精填髓，有补阴之中包含阴中求阳之义。菟丝子配牛膝，强腰膝，健筋骨。山药滋益脾肾。共收滋肾填阴、育阴潜阳之效。
方歌　左归丸
①左归丸内山药地，萸肉枸杞与牛膝，菟丝龟鹿二胶合，壮水之主方第一。
②左归丸内二山地，枸菟鹿牛与龟板，头晕目眩腰膝酸，填精益髓效非凡。
③左归山山熟枸杞，牛膝菟丝鹿龟胶，肾精不足用此方，补肾填精强腰膝。
④左归丸补肾阴虚，熟地山萸药枸杞，龟胶鹿胶菟牛膝，阳中求阴有深义。

（四）文献摘要

《灵枢·海论》："脑为髓之海，其输上在于其盖，下在风府。……髓海有余，则轻劲多力，自过其度；髓海不足，则脑转耳鸣，胫酸眩冒，目无所见，懈怠安卧。"

《素问玄机原病式·诸风掉眩皆属肝木》："风气甚而头目眩运者，由风木旺，必是金衰不能制木，而木复生火，风火皆属阳，多为兼化，阳主乎动，两动相搏，则为之旋转。"

《丹溪心法·头眩》："头眩，痰挟气虚并火，治痰为主，挟补气药及降火药。无痰则不作眩，痰因火动。"

《景岳全书·眩运》："丹溪则曰无痰不能作眩，当以治痰为主，而兼用他药。余则曰无虚不能作眩，当以治虚为主，而酌兼其标。孰是孰非，余不能必，姑引经义，以表其大意如此。"

《证治汇补·眩晕》："以肝上连目系而应于风，故眩为肝风，然亦有因火，因痰，因虚，因暑，因湿者。"

《临证指南医案·眩晕》："经云诸风掉眩，皆属于肝，头为六阳之首，耳目口鼻皆系清空之窍，所患眩晕者，非外来之邪，乃肝胆之风阳上冒耳，甚至有昏厥跌仆之虞。其症有夹痰、夹火，中虚、下虚，治胆、治胃、治肝之分。"

## 三、中风

### （一）定义

中风是以猝然昏仆，不省人事，伴半身不遂，口眼㖞斜，语言不利为主症的。病轻者可无昏仆而仅见口眼㖞斜及半身不遂等症状。

### （二）病因病机

病因：内伤积损，情志过极，饮食不节，体肥痰盛，气虚邪中。病机：阴阳失调，气

### （三）分证论治

1. 中经络

（1）风阳上扰

症状　半身不遂，偏身麻木，舌强语謇或不语，或口舌歪斜，眩晕头痛，面红目赤，口苦咽干，心烦易怒，尿赤便干。舌质红或红绛，舌苔薄黄，脉弦有力。

治法　清肝泻火，息风潜阳。

方药　天麻钩藤饮。

药物组成　天麻、钩藤、石决明、栀子、黄芩、牛膝、杜仲、益母草、桑寄生、夜交藤、茯神。

方解　方中天麻、钩藤、石决明均有平肝息风之效，用以为君。栀子、黄芩清热泻火，使肝经之热不致偏亢，是为臣药。益母草活血利水；牛膝引血下行，配合杜仲、桑寄生能补益肝肾；夜交藤、茯神安神定志，俱为佐使药。

方歌　麻钩藤饮

①天麻钩藤石决明，杜仲牛膝桑寄生，栀子黄芩益母草，茯神夜交安神宁。

②天麻钩藤石决明，杜栀寄生膝与芩，夜交茯神益母草，主治眩晕与耳鸣。

③天麻钩藤石决明，黄芩栀子益母草，杜仲牛膝桑寄生，夜交茯神能安神。

（2）风痰入络

症状　突然偏身麻木，肌肤不仁，口舌歪斜，言语不利，甚则半身不遂，舌强言謇或不语，头晕目眩。舌质黯淡，舌苔白腻，脉弦滑。

治法　息风化痰，活血通络。

方药　半夏白术天麻汤。

药物组成　半夏、天麻、茯苓、橘红、白术、甘草、生姜、大枣。

方解　方中以半夏燥湿化痰，降逆止呕；以天麻化痰息风，而止头眩。二者合用，为治风痰眩晕头痛之要药，李杲云："足太阴痰厥头痛，非半夏不能疗，眼黑头眩，风虚内作，非天麻不能除。"故本方以此二位为君药。以白术为臣，健脾燥湿，与半夏、天麻配伍，祛湿化痰，止眩之功益佳。佐以茯苓健脾渗湿，与白术相合，尤能治痰之本；橘红理气化痰；生姜、大枣调和脾胃。使以甘草和中而调药性。诸药相伍，使风息痰消，眩晕自愈。

方歌　半夏白术天麻汤

①半夏白术天麻汤，苓草橘红枣生姜，眩晕头痛风痰证，热盛阴亏切莫尝。

②半夏白术天麻汤，茯苓橘红大枣姜，息风化痰又通络，风痰入络用此方。
③半夏白术天麻汤，茯苓橘红甘草合，风痰入络眩晕证，化痰通络是效方。

（3）痰热腑实

症状　半身不遂，口舌歪斜，舌强言謇或不语，偏身麻木，腹胀便干便秘，头晕目眩，吐痰或痰多。舌质黯红或黯淡，苔黄或黄腻，脉弦滑或脉弦滑而大。

治法　化痰通腑。

方药　星楼承气汤。

药物组成　胆南星、栝楼、大黄、芒硝、丹参、赤芍、鸡血藤。

方解　方中大黄荡涤肠胃，通腑泄热；芒硝咸寒软坚；栝楼、胆南星清热化痰；丹参活血通络；赤芍清热凉血，散瘀止痛；鸡血藤行血养血，舒筋活络。上药共奏化痰通腑泄热之功。

方歌　星楼承气汤
①星楼承气胆南星，栝楼大黄与芒硝，丹参赤芍鸡血藤，化痰通腑此方妙。
②星楼承气丹硝黄，中风腑实痰热伤，赤芍血藤通瘀滞，便秘口臭急煎尝。
③星楼承气鸡血藤，硝黄丹参与赤芍，化痰通腑又泄热，痰热腑实此方尝。

（4）气虚血瘀

症状　半身不遂，口舌歪斜，舌强言謇或不语，偏身麻木，面色无华，气短乏力，口角流涎，自汗，心悸，便溏，手肿胀。舌质黯淡，舌苔薄白或白腻，脉沉细。

治法　益气活血，扶正祛邪。

方药　补阳还五汤。

药物组成　黄芪、当归尾、赤芍、地龙、川芎、桃仁、红花。

方解　正气亏虚，脉络瘀阻，筋脉肌肉失养，故见半身不遂，口眼歪斜；气虚血滞，舌本失养，故语言謇涩，口角流涎；苔白，脉细为气虚之象。综上诸症，皆由正气亏虚，瘀血阻络所致。《医林改错》称为"因虚致瘀"，治法应以补气为主，兼以活血通络。方中重用黄芪取其大补脾胃之元气，使气旺以促血行，祛瘀而不伤正，并助诸药之力，为君药。配以当归尾活血，有祛瘀而不伤好血之妙，是为臣药。川芎、赤芍、桃仁、红花助归尾活血祛瘀，地龙通经活络，均为佐使药。诸药合用，使气旺则血行，瘀祛络通，诸症自可渐愈。

方歌　补阳还五汤
①补阳还五赤芍芎，归尾通经佐地龙，四两黄芪为主药，血中瘀滞用桃红。
②补阳还五芪归芎，桃红赤芍加地龙，半身不遂中风证，益气活血经络通。
③补阳还五芎地龙，川芎桃仁加红花，黄芪当归补气血，扶正祛邪此方尝。

（5）阴虚风动

症状　平素头晕头疼，耳鸣目眩，少眠多梦，腰膝腿软，突然一侧手足沉重麻木，口舌歪斜，半身不遂，舌强语謇。舌质红绛或黯红，少苔或无苔，脉细弦或细弦数。

治法　滋养肝肾，潜阳息风。

方药　镇肝息风汤。

药物组成　牛膝、代赭石、龙骨、牡蛎、龟板、白芍、玄参、天冬、川楝子、麦芽、茵陈、甘草。

方解　方中牛膝归肝肾之经，重用以引血下行，并有补益肝肾之效，为君药。代赭石和龙骨、牡蛎相配，降逆潜阳，镇息肝风，是为臣药。龟板、玄参、天冬、白芍滋养阴液，以制阳亢；茵陈、川楝子、麦芽三味，配合君药清泄肝阳之有余，条达肝气之郁滞，以有利于肝阳之平降镇潜；甘草调和诸药，与麦芽相配，并能和胃调中，防止金石类药物碍胃之弊，均为佐使药。诸药合用，成为镇肝息风之良剂。

方歌　镇肝息风汤
①镇肝息风芍天冬，玄参牡蛎赭茵供，麦龟膝草龙川楝，肝风内动有奇功。
②镇肝息风天冬芍，玄参龟板茵赭石，龙牡麦芽甘膝楝，肝阳上亢奏奇功。
③镇肝息风怀牛膝，龙牡龟板代赭石，玄芍天冬楝茵陈，麦芽甘草来添效。

2. 中脏腑

（1）阳闭

症状　突然昏倒，不省人事，牙关紧闭，口噤不开，两手握固，大小便闭，肢体强痉，还兼有面赤身热，气促口臭，躁扰不宁。舌苔黄腻，脉弦滑而数。

治法　清热化痰，开窍醒神。

方药　羚羊角汤合安宫牛黄丸。

药物组成　羚羊角汤：羚羊角、钩藤、珍珠母、石决明、胆南星、竹沥、半夏、天竺黄、黄连、石菖蒲、郁金。安宫牛黄丸：牛黄、郁金、犀角、黄连、黄芩、栀子、朱砂、雄黄、冰片、麝香、珍珠、金箔衣、蜂蜜。

方解

羚羊角汤：本方能凉肝息风，清热化痰，养阴舒筋，用于风阳上扰，蒙蔽清窍而致眩晕、痉厥和抽搐等症。方中羚羊角、钩藤、珍珠母、石决明凉肝息风，清热解痉；邪热亢盛，每易灼津成痰，故用胆南星、竹沥、半夏、天竺黄清热化痰；黄连泻心火；热扰心神，故用石菖蒲、郁金化痰开窍。

安宫牛黄丸：本方所治之神昏谵语，是因温热之邪内陷心包。痰热闭阻引起邪热壅盛，蒙蔽心窍，故神昏谵语，烦躁不安。中风昏迷属于热闭之证，治宜芳香开窍，清解心包热毒，结合开泄痰浊闭阴。方中以牛黄清心解毒，豁痰开窍，麝香开窍醒神，共为君药。臣以犀角清心凉血解毒；黄芩、黄连、栀子清热泻火解毒，助牛黄以清心包之火；冰片、郁金芳香辟秽，通窍开闭，以加强麝香开窍醒神之效。上述清热泻火、凉血解毒之品与芳香开窍药配合，是为凉开之方的配伍特点。这样组合的作用，正如吴瑭所谓："使邪火随诸香一齐俱散也。"佐以朱砂、珍珠镇心安神，以除烦躁不安；雄黄助牛黄以豁痰解毒。蜂蜜和胃调中，为使药。用金箔为衣，亦是取其重镇安神之效。

方歌　羚羊角汤

①羚羊角汤用钩藤，胆星珠母石决明，天竺黄连竹半夏，菖蒲郁金此方全。

②羚羊角汤合钩藤，珠母南星石决明，半夏竹沥天竺黄，黄连菖蒲合郁金。

③羚羊角汤石决明，钩藤珠母合南星，黄连天竺半竹沥，菖蒲郁金开神窍。

安宫牛黄丸

①安宫牛黄开窍方，芩连栀郁朱雄黄，犀角珍珠冰麝箔，热闭心包功效良。

②安宫牛黄用朱雄，冰片连芩栀郁金，犀角麝香珍珠衣，开窍醒神第一方。

③安宫牛黄朱雄黄，犀角麝香金珍珠，冰片连芩栀郁金，清热化痰开神窍。

（2）阴闭

症状　突然昏倒，不省人事，牙关紧闭，口噤不开，两手握固，大小便闭，肢体强痉，还可兼有面白唇黯，静卧不烦，四肢不温，痰涎壅盛。舌苔白腻，脉象沉滑或缓。

治法　温阳化痰，开窍醒神。

方药　涤痰汤合苏合香丸。

药物组成　涤痰汤：半夏、胆南星、陈皮、枳实、茯苓、人参、石菖蒲、竹茹、甘草、生姜。苏合香丸：苏合香、麝香、冰片、安息香、青木香、白檀香、沉香、乳香、丁香、香附、荜茇、朱砂、犀角、白术、煨诃子。

方解

涤痰汤：方中人参、茯苓、甘草补心益脾而泻火，陈皮、胆南星、半夏利燥热而祛痰，竹茹清燥开郁，枳实破痰利膈，石菖蒲开窍通心，诸药合用，使痰消火降，痰化而心窍开。

苏合香丸：本方主治诸证，多因寒证邪或痰浊，气郁闭阻，蒙蔽神明所致，属于寒闭之证。闭者宜开，故治以芳香开窍为主；对于寒邪及气郁、痰浊，须配合散寒、理气、化浊之品，以为辅助。方中用苏合香、麝香、冰片、安息香等芳香开窍药为君。配伍青木香、白檀香、沉香、乳香、丁香、香附为臣，以行气解郁，散寒化浊，并能解除脏腑气血郁滞。佐以荜茇，配合上述十种香药，增强散寒、止痛、开郁的作用。并取犀角解毒，朱砂镇心安神。白术补气健脾，燥湿化浊；煨诃子收涩敛气，防止辛香太过，耗散正气。总之，本方配伍特点是以芳香开窍药为主，配伍大量辛香行气之品，是治疗寒闭证的常用代表方剂。

方歌　涤痰汤
①涤痰汤有夏橘草，参苓枳姜竹茹妙，胆星菖蒲齐配入，主治风痰迷心窍。
②涤痰半夏胆南星，甘草橘红参茯苓，竹茹菖蒲兼枳实，痰迷舌强服之醒。
③涤痰夏橘胆南星，枳实茯苓与人参，菖蒲竹茹合甘草，涤痰开窍此方良。

苏合香丸
①苏合香丸麝息香，木丁乳香荜檀襄，犀冰术沉诃香附，再加龙脑温开方。
②苏合香丸麝息香，木丁荜茇乳檀方，犀冰术沉诃香附，衣用朱砂中恶尝。
③开闭透窍苏合香，附木沉乳及丁香，犀冰安麝并白术，气厥痰厥急症尝。

（3）脱证
症状　突然昏倒，不省人事，目合口张，鼻鼾息微，手撒肢冷，汗多，大小便自遗，肢体瘫软。舌痿，脉微欲绝。

治法　回阳固脱。

方药　参附汤合生脉散。

药物组成　参附汤：人参、附子。生脉散：人参、麦冬、五味子。

方解
参附汤：方中人参甘温大补元气；附子大辛大热，温壮元阳。二药相配，共奏回阳固脱之功。《删补名医方论》说："补后天之气，无如人参；补先天之气，无如附子，此参附汤之所由立也……二药相须，用之得当，则能瞬息化气于乌有之乡，顷刻生阳于命门之内，方之最神捷者也。"

生脉散：本方以人参甘平补肺，大扶元气为君；以麦冬甘寒养阴生津，清虚热而除烦为臣；五味子酸收敛肺止汗为佐使。此即"肺欲收，急食酸以收之"之义。

方歌　附汤
①参附汤是救急方，补气回阳效力彰，正气大亏阳暴脱，喘汗肢冷可煎尝。
②参附汤疗汗自流，肾阳脱汗此方求，卫阳不固须芪附，郁遏脾阳术附投。

生脉散
①生脉麦味与人参，保肺生津又提神，气少汗多兼口渴，病危脉绝急煎斟。
②生脉麦味与参施，热伤气阴此方医，气短神疲口干渴，益气生津法最宜。
③生脉回阳又固脱，人参甘平补元气，麦冬甘寒养阴津，五味敛肺又止汗。
④生脉人参麦味珍，益气生津敛汗阴，汗多气短脉微细，暑伤久咳均可寻。

3. 后遗症
（1）半身不遂
症状　半身不遂，或肢体强痉而屈伸不利，或肢体瘫软而活动不能。常伴偏身麻木，重则感觉完全丧失。舌质紫黯，或有瘀斑，舌苔薄白，脉细弦滑。

治法　益气活血。

方药　补阳还五汤。

药物组成　黄芪、当归尾、赤芍、地龙、川芎、桃仁、红花。

方解　正气亏虚，脉络瘀阻，筋脉肌肉失养，故见半身不遂，口眼歪斜；气虚血滞，舌本失养，故语言謇涩，口角流涎；苔白，脉细为气虚之象。综上诸症，皆由正气亏虚，瘀血阻络所致。《医林改错》称为"因虚致瘀"，治法应以补气为主，兼以活血通络。方中重用黄芪取其大补脾胃之元气，使气旺以促血行，祛瘀而不伤正，并助诸药之力，为君药。配以当归尾活血，有祛瘀而不伤好血之妙，是为臣药。川芎、赤芍、桃仁、红花助归尾活血祛瘀，地龙通经活络，均为佐使药。诸药合用，使气旺则血行，瘀祛络通，诸症自可渐愈。

方歌　补阳还五汤
①补阳还五赤芍芎，归尾通经佐地龙，四两黄芪为主药，血中瘀滞用桃红。
②补阳还五芪归芎，桃红赤芍加地龙，半身不遂中风证，益气活血经络通。
③补阳还五芎地龙，川芎桃仁加红花，黄芪当归补气血，扶正祛邪此方尝。
④补阳还五重用芪，归芎芍龙桃红依，益气活血通脉络，中风后遗偏瘫宜。

（2）言语不利
症状　舌欠灵活，言语不清，或舌暗不语，伸舌多偏斜。舌苔或薄或腻，脉象多滑。本证或单独出现，或与半身不遂同见。
治法　祛风除痰开窍。
方药　解语丹。
药物组成　胆南星、木香、白附子、天麻、远志、石菖蒲、羌活、全蝎、甘草。
方解　本方祛风化痰通络，治风痰阻于廉泉，舌强不语等。方中天麻、全蝎、白附子平肝息风，胆南星、远志、石菖蒲息风化痰开窍，全蝎、羌活搜风通络；木香理气，甘草调和诸药。
方歌　解语丹
①解语南星甘木香，白附天麻远志菖，羌活全蝎一并入，中风不语自然康。
②解语白附胆南星，木麻远志菖蒲草，羌活全蝎祛风痰，开窍醒神自然康。
③解语远志石菖蒲，羌活全蝎白附子，木麻甘草胆南星，祛风除痰开神窍。

**（四）文献摘要**
《灵枢·刺节真邪》："虚邪偏客于身半，其入深，内居营卫，营卫稍衰，则真气去，邪气独留，发为偏枯。"
《金匮要略·中风历节病脉证并治》："邪在于络，肌肤不仁；邪在于经，即重不胜；邪入于腑，即不识人；邪入于脏，舌即难言，口吐涎。"
《医经溯洄集·中风辨》："三子之论，河间主乎火，东垣主乎气，彦修主乎湿，……以予观之，昔人、三子之论，皆不可偏废。但三子以相类中风之病，视为中风而立论，故使后人狐疑而不能决。殊不知因于风者，真中风也！因于火、因于气、因于湿者，类中风而非中风也！"
《景岳全书·非风》："非风一证，即时人所谓中风证也。此证多见卒倒，卒倒多由昏愦，本皆内伤积损颓败而然，原非外感风寒所致。"
《证治汇补·中风》："平人手指麻木，不时眩晕，乃中风先兆，须预防之，宜慎起居，节饮食，远房帏，调情志。"
《医学衷中参西录·治内外中风方》："内中风之证，曾见于《内经》。而《内经》初不名为内中风，亦不名为脑充血，而实名之为煎厥、大厥、薄厥。……盖肝为将军之官，不治则易怒，因怒生热，煎耗肝血，遂致肝中所寄之相火，掀然暴发，挟气血而上冲脑部，以致昏厥。"

## 四、痴呆

**（一）定义**
又称"呆病"，是一种以记忆和认知功能进行性损害为特征的疾病。

**（二）病因病机**
病因：年老肾衰，禀赋不足，后天失养，七情内伤，久病邪留。病机：髓海渐空，元神失养，或邪扰清窍，神机失用。

**（三）分证论治**
1. 平台期
（1）髓海不足
症状　记忆减退，定向不能，判断力差，或失算，重者失认，失用，懒惰思卧，齿枯发焦，腰酸骨软，步行艰难。舌瘦色淡，脉沉细。

治法　滋补肝肾，生髓养脑。

方药　七福饮。

药物组成　人参、熟地、当归、炒白术、炙甘草、酸枣仁、制远志。

方解　方中人参大补元气；熟地滋阴补肾；当归补血活血；炒白术健脾渗湿；炙甘草调和药性，兼以补中；酸枣仁宁心安神；制远志交通心肾。共奏滋养肝肾、生髓养脑之功。

方歌　七福饮

①七福人参熟地归，远志枣仁草白术，生髓养脑补肝肾，髓海不足此方妙。

②七福饮忧郁痴呆，参熟归术酸枣仁，甘草远志蜜炙用，补肾益脾生姜引。

③七福饮用酸枣仁，参术归熟远志草，髓海不足用此方，滋补肝肾又生髓。

（2）脾肾亏虚

症状　记忆减退，失认失算、词不达意，腰膝酸软，肌肉萎缩，食少纳呆，气短懒言，口涎外溢或四肢不温，腹痛喜按，鸡鸣泄泻，或二便失禁。舌质淡白，舌体胖大，舌苔白，脉沉细弱，两尺尤甚者。

治法　温补脾肾，养元安神。

方药　还少丹。

药物组成　熟地、枸杞、山药、牛膝、远志、山萸肉、茯苓、巴戟天、石菖蒲、杜仲、五味子、肉苁蓉、楮实子、小茴香，大枣。

方解　熟地、山萸肉、肉苁蓉、巴戟天、杜仲温阳滋阴，补肾生髓；枸杞、牛膝、楮实子补肝益肾；小茴香助命门之气；茯苓、山药、大枣健脾益气；石菖蒲、远志、五味子交通心肾而安神。

方歌　还少丹

①还少温调脾肾寒，茱淮苓地杜牛餐，苁蓉楮实茴巴枸，远志菖蒲味枣丸。

②还少丹方枣茴志，地黄山药肉苁蓉，仲膝杞萸巴五味，楮实茯苓石菖蒲。

③还少丹中熟地杞，苁蓉茴戟杜仲萸，牛膝楮实参苓药，大枣菖蒲味志随。

（3）气血不足

症状　记忆减退，行动迟缓，甚而终日寡言不动，倦怠嗜卧，多梦易惊，神疲乏力，面唇无华，爪甲苍白，纳呆食少，大便溏薄。舌质淡胖有齿痕，脉细弱。

治法　益气健脾，养血安神。

方药　归脾汤。

药物组成　白术、茯神、黄芪、龙眼肉、酸枣仁、人参、木香、甘草、当归、远志、大枣、生姜。

方解　方中以人参、黄芪、白术、甘草、大枣、生姜甘温，补脾益气；当归甘辛温，养肝而生心血；茯神、酸枣仁、龙眼肉甘平，养心安神；远志交通心肾而定志宁心；木香理气醒脾，以防益气补血药滋腻滞气，有碍脾胃运化功能。故本方为养心与益脾并进之方，亦即益气与养血相融之剂。

方歌　归脾汤

①归脾汤用参术芪，归草茯神远志齐，酸枣木香龙眼肉，煎加姜枣益心脾。

②归脾参芪术草姜，当归龙眼枣木香，茯神远志酸枣仁，益气补血心脾强。

③归脾黄芪参术草，木香当归龙眼肉，茯神枣仁安心神，益气健脾又养血。

2. 波动期

（1）痰浊蒙窍

症状　记忆减退，表情呆钝，头晕身重，晨起痰多，纳呆呕恶，脘腹胀满。重症者生活不能自理，面色㿠白或苍白不泽，气短乏力。舌体胖大有齿痕，苔腻浊，脉弦滑。

治法　化痰开窍，养心安神。

方药　洗心汤。

药物组成　半夏、陈皮、石菖蒲、人参、甘草、附子、茯神、酸枣仁、神曲。

方解　方中半夏、陈皮健脾化痰，石菖蒲开窍化痰，人参、甘草培补中气，附子通阳扶正，茯神、酸枣仁安神，神曲和胃。

方歌　洗心汤
①洗心汤用参附草，半夏陈皮与菖蒲，枣仁神曲加茯神，化痰开窍养心神。
②洗心人参半夏陈，茯神菖蒲酸枣仁，附子神曲与甘草，健脾化痰安心神。
③洗心夏陈石菖蒲，茯神枣仁参附草，再加神曲一并入，化痰开窍养心神。

（2）瘀阻脑络

症状　多有产伤或外伤病史，或心肌梗死史、脑卒中史，或素有血瘀之疾。记忆减退，反应迟钝，或行为怪异，或妄思离奇，或头痛难愈，面色晦暗。舌质黯紫，有瘀点、瘀斑，舌苔薄白，脉细弦或涩。

治法　活血化瘀，通窍醒神。

方药　通窍活血汤。

药物组成　麝香、川芎、赤芍、桃仁、红花、大枣、黄酒、老葱、生姜。

方解　方中赤芍、川芎行气活血，桃仁、红花活血通络，老葱、生姜通阳，麝香开窍，黄酒通络，佐以大枣缓和芳香辛窜药物之性。其中麝香味辛性温，功专开窍通闭，解毒活血，因而用为主要药；与生姜、老葱、黄酒配伍更能通络开窍，通利气血运行的道路，从而使赤芍、川芎、桃仁、红花更能发挥其活血通络的作用。

方歌　通窍活血汤
①通窍全凭好麝香，桃红大枣老葱姜，川芎黄酒赤白芍，表里通经第一方。
②通窍川芎与麝香，赤芍桃红枣姜葱，再加黄酒又活血，化瘀通窍又醒神。
③通窍芎芍与桃红，麝香黄酒枣姜葱，活血化瘀通神窍，瘀阻脑络此方效。

（3）心肝火旺

症状　健忘颠倒，认知损害，自我中心，心烦易怒，口苦目干，头晕头痛，筋惕肉shun，或咽干口燥，口臭口疮，尿赤便干或面红微赤，口气臭秽，口中黏涎秽浊，烦躁不安甚则狂躁。舌质黯红，舌苔黄或黄腻，脉弦滑或弦细而数。

治法　清心平肝，安神定志。

方药　天麻钩藤饮。

药物组成　天麻、钩藤、石决明、栀子、黄芩、川牛膝、杜仲、益母草、桑寄生、夜交藤、茯神。

方解　方中天麻、钩藤、石决明均有平肝息风之效，用以为君。栀子、黄芩清热泻火，使肝经之热不致偏亢，是为臣药。益母草活血利水；川牛膝引血下行，配合杜仲、桑寄生能补益肝肾；夜交藤、茯神安神定志，俱为佐使药。

方歌　天麻钩藤饮
①天麻钩藤石决明，杜仲牛膝桑寄生，栀子黄芩益母草，茯神夜交安神宁。
②天麻钩藤石决明，杜栀寄生膝与芩，夜交茯神益母草，主治眩晕与耳鸣。
③天麻钩藤石决明，黄芩栀子益母草，杜仲牛膝桑寄生，夜交茯神能安神。

3. 下滑期

毒损脑络

症状　表情呆滞，双目无神，不识事物，面色晦暗，秽浊如蒙污垢，或兼面红微赤，口气臭秽，口中黏涎秽浊，溲赤便干或二便失禁，肢体颤动，舌强寡语或言辞颠倒，狂躁不宁，举动不惊。舌绛少苔，或舌黯或舌有瘀斑，苔厚腻、积腐，或见秽浊，脉弦数或滑数。

治法　清热解毒，通络达邪。

方药　黄连解毒汤合用安宫牛黄丸。

药物组成　黄连解毒汤：黄连、黄芩、黄柏、栀子。安宫牛黄丸：牛黄、郁金、犀角、黄连、黄芩、栀子、朱砂、雄黄、冰片、麝香、珍珠、金箔衣、蜂蜜。

方解

黄连解毒汤：本方是用治火热毒壅，充斥三焦的常用方。烦热，错语，是由火毒内盛，表里皆热，神明被其干扰所致。吐衄、发斑，前者是因血为热迫，随火上逆；后者是因热伤络脉，外溢肌肤。综上辨析，本方治证虽多，其病因则一，多有内火热毒充斥三焦。故方用黄连泻心火为君，兼泻中焦之火；黄芩清肺热，泻上焦之火为臣；黄柏泻下焦之火，栀子通泻三焦之火，导热下行，合为佐使。共以收泻火清热解毒之功。凡因于火毒上逆，外越而生诸证，通过泻火泄热之剂，其火毒下降，则诸症自平。

安宫牛黄丸：本方所治之神昏谵语，是因温热之邪内陷心包。痰热闭阻引起邪热壅盛，蒙蔽心窍，故神昏谵语，烦躁不安。中风昏迷属于热闭之证，治宜芳香开窍，清解心包热毒，结合开泄痰浊闭阴。方中以牛黄清心解毒，豁痰开窍；麝香开窍醒神。二药共为君药。臣以犀角清心凉血解毒；黄芩、黄连、栀子清热泻火解毒，助牛黄以清心包之火；冰片、郁金芳香辟秽，通窍开闭，以加强麝香开窍醒神之效。上述清热泻火、凉血解毒之品与芳香开窍药配合，是为凉开之方的配伍特点。这样组合的作用，正如吴瑭所谓："使邪火随诸香一齐俱散也。"佐以朱砂、珍珠镇心安神，以除烦躁不安；雄黄助牛黄以豁痰解毒。蜂蜜和胃调中，为使药。用金箔为衣，亦是取其重镇安神之效。

方歌　黄连解毒汤
①黄连解毒栀柏芩，三焦火盛是主因，烦狂火热兼谵妄，吐衄发斑皆可平。
②黄连解毒汤四味，黄芩黄柏栀子备，躁狂大热呕不眠，吐衄斑黄均可为。
③黄连解毒栀柏芩，泻火清热又解毒，热盛三焦用此方，吐衄发斑皆可为。

安宫牛黄丸
①安宫牛黄开窍方，芩连栀郁朱雄黄，犀角珍珠冰麝箔，热闭心包功效良。
②安宫牛黄用朱雄，冰片连芩栀郁金，犀角麝香珍珠衣，开窍醒神第一方。
③安宫牛黄朱雄黄，犀角麝香金珍珠，冰片连芩栀郁金，清热化痰开神窍。
④安宫牛黄凉开方，芩连栀子郁朱襄，犀麝珍珠冰雄箔，热闭心包痰火尝。

（四）文献摘要

《素问·五常政大论》："根于中者，命曰神机，神去则机息。"

《灵枢·海论》："髓海不足，则脑转耳鸣，胫酸眩冒，目无所见，懈怠安卧。"

《景岳全书·癫狂痴呆》："痴呆证，凡平素无痰，而或以郁结，或以思虑，或以疑惑，或以惊恐，而渐致痴呆。言辞颠倒，举动不经，或多汗，或善愁，其证则千奇百怪，无所不至，脉必或弦或数，或大或小，变易不常，此其逆气在心或肝胆二经，气有不清而然。"

《辨证录·呆病门》："大约其始也，起于肝气之郁；其终也，由于胃气之衰。肝郁则木克土，而痰不能化，胃衰则土不制水而痰不能消，于是痰积于胸中，盘踞于心外，使神明不清，而成呆病矣。"

《石室秘录·呆病》："呆病如痴，而默默不言也，如饥而悠悠如失也，……实亦胸腹之中，无非痰气。故治呆无奇法，治痰即治呆也。"

## 五、癫狂

（一）定义

癫狂是精神失常的疾病。癫病以精神抑郁、表情淡漠、沉默痴呆、语无伦次、静而少动为特征，狂病以精神亢奋、狂躁刚暴、喧扰不宁、毁物打骂、动而多怒为特征。癫与狂在临床上相互联系，故常并称。

（二）病因病机

病因：七情内伤，饮食失节，禀赋异常。病机：癫为痰气郁结，蒙蔽神机；狂为痰火上扰，神明失主。

（三）分证论治

1. 癫病

（1）痰气郁结

症状　精神抑郁，表情淡漠，沉默痴呆，时时太息，言语无序，或喃喃自语，多疑多虑，喜怒无常，烦而不眠，秽洁不分，不思饮食，大便溏软。舌淡红，苔白腻，脉弦滑。

治法　理气解郁，化痰醒神。

方药　顺气导痰汤。

药物组成　枳实、木香、香附、半夏、陈皮、胆南星、郁金、石菖蒲。

方解　方中枳实、木香、香附理气解郁,半夏、陈皮、胆南星理气化痰,郁金、石菖蒲化浊开窍,解郁醒神。

方歌　顺气导痰汤
①顺气导痰理气郁,香附枳实与木香,半夏陈皮胆南星,郁金菖蒲醒神方。
②验方顺气导痰汤,内括导痰汤全方,生姜木香香附入,理气解郁化痰良。
③顺气导痰菖南星,枳实木香加香附,夏陈郁金理气郁,化痰醒神效力强。

（2）心脾两虚

症状　神思恍惚,魂梦颠倒,心悸易惊,善悲欲哭,言语无序,肢体困乏,纳呆。舌淡,苔薄白,脉沉细无力。

治法　健脾益气,养心安神。

方药　养心汤。

药物组成　黄芪、人参、茯苓、茯神、川芎、当归、柏子仁、半夏、远志、赤桂、五味子、酸枣仁、甘草。

方解　黄芪、人参补心气,川芎、当归养心血,茯苓、茯神、柏子仁、远志泄心热而宁心神;五味子、酸枣仁收散越之心气,半夏去扰心之痰涎,赤桂引药以达心经,甘草调和诸药。

方歌　养心汤
①养心汤用草芪参,二茯芎归柏子寻,夏曲远志兼桂味,再加酸枣总宁心。
②养心汤能养心神,二茯芎归半夏寻,挂草参芪北五味,远志酸柏功更纯。
③养心参芪二茯芎,远志当归夏五味,赤桂甘草柏枣仁,健脾益气养心神。

2. 狂病

（1）痰火扰神

症状　起病先有性情急躁,头痛失眠,两目怒视,面红目赤,突发狂乱无知,骂詈号叫,不避亲疏,逾垣上屋,或毁物伤人,气力逾常,不食不眠,渴喜冷饮,便秘溲赤。舌质红绛,苔多黄腻或黄燥而垢,脉弦滑数。

治法　清心泻火,涤痰醒神。

方药　生铁落饮。

药物组成　天冬、麦冬、贝母、胆南星、橘红、远志、石菖蒲、连翘、茯苓、茯神、元参、钩藤、丹参、辰砂、生铁落。

方解　癫狂躁扰,无有宁时,多由痰火扰乱心神致病,故其治以清心涤痰为务。方中贝母、胆南星、连翘、茯苓、茯神、远志、橘红清心涤痰,安神定志;丹参、元参、天冬、麦冬养心血,滋心液,壮水以济火也;钩藤、辰砂、生铁落,一以平肝息风,一以重镇宁神;石菖蒲开心孔而通九窍,复其神明之用焉。

方歌　生铁落饮
①《医学心悟》铁落饮,二冬二茯胆南星,橘志蒲翘钩玄贝,更加朱丹可镇心。
②生铁落饮橘贝母,胆星远志石菖蒲,连翘天麦玄丹参,朱砂二茯钩藤伍。
③生铁落饮用二冬,贝母南星翘橘红,二茯远志藤菖蒲,元参丹参辰砂配。

（2）火盛阴伤

症状　狂病久延,时作时止,势已较缓,妄言妄为,呼之已能自制,但有疲惫之象,寝不安寐,烦躁不眠,形瘦,面红而秽,口干,大便干结。舌尖红无苔,有剥裂,脉细数。

治法　滋阴降火,安神定志。

方药　二阴煎合定志丸。

药物组成　二阴煎:生地、麦冬、酸枣仁、玄参、黄连、茯苓、木通、竹叶、灯芯草。定志丸:党参、茯苓、石菖蒲、远志、麦冬、白术。

方解

二阴煎：方中生地、麦冬、玄参滋阴养血，黄连、竹叶、灯芯草、木通清心泻火，茯苓健脾宁心，酸枣仁安神定志。全方共奏养阴清心、安神定惊之效。

定志丸：方中党参安神益智；远志、石菖蒲入心开窍，除痰定惊。三药同为主药；茯苓、白术、党参健脾益气，麦冬养阴益气，协助主药宁心除痰。

方歌　二阴煎

①二阴煎中生地冬，玄参黄连竹叶通，灯芯茯苓酸枣仁，滋阴降火有神功。

②二阴煎疗人志失，黄连灯草心火弑，玄参麦冬滋阴血，茯苓枣仁功导赤。

③《景岳全书》二阴煎，导赤黄连麦玄添，茯苓灯心酸枣仁，滋阴降火治狂癫。

定志丸

①定志丸中参菖蒲，二茯远志加白术，麦冬朱砂和蜜制，专治心怯神恍惚。

②定志丸中用菖蒲，人参远志茯苓投，为丸为汤皆可用，益气养心宁神奇。

③定志丸治失眠好，参术远志石菖草，一方另有麦苓术，定志安神除烦恼。

### （四）文献摘要

《素问·脉要精微论》："衣被不敛，言语善恶，不避亲疏者，此神明之乱也。"

《丹溪心法·癫狂》："癫属阴，狂属阳，癫多喜而狂多怒，脉虚者可治，实则死。大率多因痰结于心胸间，治当镇心神，开痰结。"

《医学正传·癫狂痫证》："大抵狂为痰火实盛，癫为心血不足，多为求高远不得志者有之。"

《医家四要·病机约论·癫狂者审阴阳之邪并》："癫疾始发，志意不乐，甚则精神痴呆，言语无伦，而睡于平时，乃邪并于阴也。……盖癫之为病，多因谋为不遂而得。"

《素问·宣明五气》："五邪所乱，邪入于阳则狂。"

《灵枢·本神》："喜乐无极则伤魄，魄伤则狂，狂者意不存人。"

《灵枢·癫狂》："狂始生，先自悲也，喜忘、苦怒、善恐者，得之忧饥……狂始发，少卧不饥，自高贤也，自辩智也，自尊贵也，善骂詈，日夜不休……狂言、惊、善笑、好歌乐，妄行不休者，得之大恐……狂，目妄见、耳妄闻。善呼者，少气之所生也……狂者多食，善见鬼神，善笑而不发于外者，得之有所大喜。"

《赤水玄珠全集·癫狂痫门》："狂为痰火盛实，癫为心血不足。"

《医方考·癫狂》："初病者，宜泻其实；久病者，宜安其神。"

《寿世保元·癫狂》："大抵狂为痰火实盛……为求望高远，不得志者有之。"

《张氏医通·神志门》："狂之为病，皆由阻物过极，故猖狂刚暴，若有邪附，妄为不避水火，骂詈不避亲疏，或言未尝见之事，非力所能，病反能也""上焦实者，从高抑之，生铁落饮；阳明实则脉浮，大承气汤去厚朴加当归、铁落饮，以大利为度；在上者，因而越之，来苏膏或戴人三圣散涌吐，其病立安，后用洗心散、凉膈散调之"。

## 六、痫病

### （一）定义

痫病是一种发作性神志异常的病证。发时精神恍惚，甚则突然仆倒，昏不知人，两目上视，口吐涎沫，四肢抽搐，或口中怪叫；发作前可伴眩晕、胸闷等先兆；移时苏醒，醒后如常人，常伴疲乏无力等症状。

### （二）病因病机

病因：禀赋不足，七情所伤，饮食失节，外伤他病。病机：脏腑阴阳失调，风火、痰瘀蒙蔽心窍，流窜经络。

### （三）分证论治

1. 发作期

（1）阳痫

**症状** 病发前多有眩晕、头痛而胀、胸闷乏力等先兆症状，旋即仆倒，不省人事，面色口唇青紫，牙关紧闭，两目上视，项背强直，四肢抽搐，口吐涎沫，或喉中痰鸣，或发怪叫，甚则二便自遗。发作后除感到疲乏、头痛外，一如常人。舌质红，苔白腻或黄腻，脉弦数或弦滑。

**治法** 开窍醒神，泻热涤痰息风。

**方药** 黄连解毒汤合定痫丸。

**药物组成** 黄连解毒汤：黄连、黄芩、黄柏、栀子。定痫丸：天麻、川贝母、半夏、茯苓、茯神、胆南星、石菖蒲、全蝎、甘草、僵蚕、琥珀、陈皮、远志、丹参、麦冬、辰砂、竹沥。

**方解**

黄连解毒汤：本方是用治火热毒壅，充斥三焦的常用方。烦热，错语，是由火毒内盛，表里皆热，神明被其干扰所致。吐衄、发斑，前者是因血为热迫，随火上逆；后者是因热伤络脉，外溢肌肤。综上辨析，本方治证虽多，其病因则一，多有内火热毒充斥三焦。故方用黄连泻心火为君，兼泻中焦之火；黄芩清肺热，泻上焦之火为臣；黄柏泻下焦之火，栀子通泻三焦之火，导热下行，合为佐使。共以收泻火清热解毒之功。凡因于火毒上逆，外越而生诸证，通过泻火泄热之剂，其火毒下降，则诸症自平。

定痫丸：痫证之由，每由痰涎内结，情志失调，或饮食失节，劳力过度，肝风挟痰上逆，壅闭经络，阻塞清窍，以致突然发作。常以涤痰息风之法治之。方中以竹沥善能清热滑痰，镇惊利窍，"治痰迷大热，风痉癫狂。"配姜汁，用其温开以助化痰利窍。以胆南星功专清火化痰，镇惊定痫，"主治一切中风、风痫、惊风。"以半夏、陈皮、川贝母、茯苓、麦冬祛痰降逆，兼防伤阴。丹参、石菖蒲开瘀利窍。全蝎、僵蚕息风止痉，天麻化痰息风。辰砂、琥珀、远志、茯神镇惊安神，以助解痉定痫之功。甘草和调诸药。全方共奏豁痰宣窍、息风定痫之效。

**方歌** 黄连解毒汤

①黄连解毒栀柏芩，三焦火盛是主因，烦狂火热兼谵妄，吐衄发斑皆可平。

②黄连解毒汤四味，黄芩黄柏栀子备，躁狂大热呕不眠，吐衄斑黄均可为。

③黄连解毒栀柏芩，泻火清热又解毒，热盛三焦用此方，吐衄发斑皆可为。

定痫丸

①定痫二茯贝天麻，丹麦陈远蒲姜夏，胆星蝎蚕珀竹沥，姜汁甘草和朱砂。镇心祛痰又开窍，平肝息风制痫发。

②定痫丸用二陈汤，天麻蚕蝎竹沥姜，菖志茯神麦冬砂，丹参南星贝琥尝。

③定痫丸主风痫病，天麻贝半茯神苓，丹砂菖志姜竹沥，甘陈蚕蝎冬琥星。

（2）阴痫

**症状** 发痫时面色晦暗，手足清冷，昏愦，偃卧拘急，或抽搐时作，口吐涎沫。或仅表现为呆木无知：不闻不见，不动不语；或动作中断，二目上视。舌质淡，苔白腻，脉多沉细或沉迟。

**治法** 开窍醒神，温化痰涎，顺气定痫。

**方药** 二陈汤。

**药物组成** 半夏、橘红、茯苓、炙甘草、生姜、乌梅。

**方解** 本方为治湿痰之主方。湿痰之证，多由脾失健运，湿邪凝聚，气机阻滞，郁积而成。脾为生痰之源，肺为贮痰之器，湿痰犯肺，则咳嗽痰多；痰阻气机，胃失和降，则胸膈痞闷，恶心呕吐；阴浊凝聚，阻碍清阳，则头眩心悸；脾为湿困，运化失司，则肢体困倦，不欲饮食。治宜燥湿化痰，理气和中。方中以半夏为君，取其辛温性燥，善能燥湿化痰，且可降逆和胃而止呕。以橘红为臣，理气燥湿，使气顺而痰消。佐以茯苓健脾渗湿，俾湿去脾旺，痰无由生；生姜降逆化饮，既可制半夏之毒，且能助半夏、橘红行气消痰；复用少许乌梅收敛肺气，与半夏相伍，有散有收，相反相成，使祛痰而不伤正。使以甘草调和诸药，兼可润肺和中。药仅四味，配伍严谨，共奏燥湿化痰、理气和中之效。方中半夏、橘红以陈久者良，故以"二陈"名之。

方歌　二陈汤

①二陈汤用半夏陈，苓草梅姜一并存，理气祛痰兼燥湿，湿痰为患此方珍。

②二陈汤用半夏陈，益以茯苓甘草臣，利气和中燥湿痰，煎加生姜与乌梅。

2. 休止期

（1）肝火痰热

症状　平素情绪急躁，每因情绪激动郁怒诱发痫病，痫止后，仍烦躁不安，心烦失眠，口苦而干，便秘溲黄。舌质偏红，苔黄，脉弦数。

治法　清肝泻火，化痰宁神。

方药　龙胆泻肝汤。

药物组成　龙胆草、黄芩、栀子、泽泻、木通、车前子、当归、生地、柴胡、甘草。

方解　本方之证，是由肝胆实火、肝经湿热循经上扰下注所致。上扰则头巅、耳目作痛，或听力失聪；旁及两胁则为痛且呕苦；下注则循足厥阴经脉所络阴器而为肿痛、阴痒。湿热下注膀胱则为淋痛等症。故方用龙胆草大苦大寒，上泻肝胆实火，下清下焦湿热，为本方泻火除湿两擅其功的君药。黄芩、栀子具有苦寒泻火之功，在本方配伍龙胆草，为臣药。泽泻、木通、车前子清热利湿，使湿热从水道排除。肝主藏血，肝经有热，本易耗伤阴血，加用苦寒燥湿，再耗其阴，故用生地、当归滋阴养血，以使标本兼顾。方用柴胡，是为引诸药入肝胆而设，甘草有调和诸药之效。综观全方，是泻中有补，利中有滋，以使火降热清，湿浊分明，循经所发诸证乃可相应而愈。

方歌　龙胆泻肝汤

①龙胆栀芩酒伴炒，木通泽泻车柴草，当归生地益阴血，肝胆实火湿热消。

②龙胆泻肝栀芩柴，生地车前泽泻偕，木通甘草当归合，肝经湿热力能排。

③龙胆黄芩栀子备，泽泻木通车前归，生地柴胡生甘草，化痰宁神泻肝火。

（2）瘀阻脑络

症状　继发于颅脑外伤、中风病、产伤、颅内感染性疾患后遗症等。平素头晕头痛，痛有定处，常伴单侧肢体抽搐，或一侧面部抽动，颜面口唇青紫。舌质黯红或有瘀斑，脉涩或沉弦。

治法　活血化瘀，息风定痫。

方药　通窍活血汤。

药物组成　麝香、川芎、赤芍、桃仁、红花、大枣、黄酒、老葱、生姜。

方解　方中赤芍、川芎行气活血，桃仁、红花活血通络，老葱、生姜通阳，麝香开窍，黄酒通络，佐以大枣缓和芳香辛窜药物之性。其中麝香味辛性温，功专开窍通闭，解毒活血，因而用为主要药；与生姜、老葱、黄酒配伍更能通络开窍，通利气血运行的道路，从而使赤芍、川芎、桃仁、红花更能发挥其活血通络的作用。

方歌　通窍活血汤

①通窍全凭好麝香，桃红大枣老葱姜，川芎黄酒赤白芍，表里通经第一方。

②通窍川芎与麝香，赤芍桃红枣姜葱，再加黄酒又活血，化瘀通窍又醒神。

③通窍芎芍与桃红，麝香黄酒枣姜葱，活血化瘀通神窍，瘀阻脑络此方效。

（3）脾虚痰盛

症状　平素倦怠乏力，身体瘦弱，胸闷或恶心犯呕，或痰多，纳差便溏，四肢不温；发病前多有眩晕，心情不悦。舌质淡，苔白腻，脉濡或弦细。

治法　健脾化痰。

方药　六君子汤。

药物组成　人参、白术、茯苓、炙甘草、陈皮、半夏。

方解　方中人参甘温大补元气，健脾养胃。白术苦温，健脾燥湿；茯苓甘淡，渗湿健脾；茯苓、白术合用，健脾除湿之功更强，促其运化；陈皮理气健脾，燥湿化痰；半夏燥湿化痰。甘草健脾益气，甘温调中。全方共奏健脾化痰之功。

方歌 六君子汤

①四君子汤中和义，参术茯苓甘草比，益以夏陈名六君，健脾化痰又理气。

②六君子汤用夏陈，参术甘草茯苓添，脾虚痰盛用此方，健脾化痰效更彰。

③六君子汤用人参，茯苓白术与甘草，夏陈燥湿又化痰，脾虚痰盛用此方。

（4）肝肾阴虚

症状 痫病频发，神思恍惚，面色晦暗，头晕目眩，两目干涩，耳轮焦枯不泽，健忘失眠，腰膝酸软，大便干燥。舌红，苔薄白少津，脉沉细而数。

治法 滋养肝肾。

方药 大补元煎。

药物组成 熟地、枸杞、杜仲、山萸肉、山药、人参、当归、甘草。

方解 方中人参大补元气，熟地、当归滋阴补血，人参与熟地相配，即是景岳之两仪膏，善治精气大耗之证。枸杞、山萸肉补肝肾；杜仲温肾阳；山药益气养阴，补脾肺肾。甘草助补益而和诸药。诸药配合，功能大补真元，益气养血，故景岳曾称此方为"救本培元第一要方"。

方歌 大补无煎

①大补无煎元气伤，萸肉杜仲入肾阳，熟地参草怀山药，当归枸杞生化藏。

②大补元煎景岳方，山药+山萸熟地黄，参草枸杞归杜仲，真阴方耗此方尝。

③大补元煎益元真，枸杞归草与党参，山药山萸加杜仲，救本培元补肝肾。

(四) 文献摘要

《素问·奇病论》："人生而有病巅疾者，病名为何？安所得之？岐伯曰：病名为胎病，此得之在母腹中时，其母有所大惊，气上而不下，精气并居，故令子发为巅疾也。"

《丹溪心法·痫》"痫症有五：马、牛、鸡、猪、羊。……以其病状偶类之耳，无痰涎壅塞，迷闷孔窍，发则头旋颠倒，手足搐搦，口眼相引，胸背强直，叫吼吐沫，食顷乃苏，宜星香散加全蝎三个。"

《寿世保元·痫症》："盖痫疾之原，得之惊，或在母腹之时，或在有生之后，必因惊恐而致疾。盖恐则气下，惊则气乱，恐气归肾，惊气归心。并于心肾，则肝脾独虚，肝虚则生风，脾虚则生痰。蓄极而通，其发也暴，故令风痰上涌而痫作矣。"

《证治准绳·癫狂痫总论》："痫病发则昏不知人，眩仆倒地，不省高下，甚至瘛疭抽掣，目上视，或口眼㖞斜，或口作六畜之声。"

《临证指南医案·癫痫》："痫病或由惊恐，或由饮食不节，或由母腹中受惊，以致脏气不平，经久失调，一触积痰，厥气内风，猝然暴逆，莫能禁止，待其气反然后已。"

# 参考文献

［1］余发春，伍力. 实用临床精神检查手册［M］. 昆明：云南大学出版社，2015.
［2］王学义，陆林. 经颅磁刺激与神经精神疾病［M］. 北京：北京大学医学出版社，2014.
［3］陈英. 精神疾病的分子生物学与遗传研究［M］. 北京：科学技术文献出版社，2014.
［4］梁龙腾. 常见精神疾病的诊疗与护理［M］. 上海：上海交通大学出版社，2015.
［5］金玉华，王红梅，陈红玉. 精神疾病护理管理工作手册［M］. 武汉：湖北人民出版社，2015.
［6］毕晓莹，黎佳思，吴云成. 神经内科疾病的精神心理障碍［M］. 上海：上海科学技术出版社，2015.
［7］施忠英，陶凤瑛. 新编精神科护理学［M］. 上海：复旦大学出版社，2015.
［8］畅洪升. 神经精神疾病经方治验［M］. 北京：中国医药科技出版社，2016.
［9］金晓明. 大学生心理危机干预指南［M］. 杭州：浙江大学出版社，2015.
［10］萧易忻. 抑郁症在中国产生的社会学分析［M］. 上海：华东理工大学出版社，2016.
［11］王富春，刘文华. 百病针灸方药疗法［M］. 沈阳：辽宁科学技术出版社，2016.
［12］郭田生，谭李红. 精神疾病防治专家讲座［M］. 北京：科学技术文献出版社，2012.
［13］艾春启. 常见重性精神疾病社区管理与防治［M］. 北京：中国医药科技出版社，2012.
［14］邹宇，马晓星，丛欢. 药物学理论及新进展［M］. 北京：中国纺织出版社，2016.
［15］孙学东，朱小松. 实用心理学论文荟萃［M］. 武汉：华中科技大学出版社，2016.
［16］张海音. 医学心理学［M］. 上海：上海交通大学出版社，2015.
［17］张刃. 音乐治疗［M］. 北京：机械工业出版社，2016.
［18］王静. 用药安全知识百问精神疾病卷［M］. 石家庄：河北科学技术出版社，2013.
［19］曲丽芳. 精神心理疾病历代名家验案选粹［M］. 上海：上海科学技术出版社，2013.
［20］马辛. 精神科诊疗常规［M］. 北京：中国医药科技出版社，2012.
［21］童艳琼，姜汉泉，高志学. 临床常见心理问题分析［M］. 武汉：湖北科学技术出版社，2012.
［22］周俊武. 新时期大学生心理健康教育理论与实践探究［M］. 北京：中国文史出版社，2015.
［23］付莉，陈芳芸，张仲兵. 康复心理治疗技术［M］. 武汉：华中科技大学出版社，2012.
［24］冯怡. 精神障碍护理学［M］. 杭州：浙江大学出版社，2013.
［25］姚梅玲. 儿童心理行为疾病诊疗常规［M］. 郑州：郑州大学出版社，2013.